U0218514

本成果受到中国人民大学 2017 年度
"中央高校建设世界一流大学（学科）和特色发展引导专项资金"支持

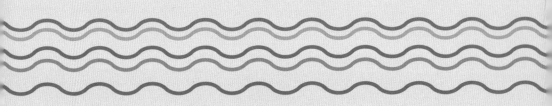

中国流动人口健康研究丛书

中国人口健康问题

STUDY
ON
THE POPULATION
HEALTH PROBLEMS
IN CHINA

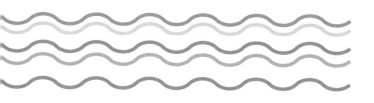

主编 和红

副主编 宋月萍

社会科学文献出版社
SOCIAL SCIENCES ACADEMIC PRESS (CHINA)

前　言

从古至今，健康是人类永恒追求的目标。古人追求"如月之恒，如日之升。如南山之寿，不骞不崩。如松柏之茂，无不尔或承"，而只有健康的身体和心灵做到了"老去身犹健"，才能"秋来日自长"。

随着社会经济和医疗技术水平的快速发展，人民的生活水平日益提高，大多数国家都经历了人口预期寿命的迅速提升。据统计，全球人口平均预期寿命从 1970 年的 58.4 岁提高到 2018 年的 72 岁，提高了近 14 岁。人口健康对社会发展的重要性不言而喻，健康水平的增进，对国民储蓄、人力资本投资、社会保障以及经济增长都将带来重要影响，是社会发展的根本。而对个人及家庭而言，健康的身体和心理状态同样也是幸福生活的基础。

2016 年 8 月，习近平总书记在全国卫生与健康大会上指出："没有全民健康，就没有全面小康。要把人民健康放在优先发展的战略地位，以普及健康生活、优化健康服务、完善健康保障、建设健康环境、发展健康产业为重点，加快推进健康中国建设，努力全方位、全周期保障人民健康，为实现'两个一百年'奋斗目标、实现中华民族伟大复兴的中国梦打下坚实健康基础。"党的十八届五中全会进一步确定了"健康中国"建设的宏伟目标，把以治病为中心转向以健康为中心。正是在此背景下，我们结合 2014 年及 2016 年召开的两届"全国人口与健康大会"的主题及会议内容，选择其中具有代表性的论文，包括流动人口健康、老年人口健康、心理健康、健康风险和经济负担以及健康保障五个方面，来论证及阐述我国人口健康的基本状况、特征及面临的主要问题，以期能"窥斑见豹"，为了解新常态时期我国人口健康提供一些参考。

　　本书在编写过程中，首先要感谢每篇论文作者对其成果的无私分享，感谢历届参与其中的各位研究生的辛苦付出，特别感谢硕士研究生闫辰聿同学在假期中对书稿进行的校对工作，更要感谢中国人民大学及社会与人口学院各位领导及同事在此期间给予我们的指导、关心、帮助和支持。由于编者学识水平有限，本书中难免存在不妥和错误之处，希望得到专家及读者的批评指正。

编者

2019 年 1 月于北京

目　录

第五篇　健康保障与健康状况

第一篇

流动人口健康问题

《中国流动人口发展报告2016》显示，2015年我国流动人口规模达2.47亿人，占总人口的18%，相当于每6个人中就有1个人是流动人口。党中央、国务院高度重视流动人口的民生问题，2016年8月召开的全国卫生与健康大会也为做好流动人口健康服务工作提出了更高的要求。因此，研究流动人口健康对于实现习近平总书记提出的"努力全方位、全周期保障人民健康"，对健康中国的实现具有重要意义。

健康移民效应的实证研究：青年流动人口健康状况的变化趋势及影响因素

和 红 曹 桂 沈 慧 谢世堂

摘 要：本文通过分析青年流动人口健康状况随时间的变化趋势，对健康移民效应进行实证研究，为制定流动人口健康保障相关政策提供基本信息和理论依据。本文利用"2015年青年流动人口健康调查"数据，对3001名青年流动人口及1531名当地人口进行了分析，用体质指数作为衡量健康状况的客观指标。流动时间小于1年的青年流动人口，其超重/肥胖的比例为12.5%，要低于当地人口的18.9%（P<0.05）。随着流动时间的延长，青年流动人口超重及肥胖的比例逐渐接近当地人口；当流动时间达到5年及以上时，超重/肥胖的比例达到27.8%，高于当地人口。多因素分析结果表明，在婚、经济收入5000元及以上、参加保险、经常喝酒、流动时间较长的青年流动人口超重/肥胖的比例较高，与健康状况变差有关。因此，应加大科普力度，倡导健康生活方式，相关部门应采取必要的措施以改善流动人口的卫生服务利用状况，降低流动人口异地就医障碍，保障流动人口健康。

关键词：健康移民效应；流动人口；体质指数

一 研究背景

我国流动人口以年轻劳动力为主，除生殖健康、妇幼健康成为学者较为关注的研究内容外，由于流动人口本身的流动性和脆弱性，关于流动人口的心理健康、职业健康、传染性疾病、公共卫生服务利用及其影响因素等也成为学者研究的主要内容。[1~4]随着医疗保障制度的不断完善与发展，流动人口医疗服务利用、健康不平等、医疗保障覆盖等问题也引起了学者的关注。[5~6]但在针对上述问题的研究中，大多数都集中在某个时点的流动人口的健康状况，而关于流动人口由流动导致的健康状况的变化情况研究较少。

关于流动人口健康的研究，主要有两种观点：一种认为，我国流动人口的健康状况较好，或流动人口健康状况好于当地居民；另一种认为，流动人口处于弱势地位，医疗卫生服务、公共卫生服务利用不充分，面临较高健康风险，其健康状况较差，或流动人口健康状况差于当地居民。[7~8]为何在研究中会出现两种截然不同的研究结论呢？这可能与研究时选取的研究对象的流动经历或流动时间长短不同有关。即研究时如果选取的流动人口是刚刚从流出地进入流入地的，那么结果很可能是他们的健康状况要好于当地居民；如果研究时选取的流动人口已经在流入地生活一段时间，那么结果很可能是他们与当地居民没有差别，或者差于当地居民。那么，到底流动人口的健康状况变化趋势如何？

虽然关于流动人口健康与卫生服务方面已有较多研究成果，但多数研究仅停留在流动人口个人层面，缺乏流动人口健康状况研究的理论框架及对流动人口健康状况动态变化的相关研究，对流动人口健康状况是否好于本地居民健康状况的相左结果无法解释。本研究试图从健康移民效应的理论出发，对流动人口健康状况的变化趋势进行实证研究。

二 相关文献回顾与评述

（一）健康移民效应的概念及研究发现

国际移民研究发现，健康状况较好的劳动者有更强烈的意愿和能力进行流动和迁移，迁移之前移民的健康状况普遍好于迁入国当地居民的健康状况。这种内在选择性就产生了"健康移民效应"。所谓"健康移民效应"是指移民在刚到达迁入国时，健康状况要普遍优于迁入国本地出生公民的健康状况，移民相比迁入国居民来说更加健康；然而，随着移民在迁入国工作、生活，他们的健康优势逐步减弱，与迁入国人群健康状况逐渐趋同，甚至比迁入国人群健康状况要差。迁入之初，移民健康状况较好，主要是因为移民的自我选择（身体健康的人更有可能选择移民）和移民局（入境）的筛选。移民健康由好变差的现象与环境的变迁、压力的增大、社会支持的不足或缺失、制度和结构性壁垒、文化的不适应、法律援助的缺位等因素密切相关。[1]

国外不少学者用数据验证了"健康移民效应"的存在。如 Jasso 等利用美国数据发现，移民尤其是新移民相对于美国本土出生居民而言存在明显的健康优势，而随着移民在美国居住时间的增加，移民的身体健康状态相比本地居民下降更明显。[9] 大量研究资料均验证了"健康移民效应"，同时发现即使控制了移民的来源国，新移民也比本地出生居民的身体健康状态更好。[10~15]

国内关于"健康移民效应"的研究则相对较少，但也有学者开始关注"健康移民效应"，如"健康选择机制""健康移民假说""损耗效应"等。[16~19] 但也有研究者认为，我国乡城流动人口具有很多特殊性，面临更多健康风险，生活处于弱势地位，可能会导致中国流动人口的"健康移民效应"不明显。[20]

（二）健康移民效应研究领域及方法

国际上关于健康移民效应的研究，最主要的领域是探讨移民健康状况变坏的原因。如 Heather 等认为美国的社会环境、卫生服务可及性和收入的同质化对移民健康状况有显著影响。[21] Nazan 等认为安全对移民的工作态度有影响，呼吁强化对移民的安全保障。[22] Esme 的研究发现移民的健康状况、年龄、性别、婚姻状况、语言能力，及感受到的歧视等也直接关系到移民的健康状况。[23] Margareth 等认为语言直接影响移民的医疗服务需求，语言的障碍会导致移民医疗信息缺乏，健康状况也会随着时间而下降。[24] 总之，迁入之后，移民面临着语言、文化、收入状况、社会环境等多种不利因素，这些因素对不同群体的移民有不同程度的影响，但都会使移民的健康状况变坏。

国际上关于健康移民效应多采用定量研究。通过横向对比，比较不同性别、不同种族、不同地域的移民之间健康状况的差异以及与对应的本土居民的健康状况的差异；通过纵向对比，比较迁入前后移民自身状况的差异。关于健康状况的测量指标主要有人体测量指标，如身高、体重、体质指数（Body Mass Index，简称 BMI）等；客观指标如发病率和死亡率等；健康导致的工作受限程度；自评健康状况（包括自评生理健康状况和自评心理健康状况）；医疗服务需求状况；精神健康指标的临床评估等。

三　数据和方法

（一）数据

本研究使用"2015 年青年流动人口健康调查问卷"数据。该调查是 2015 年 3 ～ 5 月，对北京、上海、深圳年龄为 18 ～ 35 岁的流动人口（即调查时户籍不在当地的人口）和同年龄的当地人口（即调查时户籍在当地的人口）进行的抽样调查，采用调查员面对面问卷调查的方式。抽样总体为全国三个城市（北京、上海和深圳）的流动人口及相应的当地人口，采用多阶段分层随机抽样方式。采用 PPS 抽样，按 2015 年各乡、镇、街道的流动人口规模，从三个城市所辖各区域中抽取 10 个乡、镇、街道作为抽样街道。在抽中的每个乡、镇、街道随机选取 100 名流动人口和 50 名本地人口进行调查。本次调查共发放问卷 4553 份，回收合格问卷 4532 份，有效回收率为 99.5%。其中，包括 3001 名青年流动人口以及与青年流动人口同龄的 1531 名当地人口。问卷内容包括研究对象的社会人口学特征、流动特征、经济状况、生活方式、心理压力及社会支持状况、健康状况等。

（二）变量设置

1. 因变量

本文选取体质指数（BMI）作为衡量流动人口健康状况的客观指标，作为因变量（包括正常、超重及肥胖）。其计算公式为：体重（千克）／身高^2（米^2）。诊断标准根据中国肥胖问题工作组推荐的 BMI 切点进行分析：BMI 低于 18.5 为消瘦，BMI 介于 18.5 ~ 23.9 为正常，BMI 介于 24.0 ~ 27.9 为超重，BMI 在 28 及以上为肥胖。[25]

BMI 是目前国际上常用的反映机体肥胖程度的指标，也是通用的最简便的评估身体健康状况的指标。超重和肥胖已被世界卫生组织列为导致疾病负担的十大危险因素之一。大量研究资料表明，超重和肥胖是多种慢性病的重要危险因素（如糖尿病、高血压、心血管病、代谢综合征等），超重和肥胖人群患慢性病的发病率和死亡率均较高，并随着 BMI 的增加而增高。[26 ~ 28]

2. 自变量

本研究的自变量是流动时间。以往的大量研究是关于流动人口在某个调查时点的健康状况，而本研究要分析的是流动人口的健康状况随流动时间的变化趋势。其他可能影响流动人口健康状况变化的因素作为控制变量，包括：流动人口的人口学特征（性别、年龄、婚姻状况、受教育程度），经济因素（最近一个月的月收入、住房情况），医疗保障及生活方式（参加保险情况，定期体检，吸烟，喝酒，参加体育锻炼情况），心理因素及社会支持（压力状况、对未来的生活态度、客观支持、主观支持及社会支持利用度）。

3. 研究假设及分析策略

基于以上文献研究和理论分析，本文通过实证研究对流动人口的"健康移民效应"进行验证，主要包括以下假设：假设 1，流动人口进入流入地之初，健康状况要好于当地人口；假设 2，随着流动人口流动时间的延长，流动人口的健康状况逐渐趋同于当地人口的健康状况，甚至要差于当地人口的健康状况。

本文首先比较流动时间小于 1 年的流动人口的健康状况与流入地当地人口的健康状况，以期验证假设 1；其次，通过比较不同流动时间的流动人口的健康状况与流入地当地人口的健康状况，验证假设 2；最后，对流动人口健康状况的可能影响因素进行分析。

四　健康移民效应的实证分析结果

（一）研究对象的基本特征

3001 名青年流动人口的平均年龄为 26.33 岁，18～20 岁、21～25 岁、26～30 岁、31～35 岁流动人口分别占 12.8%、31.2%、32.8% 和 23.2%，男性和女性各占一半。在婚状态的流动人口为 42.1%。受教育程度以高中/中专为主，占 45.8%，但大专及以上学历的流动人口达到 37.1%。1531 名本地人口的平均年龄为 26.30 岁，18～20 岁、21～25 岁、26～30 岁、31～35 岁人口分别占 15.2%、28.7%、31.9% 和 24.3%，男性和女性各占一半。无论是年龄结构还是性别组成，与流动人口间的差异无统计学意义（χ^2 分别为 7.102 和 0.460，P 均大于 0.05）。在婚状态的本地人口为 39.0%，要低于流动人口，差异有统计学意义（$\chi^2 = 3.954$，P < 0.05）。本地人口教育程度普遍高于流动人口，本科及以上学历的达到 37.7%，差异有统计学意义（$\chi^2 = 494.290$，P < 0.05）。流动时间 <1 年，1～2 年，3～4 年，5～9 年及 ≥ 10 年的分别占到 21.4%，29.0%，21.2%，18.4% 和 9.9%（见表 1）。

表 1　研究对象的基本特征

单位：人/%

特征	流动人口	本地人口
年龄（均值　岁）	26.33	26.30
年龄构成		
18～20	384/12.8	232/15.2
21～25	937/31.2	439/28.7

特征	流动人口	本地人口
26～30	984/32.8	488/31.9
31～35	696/23.2	372/24.3
性别		
男	1506/50.2	752/49.1
女	1495/49.8	779/50.9
婚姻状况*		
在婚	1262/42.1	588/39.0
不在婚	1739/57.9	921/61.0
教育程度		
初中及以下	514/17.2	48/3.2
高中/中专	1369/45.8	404/26.6
大专	582/19.5	495/32.5
本科及以上	526/17.6	574/37.7
外出流动时间（年）**		
<1	621/21.4	－
1～2	844/29.0	－
3～4	617/21.2	－
5～9	536/18.4	－
≥10	289/9.9	－

注：* 在婚指已婚，不在婚包括单身、离异、丧偶。

** 外出流动时间中，1～2 年表示满 1 年不满 3 年，余类推。后续表格与此相同。

（二）流动人口健康状况及随时间变化情况

从表 2 可见，流动时间 <1 年的流动人口，其超重和肥胖的比例分别为 11.4% 和 1.1%，低于当地人口的 16.6% 和 2.3%，差异有统计学意义（P <0.05）。表明流动人口进入流入地之初，其健康状况要好于当地人口，验证了假设 1。

随着流动人口流动时间的延长，其 BMI 正常的比例从最初的 87.5% 下降到 73%，而超重和肥胖的比例却逐渐增高，超重从 11.4% 上升到 24.8%，肥胖从 1.1% 上升到 2.2%，差异有统计学意义（P <0.05）。从数据分析中可以看出，当流动时间为 1～2 年、

3～4 年时，流动人口超重的比例分别为 15.3% 和 14.8%，与当地人口接近，说明流动人口的健康状况逐渐趋同于当地人口的健康状况。随着流动时间的进一步延长，其超重比例远远高于当地人口，其健康优势消失，健康状况要差于当地人口，验证了假设 2。

表 2　流动人口与当地人口 BMI 比较

单位：人/%

	人数	正常	超重	肥胖	x^2	P
当地人口	1362	1105/81.1	226/16.6	31/2.3	11.533*	0.003
流动人口流动时间（年）						
<1	537	470/87.5	61/11.4	6/1.1		
1～2	780	649/83.2	119/15.3	12/1.5		
3～4	560	475/84.8	83/14.8	2/0.4	62.758&	0.000
5～9	497	359/72.2	127/25.6	11/2.2		
≥10	270	197/73.0	67/24.8	6/2.2		

注：* 当地人口与流动时间 <1 年的流动人口 BMI 比较；& 不同流动时间的流动人口 BMI 比较。

（三）流动人口健康状况影响因素的单因素分析

由于肥胖人数较少，在下面的分析中，我们将超重和肥胖合并，统一称为"超重/肥胖"。从表 3 可见，不同性别、年龄及婚姻状况的流动人口健康状况存在差异，差异有统计学意义（P<0.05），而受教育程度的差异没有统计学意义（P>0.05）。表现为男性超重/肥胖的比例为 20.3%，高于女性的 16.5%；随着年龄的增高，超重/肥胖的比例也逐渐增高，从最初的 11.0% 上升到 26.8%；在婚状态的流动人口超重/肥胖的比例（24.8%）要高于不在婚状况者（13.6%）。随着流动时间的延长，流动人口超重/肥胖的比例也逐渐增大，由流动时间 <1 年时的 12.5%，上升到 27%（P<0.05）。经济条件和住房条件好的流动人口，其超重/肥胖的比例要高于经济条件及住房条件不好的人，差异有统计学意义（P<0.05）。从医疗保障和生活方式上看，经常吸烟、经常喝酒的流动人口，超重/肥胖的比例较高，差异

有统计学意义（P＜0.05）。而参加保险及体育锻炼情况的差异没有统计学意义（P＞0.05）。从心理因素及社会支持角度来看，只有客观支持表现出差异，即客观支持较好的流动人口超重/肥胖比例（20.9%）高于客观支持较差的流动人口（16.6%），差异有统计学意义（P＜0.05）。而主观支持及社会支持利用度、心理因素方面的差异没有统计学意义（P＞0.05）。

表3　流动人口健康状况影响因素的单因素分析

单位：人/%

变量		人数	正常	超重/肥胖	χ^2	P
社会人口学特征	性别					
	男性	1437	1146/79.7	291/20.3	6.260	0.012
	女性	1289	1076/83.5	213/16.5		
	年龄（岁）					
	18~20	309	275/89.0	34/11.0	56.405	0.000
	21~25	820	710/86.6	110/13.4		
	26~30	932	750/80.5	182/19.5		
	31~35	665	487/73.2	178/26.8		
	婚姻状况					
	在婚	1195	899/75.2	296/24.8	55.704	0.000
	不在婚	1531	1323/86.4	208/13.6		
	受教育程度					
	初中及以下	467	374/80.1	93/19.9	7.018	0.071
	高中/中专	1252	1027/82.0	225/18.0		
	大专	534	420/78.7	114/21.3		
	本科及以上	466	395/84.8	71/15.2		
流动因素	外出流动时间（年）					
	<1	537	470/87.5	67/12.5	59.366	0.000
	1~2	780	649/83.2	131/16.8		
	3~4	560	475/84.8	85/15.2		
	5~9	497	359/72.2	138/27.8		
	≥10	270	197/73.0	73/27.0		

续表

变量		人数	正常	超重/肥胖	χ^2	P
经济因素	最近一个月的收入					
	<3000	561	491/87.5	70/12.5	41.363	0.000
	3000~3999	607	508/83.7	99/16.3		
	4000~4999	566	478/84.5	88/15.5		
	≥5000	907	684/75.4	223/24.6		
	住房情况					
	自己买房	232	177/76.3	55/23.7	14.274	0.006
	租房	1431	1144/79.9	287/20.1		
	单位宿舍	797	679/85.2	118/14.8		
	亲朋好友家里	84	71/84.5	13/15.5		
	其他	82	68/82.9	14/17.1		
医疗保障及生活方式	参加保险情况					
	参加	1962	1597/81.4	365/18.6	0.061	0.426
	不参加	764	625/81.8	139/18.2		
	定期健康检查情况					
	做	888	707/79.6	181/20.4	3.648	0.056
	不做	1815	1500/82.6	315/17.4		
	经常吸烟					
	是	805	626/77.8	179/22.2	10.281	0.001
	否	1895	1573/83.0	322/17.0		
	经常喝酒					
	是	744	577/77.6	167/22.4	10.158	0.001
	否	1947	1614/82.9	333/17.1		
	参加体育锻炼情况					
	经常	548	454/82.8	94/17.2	4.250	0.119
	偶尔	1812	1481/81.7	331/18.3		
	从不	343	266/77.6	77/22.4		

续表

	变量	人数	正常	超重/肥胖	χ^2	P
心理因素及社会支持	**压力状况**					
	没有压力	87	64/73.6	23/26.4	4.629	0.099
	压力较小	1855	1526/82.3	329/17.7		
	压力较大	775	626/80.8	149/19.2		
	对未来的生活态度					
	充满期待	1447	1167/80.6	280/19.4	9.385	0.099
	比较迷茫	861	727/84.4	134/15.6		
	无所谓	370	287/77.6	83/22.4		
	客观支持					
	较好	1133	896/79.1	237/20.9	8.062	0.005
	较差	1547	1290/83.4	257/16.6		
	主观支持					
	较好	1139	918/80.6	221/19.4	1.223	0.146
	较差	1529	1258/82.3	271/17.7		
	社会支持利用度					
	较好	1281	1056/82.4	225/17.6	1.566	0.115
	较差	1383	1114/80.5	269/19.5		

（四）流动人口健康状况的多因素分析

在单因素分析的基础上，为消除可能存在的混杂因素的影响，本部分采用二分类 Logistic 回归模型对流动人口健康状况的影响因素进行进一步分析。以流动人口的健康状况 BMI 作为因变量（正常为 0，超重/肥胖为 1），以正常作为参考类别。结合单因素分析的结果和专业知识考虑，将流动人口的社会人口学特征、经济因素、医疗保障及生活方式、心理因素及社会支持状况作为控制变量，将流动时间设为自变量，进行 Logistic 回归分析，结果见表 4。经过模型的拟合优度检验，整体模型较好。

在表 4 中，模型 1 是社会人口学特征因素对流动人口健康状况的影响作用，性别、年龄及婚姻状态这几个变量的作用均显著。男性超重/肥胖的比例高于女性；31～35 岁年龄组，超重/肥胖的比例高于

18～20 岁年龄组；在婚状态的流动人口，超重/肥胖的比例高于不在婚状态的流动人口。而受教育程度对超重/肥胖没有影响。

模型 2 将流动时间放入模型。发现性别及婚姻状态对流动人口健康状况的影响没有改变，但是年龄的影响消失了，表明青年流动人口的 BMI 变化主要是由于流动时间的变化引起的，而不是其本身年龄造成的。同时，受教育程度对流动人口的健康状况依然没有显示存在影响。从流动时间的分析结果可以发现，随着流动时间的延长，流动人口的健康状况由最初的好于当地人口，逐渐趋同于当地人口，最后变化为差于当地人口。

在模型 3 中进一步将经济因素（最近一个月收入，住房情况）放入模型。结果发现性别的影响消失，可能与不同性别的青年流动人口月收入不同有关。婚姻状况及流动时间的影响依然存在，年龄及受教育程度的影响依然不明显。但月收入对超重/肥胖是存在影响的，表现为当月收入达到 5000 元及以上时，其超重/肥胖的比例要高于低收入的流动人口。住房情况对流动人口健康的影响差异没有统计学意义。

在模型 4 中，我们将与健康相关的医疗保障及生活方式因素加入模型。结果发现参加保险情况、定期健康体检情况、吸烟及喝酒情况、参加体育锻炼情况，均未表现出存在影响。而在模型 3 中存在影响的因素，婚姻、流动时间及收入依然存在影响。

在模型 5 中，我们将心理因素及社会支持因素放入模型，结果发现婚姻、流动时间及收入仍然与流动人口的健康状况存在影响，新加入的心理因素及社会支持状况均未表现出影响。但是，参加保险及吸烟状况与流动人口健康状况间表现出存在相关性，表现为没有参加保险以及经常吸烟的流动人口超重/肥胖的比例较高。

表 4　流动人口健康状况影响因素的 Logistic 回归分析

变量	模型 1	模型 2	模型 3	模型 4	模型 5
截距	− 2.225 ***	− 2.199 ***	− 2.304 ***	− 2.315 ***	− 2.376 ***
社会人口学特征					
性别（男 = 0）	0.259 *	0.272 **	0.194	0.184	0.092

续表

变量	模型 1	模型 2	模型 3	模型 4	模型 5
年龄（岁）（18～20＝0）					
21～25	0.156	0.060	0.002	0.020	0.139
26～30	0.397	0.230	0.167	0.196	0.395
31～35	0.653**	0.327	0.129	0.120	0.325
婚姻状态（不在婚＝0）	0.471***	0.569***	0.536***	0.530***	0.524***
受教育程度（初中及以下＝0）					
高中/中专	−0.104	−0.041	−0.007	0.017	−0.032
大专	0.166	0.217	0.190	0.216	0.001
本科及以上	−0.182	−0.117	−0.225	−0.203	−0.276
流动因素					
外出流动时间（年）（<1＝0）					
1～2		0.247	0.214	0.210	0.205
3～4		0.016	−0.079	−0.095	−0.031
5～9		0.680***	0.579**	0.589**	0.756***
≥10		0.630**	0.454*	0.443*	0.535*
经济因素					
最近一个月的收入（元）（<3000＝0）					
3000～3999			0.159	0.193	0.233
4000～4999			0.043	0.078	0.066
≥5000			0.468**	0.487**	0.507**
住房情况（其他＝0）					
自己买房			−0.381	−0.412	−0.675
租房			−0.249	−0.299	−0.499
单位宿舍			−0.373	−0.423	−0.649
亲朋好友家里			−0.229	−0.344	−0.489
医疗保障及生活方式					
参加保险情况（参加＝0）				−0.180	0.264*
定期健康检查情况（做＝0）				0.125	0.081
经常吸烟（否＝0）				0.138	0.324**
经常喝酒（否＝0）				−0.009	−0.105

变量	模型1	模型2	模型3	模型4	模型5
参加体育锻炼情况（从不＝0）					
经常				－0.302	－0.254
偶尔				－0..207	－0.173
心理因素及社会支持					
压力情况（没有压力＝0）					
压力较小					－0.424
压力较大					－0.436
未来的生活态度（无所谓＝0）					
充满期待					－0.023
比较迷茫					－0.294
客观支持（较差＝0）					0.144
主观支持（较差＝0）					－0.195
社会支持利用（较差＝0）					0.019

注：* p < 0.05，** p < 0.01，*** p < 0.001。

五　总结与讨论

本文利用 2015 年对北京、上海及深圳流动人口及对应当地人口的调查数据，对健康移民效应进行了实证分析，并对流动人口健康的可能影响因素进行了探讨。数据分析结果显示，当地人口的超重/肥胖比例为 18.9%，而流动人口超重/肥胖的比例随着流动时间的延长由 12.5% 上升到 27.8%。按照流动人口的流动时间进行分层分析：在流动时间小于 1 年时，其超重/肥胖比例为 12.5%，要远远低于当地人口，即健康状况好于当地人口，验证了假设 1，即迁移之初流动人口的健康状况要普遍好于迁入地当地居民的健康状况。随着流动时间的延长，当流动时间为 1～2 年及 3～4 年时，其超重/肥胖比例逐渐增高，分别为 16.8% 和 15.2%，接近于当地人口的 18.9%，即健康状况趋同于当地人口；流动时间大于等于 5 年时，其超重/肥胖比例达到 27.8%，远远高于当地人口，即健康状况差于当地人口，验证了假设 2，即随着流动人口流动时间的延长，流动人口的健康状况逐渐趋同于当地人口的健康状况，甚至要差于当地人口。这也进一步验证了健康移民效应中，随着流动人口在迁入地工作、生活，他们的健康优势逐步减弱，与迁入地人群的健康状况趋同，甚至更差。

本文对流动人口健康状况的可能影响因素进行了分析。多元回归分析结果表明，在婚、较高经济收入、不参加保险、经常吸烟以及流动时间较长是超重/肥胖的危险因素。在婚状态的流动人口超重/肥胖比例高于不在婚状态者，这与其结婚后饮食习惯规律有关，这与李方波及 Berg 等的研究结果一致。[29~30]经济收入达到 5000 元及以上的流动人口，其超重/肥胖的比例增高，这与其经济条件、经济地位和生活条件变好，存在不良的生活习惯有关，这与相关研究结果一致。[10,31]没有参加保险的流动人口，超重/肥胖比例较高，这可能与其本身的健康意识及医疗保障水平有关。如流动人口不能像当地人一样享受平等的社会保障和医疗服务，加上新农合异地报销困难等问题，使很多流动人口在生病后强撑着不愿去看病，时间长了身体的健康状况变差。[32]而参加保险本身就意味着流动人口比较注重健康，有病及时治疗。从生活方式上看，经常吸烟的流动人口超重/肥胖的比例比不抽烟的要高，这与杨丽等的研究结果一致。[33]这可能与以下两个原因有关：一个是吸烟会降低心肺功能，经常吸烟的人，烟龄越长，其心肺功能越差，运动量越低；另一个是经常吸烟会改变口腔内环境，口味变重，导致饮食习惯改变。结果提示，戒烟可以降低超重/肥胖的发生，降低发生心脑血管疾病的机会。而随着流动时间的延长，流动人口的健康状况变差。一方面，由于生活环境较差，健康意识较为薄弱，流动人口的某些生活习惯和行为会发生改变，在生活中逐渐养成一些不良的生活习惯；另一方面，工作性质和工作场所相对较差，工作带来的危害不断累积，医疗保障状况不容乐观等原因，使流动人口更易受到疾病的困扰，健康状况容易变差。

从以上分析结果可以看出，流动人口的超重与肥胖是由多种因素共同影响的结果，既包括婚姻、经济收入等不可干预的因素，也包括饮食行为和生活方式等可以干预的因素。健康移民效应的研究归根到底是为了改进流动人口的健康。因此，应加大科普知识的宣传力度，提高人们对超重/肥胖的认知，倡导健康的生活方式和行为。从国家、社会和个人三个不同的视角出发，改善流动人口医疗卫生服务利用的措施，完善流动人口跨地区医疗保障，降低流动人口异地就医障碍，提高卫生服务可及性，促进流动人口健康状况的提高。

参考文献

[1] 武俊青. 中国流动人口的性和生殖健康现状 [J] 计划生育杂志，2010，29（6）：414~421.

[2] 龚双燕，王晖，刘冬梅. 已婚流动人口避孕节育服务利用情况分析 [J] 中国计划生育学杂志，2016，（3）：165~169.

[3] 段培媛，杨洋，吴芳，等. 国内外流动人口心理健康研究进展及启示 [J] 中国心理卫生杂志，2010，24（1）：64~68.

[4] 周俏梅，杜永杰. 强化健康教育干预在流动人口肺结核患者中的应用效果观察 [J] 护理与康复，2015，14（2）：185~188.

[5] 张永，郑先平，刘雅，等. 流动人口医疗保险异地结算面临的问题与对策 [J] 卫生经济研究，2015，（12）：36~39.

[6] 王钦池. 我国流动人口的健康不平等测量及其分解 [J] 中国卫生经济，2016，35（1）：69~73.

[7] 和红，任迪. 新生代农民工健康融入状况及影响因素研究 [J] 人口研究，2014，38（6）：92~103.

[8] 齐亚强，牛建林，威廉·梅森，等. 我国人口流动中的健康选择机制研究 [J] 人口研究，2012，36（1）：102~112.

[9] G. Jasso, D. S. Massey, M. R. Rosenzweig, et al. Immigrant Health-Selectivity and Acculturation [J] *IFS Working Papers*, 2004, (4): 227 - 266.

[10] J. T. McDonald, S. Kennedy. Insights into the "Healthy Immigrant Effect": Health Status and Health Service Use of Immigrants to Canada [J] *Social Science & Medicine*, 2004, 59 (8): 1613 - 1627.

[11] J. Chen, E. Ng, & R. Wilkins. The Health of Canada's Immigrants in 1994 - 95 [J] *Health Reports*, 1996, 7 (4): 33 - 45.

[12] K. B. Newbold & J. Danforth. Health Status and Canada's Immigrant Popula-

tion ［J］ *Social Science & Medicine*, 2003, 57 (10): 1981 – 1995.

［13］ C. E. Perez. Health Status and Health Behaviour Among Immigrants ［J］ *West India Medical Journal*, 2002, 13 (6): 533 – 538.

［14］ N. Biddle, S. Kennedy & J. T. McDonald. Health Assimilation Patterns among Australian Immigrants ［J］ *Economic Record*, 2007, 83 (260): 16 – 30.

［15］ G. E. Hendershot. Health of the foreign-born population: United States, 1985 – 86 ［J］ *Advance Data*, 1988, (157): 1 – 6.

［16］ 牛建林. 人口流动对中国城乡居民健康差异的影响 ［J］. 中国社会科学, 2013, (2): 46 ~ 63.

［17］ 杨菊华, 张娇娇, 张钊. 流动人口健康公平与社会融合的互动机制研究 ［J］ 中国卫生政策研究, 2016, 9 (8): 66 ~ 74.

［18］ Y. Tong. Migration and health selectivity in the context of internal migration in China, 1997 – 2009 ［J］ *Population Research & Policy Review*, 2012, 31 (4): 497 – 543.

［19］ 秦立建, 陈波, 余康. 农村劳动力转移的健康选择机制研究 ［J］ 南方人口, 2014, 29 (2): 62 ~ 71.

［20］ 纪颖, 袁雁飞, 栗潮阳, 等. 流动人口与农村青年人口健康状况及卫生服务利用的比较分析 ［J］ 人口学刊, 2013, 35 (2): 90 ~ 96.

［21］ H. Antecol, K. Bedard. Unhealthy assimilation: Why Do Immigrants Converge to American Health Status Levels? ［J］ *Demography*, 2006, 43 (2): 337 – 360.

［22］ N. Ulusoy, C. M. Lders, S. Fischer, et al. A Matter of Psychological Safety: Commitment and Mental Health in Turkish Immigrant Employees in Germany ［J］ *Journal of Cross-Cultural Psychology*, 2016, 47 (4): 626 – 645.

［23］ E. Fullerthomson, A. M. Noack & U. George. Health Decline Among Recent Immigrants to Canada: Findings From a Nationally-representative Longitudinal Survey ［J］ *Canadian Journal of Public Health*, 2011, 102 (4): 273 – 280.

［24］ M. S. Zanchetta, I. M. Poureslami. Health Literacy Within the Reality of Immigrants' Culture and Language ［J］ *Canadian Journal of Public Health*, 2006, 97 (Suppl 2): s26 – 30.

［25］ 中国肥胖问题工作组. 中国学龄儿童青少年超重、肥胖筛查体重指数值分类标准 ［J］ 中华流行病学杂志, 2004, 25 (2): 97 ~ 102.

［26］ K. Kearns, A. Dee, A. P. Fitzgerald, et al. Chronic disease burden associated with overweight and obesity in Ireland: the effects of a small BMI reduction at population level ［J］ *BMC Public Health*, 2014, 14（1）: 1 – 10.

［27］ J. P. Reis, C. M. Loria, C. E. Lewis, et al. Association between duration of overall and abdominal obesity beginning in young adulthood and coronary artery calcification in middle age ［J］ *Jama the Journal of the American Medical Association*, 2013, 310（3）: 280 – 288.

［28］ 岳娜娜, 李娟生, 蒲宏全, 等. 某社区中年人群体质指数和腰围身高比与血压的关系研究 ［J］ 中华疾病控制杂志, 2017, 21（4）: 366 ~ 369.

［29］ 李方波, 李英华, 孙思伟, 等. 我国5省市18~60岁城乡居民超重肥胖现状调查及影响因素分析 ［J］ 中国健康教育, 2012, 28（5）: 367 ~ 371.

［30］ C. J. Berg, P. P. Parelkar, L. Lessard, et al. Defining "Smoker": college student attitudes and related smoking characteristics ［J］ *Nicotine & Tobacco Research*, 2010, 12（9）: 963 – 969.

［31］ B. Gushulak. Healthier on Arrival Further Insight into the "healthy immigrant effect" ［J］ *Canadian Medical Association Journal*, 2007, 176（10）: 1439 – 1440.

［32］ 何运臻, 侯志远. 基本医疗保险异地结算政策对卫生服务利用的影响研究 ［J］ 中国卫生政策研究, 2016, 9（5）: 67 ~ 71.

［33］ 杨丽, 钟庆, 孙婷, 等. 济南市成年居民慢性病危险因素现状调查 ［J］ 现代预防医学, 2017, 44（6）: 1051 ~ 1059.

未婚先孕的模式与影响因素研究：以婚前流动对流动人口未婚先孕的影响为例

李　丁　　田思钰

摘　要：未婚先孕不仅可以反映中国的人性、婚姻观念与实践在变化，也意味着中国的妇女健康问题值得关注。这是中国社会应对未婚先孕的方式不同于欧美国家导致的社会后果。研究分析了当前展开未婚先孕研究面临的数据难题及其应对方法。在此基础上，利用"流动人口动态监测调查数据2013"对流动人口未婚先孕水平、模式进行验证探索，探讨了社会变迁（以流动为例）对未婚先孕的影响方式。实证分析表明，有婚前流动经历的流动人口，未婚先孕概率更高；初次外出时的年龄越小，流出后结婚越晚，未婚先孕发生概率越高。婚前流动经历对不同户籍、不同教育水平的女性未婚先孕的作用不同，对农业户籍、教育水平较低的流动子女的影响更大。研究认为，鉴于婚前性行为和未婚先孕的普遍性，应该在保护妇女隐私的前提下研究未婚先孕问题，为未婚女性提供计生卫生服务，降低非意愿的未婚先孕的发生。

关键词：流动人口；婚前流动；未婚先孕

一　研究背景

中国人的婚姻与性观念正经历着快速变化。不少调查表明，青年人对于婚前性行为、婚前同居的容忍度越来越高。[1~5] CGSS2013调查显示 80 后中认为婚前性行为总是不对的比例不到 20%，接受度远远高于年龄更大的队列。CFPS2010 数据则显示，80 后初婚夫妻中，婚前同居过的比例达到 30%。[6] 在婚前性行为和婚前同居快速增长的同时，青年人的避孕意识与避孕行动却没有同步跟上，[7~11] 由此导致的非意愿的未婚先孕和婚前流产增加。各地婚检数据和医院流产手术数据可以作为参考。

婚检数据方面，上海闵行区 1997 年与 2002 年的婚检数据显示，5 年间初婚婚检女性中有流产史的比例从 23% 上升到 27.7%。[12] 而 2002 年 3~7 月广东南海县某医院进行的 2165 例婚检中，未婚先孕比例达到 29.7%；[13] 浙江省海宁县 2007 年到 2014 年检出率从 43% 上升到 50%。流产手术数据方面，2004 年 5 月至 2005 年 6 月首都医科大学附属复兴门医院妇产科进行的 1031 例人流手术中，17~23 岁的占比达到 28.5%，学生占比达 2.5%。[14] 可见，年轻人口中未婚先孕的情况相当严重。贵州某市郊区 2007 年 2611 例人口流产手术中未婚先孕妇女 575 例，占比为 22.02%。[15] 常州市新北区海河街道 2006 年 8 月到 2008 年 10 月 430 例流产手术中未婚女性占比 41.85%。南京军区总医院妇女科 2005 年 1 月至 2006 年 9 月实施的 3187 例流产手术中，婚前流产的占 57.2%。[16] 流动妇女和低龄青年女性的未婚先孕和婚前流产问题更受研究者关注。她们开始婚前性行为甚至性交易的风险更高，[17] 未婚先孕的比例更高。[12] 此外，教育水平与未婚先育呈倒 U 型关系。[18] 两性权力格局存在影响。基于上海市的调查发现，未婚青年首次性行为七成左右发生在男方家中，发生在女方家中的不足 30%，女性初次性行为 1/3 是应对方要求发生的。[19]

尽管众多局部数据表明，中国未婚先孕发生率及婚前流产在不断增加，流动人口婚前计生卫生服务值得加强，但这一问题仍然缺乏全国性的统计资料和深入研究，未婚妇女的计生卫生信息仍被排除在数据采集范围之外。例如，我们并不清楚育龄妇女未婚先孕或婚前流产的比例。这不仅导致无法估计这一问题的严重程度，也严重阻止了对相关问题的研究和干预。本研究虽无法估计全体人口未婚先孕或婚前流产水平，但仍努力对现有各种数据的偏差性进行分析，尝试提出更好的数据收集方案。此外，本文将思考未婚先孕、婚前流产事件的分析框架，并以"流动人口动态监测调查数据 2013"为基础，对流动人口未婚先孕水平进行估计，分析婚前流动对未婚先孕的影响。

二 文献回顾

（一） 未婚先孕作为研究问题

未婚先孕（premarital pregnancy）在国外一般被纳入两类研究：青少年婚前性行为（adolescents premarital sexual initiation）与生育（teenage childbearing）的青少年问题研究，[20~22]非婚生育（nonmarital childbearing）及未婚同居（cohabitation）的婚姻家庭研究。[23~25]两者都是第二次世界大战之后才逐渐成为社会问题的，属于第二次人口转变的重要内容。是价值观念转变、社会经济发展以及教育水平提高等多因素作用的结果。[6]美国非婚生育从 1940 年代（特别是 1960 年代）以来持续增长，到 2008 年前后才开始趋缓下降。目前每年的非婚出生数达到 15~44 岁未婚妇女数的 40%。这些非婚生育中大概有 44% 为意愿生育（intended），同居生育占比从 2002 年的 41% 上升为 2013 年的 58% 左右。其他国家的非婚怀孕和生育也曾经出现或正在发生类似的增长。[26~28]欧美的研究表明，少数族裔、社会阶层地位更低的女性更有可能发生非婚生育。[23]而这些人非婚生育的下降也导致了最近几年美国非婚生育的下降。[29]

相比非婚生育，"未婚先孕"更适合作为中国的研究主题。未婚先孕一旦发生，就是个体生命中的重大事件，有着不同的应对方式。受传统社会规范（如传统中关于贞洁和男女关系的约定）影响，婚前的性行为是违反禁忌的；婚前怀孕甚至发过性行为的年轻人将被惩罚，其中最宽容的出路通常是男女成婚。实际上，在半个世纪以前的欧美国家有着类似的社会预期，这种怀孕被称为"pregnant out of wed-lock"。随着逃避责任的男人越来越多，妇女越来越独立于原生家庭以及男性之外，非婚生育越来越普遍。在中国，社会对非婚生育的容忍度低，而对堕胎的容忍度高。如何应对，取决于当事人是否要将"个体事件"上升为"家庭事件",让父母及其他家庭成员参与意外的应对。一旦变为家庭事件,由于社会道德对女性贞操、男性责任的规范,以及当事家庭对流产导致女方从此不育等伤害的担忧等,结婚以将未婚先孕"合法化"为婚内生育是常见的解决方案。这导致了奉子成婚现象的流行。2012年佛山市某镇育龄妇女调查中,32.4%的受调查者有未婚先孕经历,其中70%因孕结婚。[18]但随着社会道德规范的解体以及交往双方来源的复杂化,当事双方家庭不属于同一阶层、地区、文化共同体的情况越来越多。家庭之间的协商日益困难,无法缔结婚约、最终流产或非婚生育的情况逐渐增加。[30][31]另外,教育水平较高、经济更加独立的年轻人也开始认识到,若缺乏稳定情感基础和经济条件,即便因孕成婚,婚姻质量与生活幸福感也可能堪忧。因此选择因孕(性)成婚的年轻人越来越少,选择婚前流产的越来越多。选择不婚生育的人很少,如此选择的女性很少能从政府和社会获得的包容和支持。这会对妇女身体健康、心理健康、社会处境产生巨大的影响。[32~34]这些导致中国非婚生育以及与之相关的婚姻家庭、单亲养育、贫困等问题不太严重,但婚前流产以及由此导致的女性身心健康问题则更为突出。因此,未婚先孕或婚前流产比非婚生育更适合作为研究青年人性与婚姻观念和实践变化的切入点。

未婚先孕能够提供不同于未婚同居的发现。两者都是婚前性行为的显性表征,是青年人婚姻与性实践的表型。未婚同居更容易与家庭研究文献关联起来,反映人类婚姻家庭实践的变化。[6]未婚同居仅仅是婚前两性关系的一种类型。在中国,受宿舍体制和家庭居住模式的影响,大量未婚男女的性行为并不是发生在同居生活之中的。未婚先孕可以将那些发生在同居生活之外的部分婚前实践也反映出来。当然,随着城市租房市场发展以及年轻人婚前离家工作、生活的情况越来越多,未婚同居越来越容易和普遍。这为婚前性关系的稳定化发展提供了条件,降低了偶发性关系和非意愿怀孕出现的概率。未婚同居这一对传统婚姻形式具有替代作用(而非作为婚姻的前奏)的两性组合方式将得到更多关注。但未婚先孕及其应对始终可以作为透视青年人婚姻观念变迁的切入点。在流产作为应对未婚先孕的举措被更多人选择的情况下，它与女性健康的关联也就更加明显。实际上，只要选择因孕成婚的人越来越少，家庭在此种事件的应对中发挥的作用越来越小，就意味着某些政策、公共服务、社会支持应该成长起来给予补充。提高青年人的有效避孕水平，避免非意愿的未婚先孕和流产始终是一件值得努力的事情。

（二）对未婚先孕的观测与偏差

当前有关未婚先孕及其应对选择的研究面临着数据可获得性差的问题。[6]社会对非婚生育的容忍程度不仅影响未婚先孕的发生和应对，也会影响对这类现象的观测。目前有关未婚先孕的研究主要由医院和计生卫生领域的医务工作者展开，主要使用地方性的婚检数据和医院流产手术登记资料或问卷数据，试图基于婚前怀孕在婚检中的检出比例以及婚前流产在流产手术中的比例来判断中国未婚先孕现象的水平和群体差异。这样的指标并不能反映未婚先孕在未婚妇女中的发生率以及未婚先孕后选择流动或成婚的比例。而且从图 1 可以看到，未婚先孕只是部分婚前行为的显性结果；而且只有那些怀孕后做了婚前检查（通常意味着结婚）的人有可能在婚检数据中出现；只有那些选择到正规医院人为终止妊娠的怀孕者才更有可能出现在医院的流产手术记录中。这将导致两类数据存在明显的选择性偏差和不足。

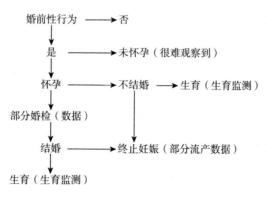

图 1 未婚先孕被记录的可能性

首先，基于婚检数据的研究不仅受婚检数据代表性的影响，也受到婚前怀孕后流产比例的影响。我国的婚检制度经历了 2003 年 8 月之前的强制婚检时期，之后的自愿自费婚检时期，以及 2008 年后的免费婚检时期。强制婚检取消后，我国婚检率快速下降，[35] 即便缓慢上升后到 2008 年也只有 11.5%。免费婚检后，婚检率才提高到 52% 左右。[36] 实际上，即便在强制婚检时期，全国平均婚检率也只有 60%，城市地区婚检率为 71.5%。[36] 谁参加婚检、谁不参加婚检可能并不是随机的。由于未婚先孕夫妇会遭受更多的社会压力，为了保护隐私或已在医院进行过孕期检查，他们参加婚检的可能性会更低。因此，总体上而言，婚检数据偏向于低估未婚先孕发生情况。实际上，即便未婚先孕选择结婚的夫妇参加婚检的可能性与无未婚先孕情况的夫妇相同，婚检中未婚先孕的比例也低于实际水平。因为以流产结束的未婚先孕很难进入婚检记录，当婚检数据记录的是现孕信息而非孕史信息时更是如此。这种情况下，即选择流产的人越来越多时，即便未婚先孕有所增长，婚检数据也会误以为在下降。

其次，如果不能与医院的生育数据或婚检数据配合使用，医院流产手术数的选择性偏差问题也很严重。这些数据会低估婚前流产的规模，且正规大医院对年轻、中下层妇女婚前流产的低估会更大一些。因为婚内合法流产者比未婚先孕者流产者更可能选择去正规医院、大医院做手术。社会经济地位较高的，年龄较大的妇女流产选择去正规医院的倾向也更大。这种选择性偏差将导致不同医院的统计结果不具可比性。如果想更准确地估计一个地区未婚先孕的水平，应该争取将一个地区各家医院的生育生产数据与流产手术数据结合起来使用。

在缺乏基础数据的情况下，如何推动相关研究的发展呢？本文将尝试从社会调查数据中估计未婚先孕水平，并说明其不足之处。然后提出社会变迁背景下，"婚前性行为—有效避孕"的对冲框架对未婚先孕增加或减小的分析框架。基于全国流动人口动态监测调查数据，以流动人口的未婚先孕为例，估计婚前流动对未婚先孕的影响，以此推动相关研究的发展。

三 研究假设与方法

（一）未婚先孕增长的理论分析

未婚先孕和婚前性行为、婚前同居一样属于人类性、生育、婚姻家庭实践的一部分，因此首先应该被置于社会变迁的解释框架下进行考察。[6, 23, 25, 41]有关婚前同居和非婚生育增长的研究表明，现代化和经济状况的改变对上述现象的出现影响巨大。[42]教育扩展和大规模的迁移流动对中国社会变迁影响深远。对中国青年人而言，两者都是最明显的现代化、独立化以及经济改善的过程。

随着人口流动增加，初婚年龄推迟，越来越多的年轻人拥有婚前流动经历。这种流动，多数是从相对落后的地方流向相对发达的地区，从相对闭塞的地区流向相对开放的地区。它在极短的时间内迅速扩大了青年人（特别是教育水平较低，偏远地区的）的视野；让他们迅速从传统的性观念、婚姻家庭观念的束缚中解放出来，从家庭的管束和依赖，以及熟人社会的舆论、道德规范的约束下独立出来；与此同时，经济独立性、异性性接触机会都有所提高或扩展。婚前性行为更有条件发生。一旦与避孕相关的态度、知识、行动没有跟上，很容易出现非意愿的未婚先孕。当然这并不是说，所有的未婚先孕都是非意愿的。特定的地区、家庭和个人确实希望能奉子成婚，以保证后嗣有人。不过，这也可以理解为放松节育和避孕的后果。而且，在年轻人中有意急于婚前怀孕的情况应该不占主流。未婚先孕的意外性应该不会有太大分歧。也就是说，婚前流动如果增加了婚前性实践，但未带来有效避孕的更快增长，就会造成未婚先孕风险的增加。即图 2 中 $y = x$ 直线的下方区域。在这一示意图中，婚前性行为与有效避孕之间存在一种对冲和平衡关系。在当前社会环境中，鼓励性开放的信息的传播可能要快于避孕知识与工具的传播。前者不仅有本能性的生理—心理因素作为支撑，还有巨大的商业利益在推动。而避孕作为克制及理性选择，习得和适应的速度可能更慢。落后的性教育与公共计生服务对有效避孕行为的普及也有迟滞效果。[43]因此，我们可以得出如下待检假设。

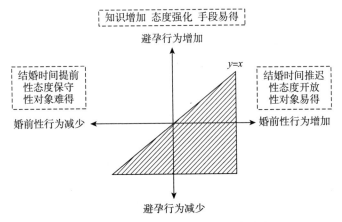

图 2　迁移流动对未婚先孕风险的影响

假设 1，相对于没有婚前流动经历的妇女，婚前有流动经历的妇女未婚先孕的概率更高。

进一步地，可以推论，流动这一变化对不同群体的影响可能是不同的，会存在一定的交互效应。具体效应受流动前后环境的改变程度以及改变对个体影响的大小两个方面的影响。流动前后的环境差异越大，对个体的可能影响越大；而流动前个体越理性和自律，同样程度的环境改变带来的冲击越小。将上述假设推论到具有不同属性（如年龄组，教育水平差异，户籍差异，地区差异等）的群体，可以得出一些更具体的待检假设。

不过，在此之前我们需要区分两种风险，一种是单位时间内的风险概率，另一种是到调查时累积的风险。前者可以用事件史的视角来理解，讨论婚前流动及其他属性对基准风险概率曲线的调整；后者可以用二分 logit 模型的视角来理解，考察婚前流动及其他属性对事件最终发生的优势比的影响。

首先应该理解好未婚先孕相对于年龄的风险模式。一个好的基准是生育曲线。随着年龄增长，特别是进入婚龄期后，不管是否已婚，青年人尝试性行为的内驱力和实践都会增加。在有效避孕行为一定的情况下，这将导致未婚先孕与普通怀孕—生育一样随着年龄的增长而逐步提高。但未婚先孕的峰值点会比普通生育曲线的峰值点更靠前一些。一方面，随着年龄的增长，有效避孕行为会增加。年龄较小时如果怀孕，更有可能是未婚先孕。另一方面，也更重要的是，一定年龄之后，竞争性事件——婚姻——发生的概率更大，"先孕"发生的概率就会下降。但过了婚姻和生育峰值年龄后仍处于未婚状态的人，一旦怀孕，属于未婚先孕的可能性并不会保持同样的下降速度。这些人更自律，经济上更独立，实现有效避孕的可能性更大，但随着年龄的增大对婚姻形式可能并不再看重，更可能将生育置于优先地位。简单地讲，可得出如下待检假设。

假设 2.1：就育龄妇女人群而言，未婚先孕发生率曲线与生育率曲线形似，但峰值点会靠前。

假设 2.2：各个年龄组的初育中属于未婚先孕的比例随年龄变大而逐渐下降，但下降的速度会趋缓。

假设 2.3：从队列上看，年轻的队列未婚先孕的发生概率会更高。因为他们生活在更为开放的观念系统中，观念更为开放，有效避孕行为未能跟上也会加剧这种情况。

当年龄效应和队列效应叠加在截面数据上时，不同年龄的育龄妇女中未婚先孕发生比例与受访者年龄的总关系呈现出先快速升后缓慢下降的模式（假设 2.4）。这是上述未婚先孕发生率曲线在年轻段受到年轻队列更高发生率的影响，而年龄较大的妇女经历的累积风险期长，先孕累积发生比例高造成的。但队列变迁的速度应该不比年龄变化带来的改变大。

婚前初次外出的年龄越大，个体尝试性行为的驱动力会越大，但也会越理性成熟，不易受到流动带来的影响，且距离结婚节点更近，选择结婚的可能性越大；相反，初次外出的年龄越小，受新环境塑造的可能性越大，距离结婚峰值越远，发生婚前怀孕的风险期也越长。也就是说，我们可得出如下待检假设。

假设 3.1：婚前初次外出的年龄越大，最终出现未婚先孕的可能性越小。

假设 3.2：婚前流动的时间越长，暴露期越长，最终未婚先孕的比例越高。

现代学校教育虽然让人们的观念更为开放，但同时也增强了人们的自律与节制意识，提高了人们避孕的知识水平和能力，长远来看有利于降低未婚先孕和婚前流产的风险。这是因为，性开放启蒙快，但开放后持续强化的可能性较小，而随着教育水平的提高，个体受到的规训更强，自律品性和有效避孕能力都可能持续提高。而且，有关未婚同居和婚前性行为的研究显示，教育水平越高，对避孕知识的掌握程度越好。但如果教育质量不高或者持续时间不够长，也可能出现性意识得到启蒙，而理性能力增长不够的效果。因此，我们提出如下待检假设。

假设5：随着教育水平的初步提高，未婚先孕的可能性会有所提高，但当教育水平达到一定程度后，未婚先孕出现的概率会因避孕能力的增长而快速下降。

迁移流动对于那些具有较高教育水平的人而言，带来的观念开化作用较小，而对教育水平较低的人影响较大。即婚前流动的影响随着教育水平的不同而有所差异，存在交互效应。因此我们有如下假设。

假设6：婚前流动对教育水平较高的人出现未婚先孕现象的强化作用较小，对教育水平较低的人影响更大。

类似地，假设7：相对于农业户口者，婚前流动对非农户籍居民的未婚先孕的增进作用会更小一些。

假设8：相对于东南沿海地区流出的流动人口，婚前流动对中部、西部流动人口未婚先孕的增进作用更大，尽管东部地区未婚先孕的水平不低。

（二）在社会调查中对未婚先孕进行观测

从哪里获取数据来检验上述假设呢？除利用卫生、计生系统的婚检、生育及流产手术数据外，在保护受访者隐私的情况下是有可能对人们的婚前行为和未婚先孕事件进行研究的。北京大学的"家庭动态调查CFPS"就对受访者婚前同居的经历信息进行了询问；[6]中国人民大学的潘绥铭教授也尝试过利用计算机辅助调查技术来保护受访者的隐私，从而获得受访者更为真实的婚前、婚外性行为信息。[①] 一些局部的计生卫生调查也利用传统问卷做过尝试。[37] 美国关于青少年性行为、婚前同居、非婚生育的调查也表明，相关的调查并非完全不可能。[29] 随着计算机辅助调查技术的发展，及受访者教育水平的提高，此类敏感问题的调查实际上是可以尝试的，即便存在回忆偏差。[38]

这种方法的主要思路是利用育龄妇女孕产史信息来反推未婚先孕事件。[37, 39] 理想情况下，如知道妇女首次怀孕时间以及初婚时间，就可判定怀孕是否发生在结婚之前。当然，这两个时间点测量的准确度受以下两个因素的影响。第一，妇女是否能提供真实的首次怀孕的时间？怀孕是一个过程，有多个时间点，最简单的，有开始时间点和结束时间点。如果知道前者，对未婚先孕的判定非常容易。但前者被准确估计和记住的可能性更小。因此更容易问到的是怀孕结束的时间，这会引发另一个问题，即结束时间距离婚姻开始的时间点多远，可以判定为未婚先孕。除记忆及计算误差外，显然那些以流产结束的未婚先孕进入记录的可能性偏低，特别是那些非起因于调查时配偶的怀孕。这会导致对未婚先孕的低估。因此，需要获得受访者的充分信任，才能提高调查所得信息的准确性。第二，如何界定结婚的时间？在存在法定婚姻登记或民间婚礼仪式时，婚姻开始时间点比较容易确定。如果两种仪式都存在，选择相对靠前的时间点比较合适。但那些既缺乏法律登记仪式，又缺乏民间婚礼仪式甚至家庭认可仪式的事实婚姻开始的时间并不好确定，以第一次性生活开始，还是共住开始？更大的扭曲实际上来自调查机构对事实婚姻开始时间的人为界定。

近年来，对孕产事件记录最详细的是 1997 年的"1997 年全国人口与生殖健康抽样调查"，2001 年的"全国计划生育与生殖健康调查"，其次是"流动人口动态监测"的数据。前两个数据询问了已婚妇女的怀孕记录，每次怀孕结束的时间；第三个数据记录了已婚妇女活产子女的孕产信息，每次怀孕结束的时间。这些数据都包括了那些因孕成婚的未婚先孕情况，但都没有询问未婚妇女的怀孕经历，加上

---

① 张鑫明：《中国人的性事究竟有多开放？》，《Vista 看天下》。

自然存在的瞒报，因而会低估未婚先孕的比例。更遗憾的是，前两个调查将事实婚姻开始时间设定为一孩出生时间前推一年。这直接消灭了所有未婚先孕。"流动人口动态监测调查"对事实婚姻开始时间的界定更为合理。该调查规定，"婚姻原则上指法律意义上的婚姻，而非事实婚姻。对于未婚同居者应区别对待，未婚同居且已有小孩的视为已婚，未婚同居但未生育孩子的视为未婚。结婚时间，……，事实婚姻者填写开始同居的时间"。有了第一次怀孕结束（而非开始）时间和婚姻开始时间，就可以将初婚前以及初婚后一定时间内发生的活产生育都界定为未婚先孕。

将这个时间设定为 8 个月是合理的。研究显示，小于 32 孕周的极早早产和早期早产者仅占分娩者的 1% ~ 2%，而且生下来的死亡率也高达 60%，其中孕龄为 24 周时早产儿死亡率高达 80%，孕龄 30 周时死亡率为 10%。[40] 也就是说，如果结婚当时就立马受孕，末次月经 8 个半月左右诞生出活产婴儿是很难的，虽然这一概率正在提高。如果出现活产，可以推定受孕很可能发生在婚姻开始之前。依据这一设定，1997 年全国人口与生育健康抽样调查数据中已育育龄妇女中未婚先孕的比例仅为 0.21%，2001 年数据中这一比例为 6.76%，而 2011 年的动态监测数据中，流动育龄妇女未婚先孕发生比达到 22.3%，80 后这一比例为 26.8%。如果将婚前发生及婚后 9 个月内发生的生育定义为未婚先孕，80 后已婚流动妇女中未婚先孕和奉子成婚的比例则高达 42.7%，比老一代流动人口高 16 个百分点。[39] 可以看到，即便存在明显的低估，流动人口中未婚先孕的情况仍比较严重。

可以看到上述测量思路应该是可行的，尽管当前的数据一定丢失了不少以流产结束的未婚先孕。另外通过完善对婚姻开始时间的测量，保证受访者隐私，纳入未婚妇女怀孕史信息，可以对未婚先孕发生情况进行更合理的估计。除询问详细的怀孕史信息外，还可以询问受访者结婚前是否有性行为、已经怀孕或者怀过孕，以校验相关信息。从而为相关研究以及婚前计生卫生服务提供重要的基础信息。

（三）具体数据与方法说明

后文具体所用数据为（原）国家卫计委提供的"流动人口动态监

测调查数据2013"。该数据采用分层、多阶段、与规模成比例的 PPS 抽样，涵盖31 个省、自治区、直辖市和新疆生产建设兵团，样本规模达到要求。相关研究显示，这一样本存在一定的偏差，但对于认识流动人口的状况仍然具有启发意义。本研究仅关注样本中 15～49 岁育龄妇女样本，根据有关变量进行列删除之后，得到最终样本。

本研究利用的关键变量信息包括育龄妇女的初次跨县工作时间（精确到月份），是否有过婚姻经历，初婚时间（精确到月份），是否有过生育经历，一孩生育时间（精确到月份），教育水平（小学及以下、初中、高中、中专、大学专科、大学本科、研究生），户口性质（农业户口，非农业户口），来源省份，妇女自己出生年份。根据初次外出流动时间、初婚时间、初育时间，可以确定是否存在婚前流动，是否发生了未婚先孕情况（根据前面的分析将婚前的生育以及婚后 8 个月内的生育定义为未婚先育）。相关变量的基本情况和各类流动妇女中未婚先孕的情况如表 1 所示。

表 1　样本基本情况及各类样本中未婚先孕的比例

变量	已婚无婚前流动		有婚前流动			自变量构成（%）
	未婚先孕比例	样本数	未婚先孕比例	样本数	已婚案例未婚先孕比例	
户口性质						
农业	18.6	39399	21.1	36988	32.2	85.5
非农业	15.6	5316	13.9	7653	19.7	14.5
教育程度						
小学及以下	17.1	11216	23.8	3680	26.5	16.7
初中	19.3	25805	23.5	21927	33.9	53.4
高中	19.0	4674	17.1	7608	29.9	13.7
中专	19.1	1474	17.8	4297	31.4	6.5
大学专科	12.0	1069	11.8	4664	20.9	6.4
大学本科	10.5	437	7.6	2309	12.1	3.1
研究生	6.6	40	4.2	156	5.0	0.2

续表

变量	已婚无婚前流动		有婚前流动			自变量构成（%）
	未婚先孕比例	样本数	未婚先孕比例	样本数	已婚案例未婚先孕比例	
出生队列（年）						
1960~1969	16.3	9128	19.7	896	20.5	11.2
1970~1979	16.2	21542	23.2	7954	24.0	33.0
1980~1989	22.6	13209	25.4	24339	32.4	42.0
1990~	28.8	836	6.1	11452	35.3	13.8
流出地						
华北	12.9	4614	11.7	3729	18.9	9.3
东北	10.7	3574	9.0	2892	15.5	7.2
华东	18.0	12177	19.4	12795	26.8	27.9
华中南	22.6	11032	23.8	13071	36.2	27.0
西部	17.7	8019	19.0	8088	30.6	18.0
西北	11.2	5299	10.6	4066	19.6	10.5
城乡属性						
居委会	18.9	30512	20.8	32656	31.2	70.7
村委会	17.4	14203	18.2	11985	27.6	29.3
生育年龄						
20岁以前	31.1	6200	53.6	2355	53.6	9.6
20~24岁	19.5	23549	38.3	11281	38.3	39.0
25~30岁	12.1	11769	24.2	9548	24.2	23.9
30岁以后	6.3	1446	19.5	1390	19.5	3.2
合计	18.3	44715	19.9	44641	30.1	100.0

注：生育年龄分组构成中还有未生育的案例；由于数据来源于流动人口动态监测数据，因此未婚的妇女算作有婚前流动经历。且无婚前流动经历的案例中没有未婚妇女。

可以看到，婚前有流动经历的流动妇女未婚先孕的比例与没有婚前流动经历的妇女的发生比例相差不大。因为流动妇女中有婚前流动经历的主要是年轻人，年轻人经历的风险期较短，未婚先孕和正常怀孕生育的案例都相对较少，而年龄较大的妇女经历的风险期较长，即便单位时间内的风险率低，实际发生的未婚先孕事件也较多。控制住年龄效应或者只看那些已经有生育经历的案例，有婚前流动和没有婚前流动的差异就会更加明显。例如，90后中没有婚前流动经历的流动妇女未婚先孕的比例达到28.8%，但有婚前流动经历的流动妇女未婚先孕的发生率只有6.1%，因为有大量妇女尚未结婚和生育。但有婚前流动经历的已婚妇女未婚先孕的比例达到35.3%。其次，可以看到在未控制年龄效应的情况下，不同户籍、不同教育水平、不同队列、不同地区流出的流动育龄妇女中有婚前流动经历和没有婚前流动经历带来的差异明显不同。相对于总人口而言，流动人口是一个选择性的样本，大量没有婚前流动经历的妇女实际上还在老家处于非流动状态。调查时处于已婚状况的90后妇女具有高度的选择性，不过，这并不是说那些仍处未婚状态的妇女就没有发生过未婚先孕的情况。也许，她们只是采取了流产的应对方式，而非结婚生育。

由于结婚和怀孕都有发生时间且在哪一个更先发生上存在竞争性。因此，可以采用竞争风险事件史模型（competing risk model）进行拟合。并且，可以考虑将初次外出流动年份或者外出流动年数、次数等时变性变量纳入模型中（采用离散事件 multinomial 模型）。而竞争风险事件史模型可以采用不同的估计方法，包括分层的 stcox 模型、stcrreg 模型，以及离散时间估计方法。

如果忽略婚前流动开始时间以及未婚先孕的年龄信息，仅考察婚前流动对于流动育龄妇女在观察时是否已经发生了未婚先孕事件的影响，可以采用简单的 logit 模型对数据进行拟合。

为了反映未婚先孕的年龄模式与年龄别风险，本研究主要采用竞争风险事件史模型进行分析，但会使用 logit 模型来反映婚前流动与其他变量的交互作用。此外，婚前流动作为一种干预是否存在选择性（内生性）问题呢？可以做一下稳健性验证。

四　结果与分析

（一）　未婚先孕的年龄—队列模式

根据各年龄发生的初育数以及经历过该年龄的妇女人数可以计算

出年龄别一孩生育率。进一步将生育分为婚前怀孕和婚后怀孕，可估计出年龄别的婚前怀孕曲线（以怀孕结束时点年龄为横轴），结果如图 3 所示。可以看到，曲线形状与生育曲线的一般形状近似，未婚先孕的峰值年龄比婚后怀孕靠前，在 21 岁。此后逐渐下降，下降速度相对平缓。总体而言，未婚先孕导致的年龄别生育率要低于婚后怀孕形成的生育率。

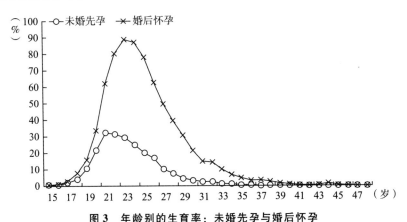

图 3　年龄别的生育率：未婚先孕与婚后怀孕

数据记录的一孩生育中，发生时妇女年龄越小会有越大的比例属于未婚先孕，随着生育年龄的提高，属于未婚先孕的比例逐渐下降（见图 4）。下降的速度在 30 岁之后略有缓和。20 岁以前发生的生育中属于未婚先孕的比例将近 40%，20～24 岁比例约为 27.3%，25～30 岁

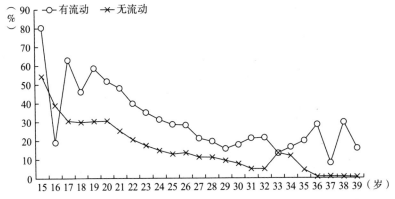

图 4　各年龄点发生的初育中未婚先孕的占比（婚前有流动的影响）

比例约为 18.6%，30 岁后比例约为 14.1%。这意味着，在婚检和流产数据中，低龄组中未婚先孕的比例更大其实是一种常态。婚前流动经历能明显提高未婚先孕的发生比例，个别年龄点达到 20 个百分点以上。

从队列上看，年轻队列未婚先孕的发生比例更高（见图 5）。可以看到，随着年龄的增长，各个年龄点发生的生育中属于未婚先孕的比例都在下降。80 后、90 后的曲线明显高于 60 后和 70 后的曲线，后两者更近似。此外，90 后各年龄生育中属未婚先孕比例的下降趋势似乎更平缓；各个队列的妇女在未成年阶段发生的生育属于未婚先孕的比例都非常高。

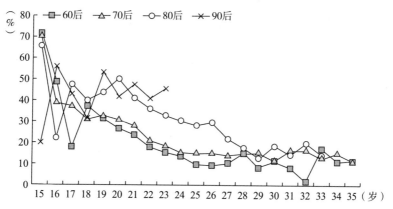

图 5 各年龄点发生的初育中未婚先孕的占比（妇女队列的差异）

队列的差异也反映在年龄别的生育曲线上（见图 6）。可以看到 80 后、90 后怀孕生育相对于 60 后、70 后有明显的推迟，初育中属于未婚先孕的比例明显提高，且过了峰值年份后下降的速度变慢了。从总的发生率来看，未成年阶段发生的生育（包括未婚先孕）增长幅度并不大，80 后、90 后 19 岁以后未婚先孕的发生率确实有明显的增长。

从不同年龄的妇女中有未婚先孕经历妇女的比例（见图 7）来看，总体来说，年龄大的妇女有未婚先孕经历的较多。2013 年超过 30 岁的妇女中有未婚先孕经历的人开始逐渐下降，并逐步稳定在 20% 左右。如果只看那些已婚妇女，则会发现除 20 岁以前的妇女样本数较小，波动较大外，年轻的已婚妇女中未婚先孕的比例达到 30% ～

40%，年龄较大的妇女未婚先孕的比例越来越小，但下降速度趋缓。

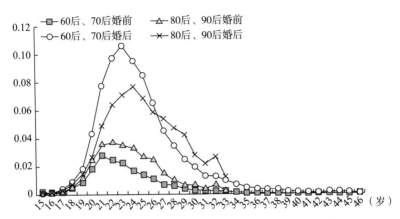

图 6　不同队列的年龄别生育率：未婚先孕与婚后怀孕

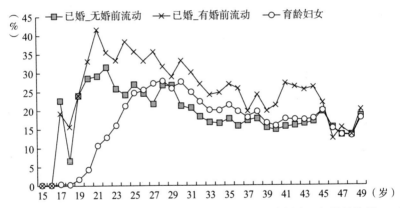

图 7　当前各年龄组育龄妇女及已婚育龄妇女有未婚先孕经历的比例

　　如果从一孩生育发生的年份来统计流动妇女各年生育中属于未婚先孕的比例（见图 8），可以看到 1990～2002 年有一个下降的过程，2002～2008 年有一个上升的过程，2008 年后又有一个下降的趋势。不过，总体而言，无婚前流动的流动妇近些年的一孩生育中属于未婚先孕的比例相对比较稳定。

　　图 8 中比例是调查到的这群流动妇女在各年发生的一孩生育中未婚先孕的比例，这是一个相对比例，在一定程度上受年龄结构的影响。2013 年监测到的妇女在 1990 年年龄结构是偏年轻的，这会导致未婚先孕的比例偏高。另一种反映时期变化的方式是将数据处理成为

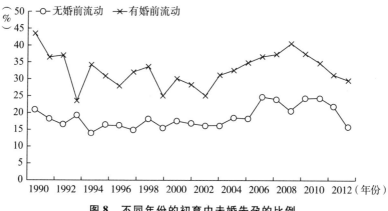

图8　不同年份的初育中未婚先孕的比例

人年数据，依据被调查的妇女在对应年份的人年基数以及发生一孩生育的次数推算出未婚先孕的发生率。利用监测调查中 15～59 岁妇女的生育信息可以得到如图 9 的曲线。可以看到，在具有完整育龄组的 2003～2012 年，未婚先孕的发生率在逐步提高，且无婚前流动的妇女未婚先孕发生率更高。这是因为对流动人口监测调查而言，婚前无流动经历的妇女都是已婚妇女，如果未婚，显然都在婚前有了流动经历。这会导致无婚前流动的妇女具有较强的选择性。如果也将有婚前流动经历的妇女限定为已婚妇女，可以看到，她们中未婚先孕的发生率更高。需要特别提醒的是，曲线反映的并不是 2012 年及以前年份流动

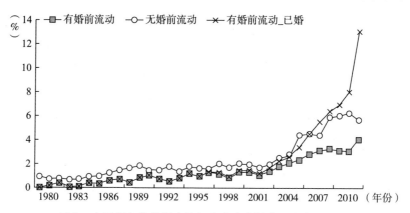

图9　在不同年份被调查的妇女发生未婚先孕生育的比例
（限定为风险年的育龄妇女）

人口中的未婚先孕生育情况，而是 2013 年监测到的流动妇女在 2012 年及以前的未婚先孕生育情况。两者是不同的。流动人口是一个不断更替的群体，截面调查无法逆推过往的流动人口情况（李丁，2015）。

（二）婚前流动的影响及其异质性

婚前流动确实会增加未婚先孕的风险。在竞争风险模型中，控制户籍、教育水平以及来源地区之后，婚前流动仍具有显著的效应，风险比率是无婚前流动妇女的 1.28 倍。从累积风险函数（CIF）曲线可以看到，有婚前流动经历的流动妇女未婚先孕的累积风险 35 岁以后将超过 20%，而无婚前流动经历的妇女这一比例不到 17%。而且，相对于没有婚前流动经历的妇女，婚前初次外出的年龄越小，未婚先孕的风险越高；婚前流动时间越长，未婚先孕的风险越高。

相对于农业户籍，非农户籍的流动妇女未婚先孕的风险更低。相对于教育水平较低的群体，教育水平越高，未婚先孕的风险越低，但是初中文化水平的流动妇女未婚先孕的风险比小学及以下的妇女更高。也就是说，教育从长远来看能够降低未婚先孕的风险，但个体可能因为初步的教育而增加未婚先孕的风险，因为这些初步的教育可能提高认知能力和流动的可能性，但在有效避孕等方面并没有增进。考虑到流动人口中超过半数只有初中文化水平，这提醒我们需要增强初中阶段的健康教育。

不同地区流动人口未婚先孕的发生情况存在较大差异，相对于华北地区流出的流动妇女，来自东北和西北的妇女未婚先孕的比例更低，而来自华东、华中南、西部的妇女未婚先孕的比例更高（具体见表 2）。

表 2 流动育龄妇女未婚先孕的竞争风险模型估计结果

	模型 1	模型 2	模型 3	模型 4
非农户籍	0.860***	0.877***	0.859***	0.862***
初中	1.078**	1.070**	1.078**	1.051
高中	0.873***	0.890***	0.874***	1.028
中专	0.952	0.958	0.951	1.113

续表

	模型 1	模型 2	模型 3	模型 4
大专	0.595 ***	0.649 ***	0.597 ***	0.842
本科	0.370 ***	0.420 ***	0.372 ***	0.517 ***
研究生	0.299 ***	0.341 ***	0.301 ***	0.555
东北	0.771 ***	0.777 ***	0.770 ***	0.841 **
华东	1.441 ***	1.418 ***	1.438 ***	1.405 ***
华中南	1.646 ***	1.625 ***	1.641 ***	1.591 ***
西部	1.329 ***	1.314 ***	1.327 ***	1.368 ***
西北	0.721 ***	0.715 ***	0.721 ***	0.748 ***
婚前流动	1.282 ***			1.321 ***
初次流出时 15 岁及以下		1.607 ***		
初次流出时 16 ~ 20 岁		1.435 ***		
初次流出时 21 ~ 25 岁		1.03		
初次流出时 25 岁以上		0.96		
流出后三年内结婚			1.243 ***	
流出后 3 ~ 6 年结婚			1.309 ***	
流出后 6 年后结婚			1.316 ***	
婚前流动 × 非农户籍				0.975
婚前流动 × 初中				1.037
婚前流动 × 高中				0.751 ***
婚前流动 × 中专				0.792 **
婚前流动 × 大专				0.641 ***
婚前流动 × 本科				0.667 *
婚前流动 × 研究生				0.45
婚前流动 × 东北				0.809 *
婚前流动 × 华东				1.049
婚前流动 × 华中南				1.064
婚前流动 × 西部				0.946
婚前流动 × 西北				0.909
N	89356	89356	89356	89356

注：* $p < 0.05$，** $p < 0.01$，*** $p < 0.001$。

婚前流动的影响在不同群体中存在一定的异质性。交互项模型显示，在未控制其他交互项效应的情况下，婚前流动对农业户籍的妇女影响更大。不过，这种效应在控制了婚前流动与教育水平的交互作用后就变得不再显著了。这说明城乡户籍的差异在很大程度上可以用教育的差异解释。教育水平越高，婚前流动对未婚先孕的影响越小。另外可以看到，婚前流动对东北流出的流动人口未婚先孕的影响小，这可能与东北地区城市化水平较高有一定关系。

五　结论与讨论

无论从婚姻家庭变迁还是妇女身心健康的角度来看，未婚先孕都非常值得关注和研究。近年来中国社会的迅猛发展极大地影响了人民的婚姻观念、性与生育实践。这不仅带来家庭与婚姻形式的变化，人口再生产模式的变迁，也带来了与健康和卫生相关的新议题。本土学者敏锐地观察到了流动人口及年轻人口日益增加的未婚先孕、婚前流产现象及其对女性身心健康、家庭生活的影响。但都未能系统思考未婚先孕研究应被置于怎样理论框架下，只是利用较易获得的数据进行了粗浅的分析，简单地呼吁对于这些妇女身心健康的关注，未能给予系统研究和分析。部分海外研究者或受海外婚姻家庭研究影响较大的学者，开始倡导对中国未婚同居和非婚生育的研究，这为相关议题提供了大量的文献线索。但这些研究并没有注意到中国民众应对未婚先育的举措同西方的差异，特别是社会对流产的容忍度较高导致了完全不同于西方社会的社会后果。生搬硬套西方的框架和问题意识可能是不够的。

未婚先孕及当事人的应对方式不仅为我们洞悉当代中国人性与婚姻实践的变迁提供了窗口，也暗含着巨大的健康问题和公共服务需要。随着人口城镇化加速、教育水平的提高、信息和观念传播的加速，婚前性实践以及由此带来的未婚先孕在增加。如果卫生计生服务得不到改进，年轻人有效避孕实践得不到增长，非意愿怀孕就可能继续增长，而家庭在应对这种危机中的作用在萎缩，社会公众及制度对于非婚生育的容忍没有松动，必然导致陷入此种处境的女性面临更多的风险和压力。增强青年人的避孕能力，让每一次怀孕（不管是婚前的还是婚后的）都合乎意愿是更为经济的选择。强化针对未婚育龄人口的计生卫生服务供给、加强相关研究应该是值得的，也是可能的。

参考文献

［1］潘绥铭，黄盈盈．网上性爱与网下的性实践之间的关系——全国 14 – 61 岁总人口随机抽样调查结果的实证．学术界，2012（01）：第 101 ~ 108、285 页。

［2］潘绥铭，黄盈盈．我国 14 – 17 岁青少年性教育效果的实证分析．中国青年研究，2011（08）：第 5 ~ 9 页。

［3］潘绥铭．中国大学生的性行为考察．百科知识，2007（14）：第 51 ~ 52 页。

［4］潘绥铭．中国青少年：先有爱才有性——2010 年青少年性爱观调查．健康管理，2011（10）：第 90 ~ 93 页。

［5］潘绥铭．中国人对性产业日益宽容．百科知识，2007（13）：第 53 ~ 54 页。

［6］Yu, J. and Y. Xie, Cohabitation in China: Trends and Determinants. *Population and Development Review*, 2015. 41（4）：p. 607 – 628.

［7］李丹芳．青年婚前性行为现象浅析及其对策研究．人口与计划生育，2014（12）：第 6 ~ 8 页。

［8］王小敏等．外来务工青年婚前性行为状况与生殖健康需求．国际生殖健康/计划生育杂志，2010（06）：第 429 ~ 433 页。

［9］侯丽艳等．女性流动人口避孕现状．中国妇幼保健，2009（24）：第 3384 ~ 3386 页．

［10］武俊青等．流动人口在现居住地获取避孕节育知识的途径和意愿及其影响因素分析．中国计划生育和妇产科，2014（01）：第 39 ~ 45 页。

［11］李冬梅等．上海市 1010 例未婚女性人工流产情况的调查分析．人口研究，1998（03）：第 31 ~ 34 页。

［12］林放，王凯．上海市闵行区 1997 年和 2002 年婚检情况比较．中国计划生育学杂志，2004（04）：第 220 ~ 222 页。

［13］尹晓玲．南海市未婚先孕妇女的避孕知识水平及影响因素分析．广东医学院学报，2003（02）：第 179 ~ 180 页。

[14] 王倩.1031 例人工流产妇女状况分析，全国妇产科护理学术交流暨专题讲座会议. 中国浙江杭州，2006：第 3 页。

[15] 杨爱华.575 例未婚先孕相关因素分析. 现代预防医学，2009（09）：第 1634~1635、1638 页。

[16] 陈声容，徐静芳，陈晓莉. 未婚先孕者实施人工流产术情况调查分析及避孕指导. 护理学报，2007（06）：第 17~19 页。

[17] Yang, X. and G. Xia, Gender, Migration, Risky Sex, and HIV Infection in China. Stud Fam Plann, 2006. 37（4）：p. 241－50.

[18] 简敏婷等. 已婚育龄妇女未婚先孕情况及影响因素. 中国公共卫生，2015（03）：第 282~284 页。

[19] 涂晓雯，楼超华，高尔生. 上海未婚男女青年的首次性行为分析. 复旦学报（医学版），2002（02）：第 109~112 页。

[20] Luke, N., et al., Migration experience and premarital sexual initiation in urban Kenya：an event history analysis. Stud Fam Plann, 2012. 43（2）：p. 115－26.

[21] Finer, L. B. and J. M. Philbin, Sexual Initiation, Contraceptive Use, and Pregnancy Among Young Adolescents. Pediatrics, 2013. 131（5）：p. 886－891.

[22] Dornbusch, S. M., The Sociology of Adolescence. Annual Review of Sociology, 1989. 15：p. 233－259.

[23] Smock, P. J., Cohabitation in the United States：An Appraisal of Research Themes, Findings, and Implications. Vol. 26. 2003：1－20.

[24] Brown, S. L., How Cohabitation is Reshaping American Families. Contexts, 2005. 4（3）：p. 33－37.

[25] Heuveline, P. and J. M. Timberlake, The Role of Cohabitation in Family Formation：The United States in Comparative Perspective. Journal of Marriage and Family, 2004. 66（5）：p. 1214－1230.

[26] Raymo, J. M., M. Iwasawa and L. Bumpass, Cohabitation and Family Formation in Japan. Demography, 2009. 46（4）：p. 785－803.

[27] Williams, L., M. Kabamalan and N. Ogena, Cohabitation in the Philippines：Attitudes and Behaviors among Young Women and Men. Journal of Marriage and Family, 2007. 69（5）：p. 1244－1256.

[28] Bhrolch, X., et al., Education and Cohabitation in Britain：A Return to Traditional Patterns Population and Development Review, 2013. 39（3）：

p. 441 – 458.

［29］ SC, C. , V. SJ and M. GM, Recent Declines in Nonmarital Childbearing in the United States. NCHS Data Brief, No. 162. Hyattsville, MD: National Center for Health Statistics, 2014.

［30］ 孔星星. 农村女性婚前生育行为的个案剖析. 中华女子学院山东分院学报, 2010 (02): 第 43 ~ 47 页。

［31］ 王小璐, 王义燕. 新生代女性农民工的未婚先孕: 婚姻过渡的个体化困境及秩序重建. 南京农业大学学报 (社会科学版), 2013 (05): 第 41 ~ 46、83 页。

［32］ 罗煜, 罗家友. 未婚先孕人流对女性身心健康影响及干预措施. 实用预防医学, 2009 (06): 第 2003 ~ 2004 页。

［33］ 周侠, 申秀云. 未婚先孕女性心理健康状况调查. 临床心身疾病杂志, 2007 (01): 第 50 ~ 51 页。

［34］ 吴琰华, 陈敬国. 2012 例未婚先孕妊娠结局及心理分析. 深圳中西医结合杂志, 2014 (02): 第 59 ~ 60 页。

［35］ 翟振武, 侯佳伟. 对取消强制性婚检理由的质疑. 中国妇幼保健, 2007 (07): 第 852 ~ 854 页。

［36］ 周玉博等. 1996 年至 2013 年中国婚前医学检查率变化情况. 北京大学学报 (医学版), 2015 (03): 第 437 ~ 442 页。

［37］ 李孜. 贫困地区外出打工群体 (女性流动人口) 生殖健康需求与服务研究. 华中科技大学, 2006, 第 220 页。

［38］ Hayford, S. R. and S. P. Morgan, The Quality of Retrospective Data on Cohabitation. Demography, 2008. 45 (1): p. 129 – 141.

［39］ 宋月萍, 张龙龙, 段成荣. 传统、冲击与嬗变——新生代农民工婚育行为探析. 人口与经济, 2012 (06): 第 8 ~ 15 页。

［40］ 徐志红, 徐爱群, 曾蔚越. 早产的定义和分类. 实用妇产科杂志, 2005 (11): 第 5 ~ 6 页。

［41］ Brown, S. L. , J. Van Hook and J. E. Glick, Generational Differences in Cohabitation and Marriage in the US. Population Research and Policy Review, 2008. 27 (5): p. 531 – 550.

［42］ 谢宇. 非实证不能研究中国社会变迁, 2015.

［43］ 陈世新. 1795 例婚检妇女未婚先孕未婚先育结果分析. 中国妇幼保健, 2010 (23): 第 3240 ~ 3241 页。

流动人口健康状况和卫生服务利用的公平性及影响因素研究

刘胜兰　纪　颖　张代均　史宇晖　常　春

摘　要：目的：了解流动人口内部健康状况及卫生服务利用的公平性，并探讨影响健康状况及服务利用的因素，为促进流动人口健康公平提出建议。方法：利用 2013 年全国流动人口动态监测数据，采用集中指数和集中曲线反映公平性，采用多因素 logistic 回归分析健康状况和卫生服务利用的影响因素。结果：流动人口的加权两周患病率为 3.42%，两周患病未就诊率为 30.72%，流动人口内部同样存在健康状况的不公平性，两周患病率集中指数为 -0.0985。卫生服务利用同样不公平，患病未就诊率集中指数为 -0.0205。影响流动人口健康状况和服务利用的主要因素为婚姻、文化程度、医保、工作单位和流动时间等。结论：流动人口卫生服务利用水平较低，存在内部不公平；应不断完善流动人口医疗保障体系，采取措施提升流动人口的社会融合度，以提高流动人口的卫生服务利用水平。

关键词：流动人口；公平性；健康状况；卫生服务利用

《中国流动人口发展报告 2014》[1] 显示，到 2013 年末，我国流动人口的总量为 2.45 亿人，超过总人口的 1/6。流动人口常常有着更高的健康风险，为流动人口提供必要的卫生服务和保障成为流入地面临的一大难题。

有文献将流动人口与流入地的辖区居民进行对比，发现健康不公平在二者间普遍存在。[2] 由于流动人口内部社会融合程度和经济情况等也存在较大差异，流动人口内部的公平性问题同样应当引起关注，但目前对流动人口内部的健康和卫生公平性的研究较少。本文利用2013 年流动人口动态监测数据，分析流动人口内部的健康状况和卫生服务利用公平性现状，并探讨其主要影响因素，为促进流动人口内部的健康公平性提供依据。

一 资料与方法

（一）资料来源

数据来源于 2013 年全国流动人口动态监测，全国流动人口动态监测每年开展一次调查，按照随机原则在全国 31 个省（区、市）和新疆生产建设兵团城市地区抽取样本点，调查结果对全国流动人口有较好代表性。

调查对象为在流入地居住一个月以上，非本区（县、市）户口的15 ～ 59 岁流动人口，2013 年全国流动人口动态监测共包含样本量198795 人。

（二）研究方法

1. 卫生公平性

使用集中曲线和集中指数反映卫生公平性，将流动人口按照月收入进行排序，以月收入作为横轴，计算相应的累计两周患病率和两周患病未就诊率作为纵轴，绘制集中曲线，并计算相应的集中指数以定量反映卫生公平性。

2. 影响因素研究

通过 logistic 回归分析影响流动人口两周患病和卫生服务利用的主要因素。

（三）统计分析方法

使用 SPSS21.0 进行 logistic 回归分析，使用 Excel 2013 绘制集中曲线、计算集中指数。

二　结果

（一）基本情况

本研究共调查 198795 人，在被调查的人员中女性占 46.31%；平均年龄为 33.87（±9.28）岁；初中文化程度者占 54.13%，高中及以上教育程度者占被调查总人数的 31.94%；52.08% 的人员是跨省流动；23.57% 的流动人口不在婚（包括未婚、离异、丧偶）；85.34% 属于农业户口；流入当地平均时间为 4.91（±4.51）年；平均每日工作时间为 9.44 小时，每天工作时间在 8 小时以上的占 49.62%；平均每月家庭收入为 5223 元，每月家庭消费支出为 2502 元。

（二）流动人口健康与卫生服务利用情况

被调查流动人口两周患病人数为 5606 人，两周患病率为 2.82%（5606/198795），两周患病就诊率为 1.96%（3887/198795），两周患病未就诊率为 30.66%（1719/5606）。为使数据更具有代表性，采用第六次人口普查的数据对监测数据进行加权处理后，被调查流动人口两周患病人数为 6801 人，两周患病率为 3.42%（6801/198795），其中，就诊人数为 4712 人，两周患病就诊率为 2.37%（4712/198795），2089 人未就诊，两周患病未就诊率为 30.72%（2089/6801），未就诊人群中自我医疗的流动人口占患病人数的 23.67%，未采取任何治疗的占 7.04%。

（三）流动人口卫生公平性

图 1 为流动人口两周患病率和两周患病未就诊率集中曲线，对角线为公平直线。从图中可以看出，两周患病率和两周患病未就诊率的

集中曲线均呈拱形，经济情况较差的流动人口有更大的比例患病和出现患病未就诊的情况。两周患病率的集中指数为 -0.0985，两周患病未就诊率的集中指数为 -0.0205，提示流动人口内部存在明显的卫生不公平。

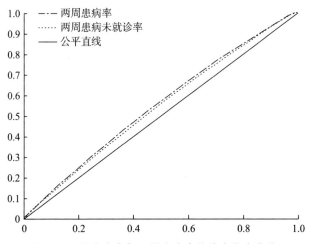

图 1　两周患病率与两周患病未就诊率集中曲线

（四）流动人口两周患病情况的影响因素

将流动人口两周患病情况作为因变量，性别、年龄、文化、婚姻情况、家庭净收入、流动范围、流动时间、医保情况、建档情况、职业和工作时间等作为自变量，进行 logistic 回归分析。结果显示，具有以下特征的流动人口两周患病率较低：男性、文化程度高、农业及其他户口、已婚、流动范围小、建档情况好、有暂住证、家庭净收入高、无医保、年龄小、家庭帮工（及雇主）、工作时间短、离家年龄大（见表1）。

表 1　流动人口两周患病率 logistic 回归分析

变量	*B*	SE	Wald	P	OR	OR 95% 区间	
						下限	上限
性别 男					1.000		

变量	B	SE	Wald	P	OR	OR 95% 区间	
						下限	上限
女	0.336	0.028	148.425	0.000	1.400	1.326	1.477
文化							
小学及以下					1.000		
初中	-0.274	0.038	51.352	0.000	0.760	0.705	0.819
高中及中专	-0.255	0.048	28.666	0.000	0.775	0.706	0.851
大学专科及本科	-0.255	0.064	15.683	0.000	0.775	0.683	0.879
户口							
农业及其他					1.000		
非农业	0.092	0.044	4.308	0.038	1.096	1.005	1.195
婚姻状况							
非在婚					1.000		
已婚	-0.100	0.040	6.091	0.014	0.905	0.836	0.980
流动范围							
跨省流动					1.000		
跨市流动	-0.064	0.034	3.684	0.055	0.938	0.878	1.001
市内流动	-0.132	0.054	6.075	0.014	0.876	0.789	0.973
建档							
没听说，不清楚					1.000		
听说过，未建档	-0.253	0.037	45.922	0.000	0.777	0.722	0.836
已建档	-0.116	0.038	9.235	0.002	0.891	0.827	0.960
净收入分组							
1500 元及以内					1.000		
1501~3000 元	-0.218	0.033	42.928	0.000	0.804	0.753	0.858
3000 元以上	-0.261	0.035	55.321	0.000	0.770	0.719	0.825
医保							
无任何医保					1.000		
仅有各类商业保险	0.196	0.065	8.968	0.003	1.216	1.070	1.383
在老家有基本医保	0.010	0.039	0.061	0.805	1.010	0.935	1.091
在本地有基本医保	0.171	0.045	14.774	0.000	1.187	1.088	1.295

变量	B	SE	Wald	P	OR	OR 95% 区间	
						下限	上限
证件							
两证均无					1.000		
有暂住证	-0.217	0.041	27.721	0.000	0.805	0.742	0.873
有居住证或工作证	0.004	0.037	0.015	0.904	1.004	0.935	1.079
就业身份							
家庭帮工					1.000		
雇员或自营劳动者	0.206	0.086	5.748	0.017	1.229	1.038	1.454
雇主	0.071	0.099	0.511	0.475	1.073	0.884	1.302
年龄	0.034	0.002	196.633	0.000	1.035	1.030	1.039
离家年龄	-0.031	0.002	158.745	0.000	0.970	0.965	0.974
工作时间	0.006	0.001	59.315	0.000	1.006	1.005	1.008
常数	-3.976	0.135	869.425	0.000	0.019		

（五）流动人口两周患病未就诊的影响因素

将流动人口两周患病是否就诊作为因变量，性别、年龄、文化、婚姻情况、家庭净收入、流动范围、流动时间、医保情况、建档情况、职业和工作时间等作为自变量，进行 logistic 回归分析，结果见表2。影响两周患病未就诊率的因素包括：高中及中专者就诊率高于小学及以下的人群，跨省流动者低于跨市流动者，非农业户口、已婚、有医保、流动至本地时间长、工作时间短者就诊率高，党政机关负责人及专业技术人员就诊率高于无固定职业的人群。

表2 流动人口两周患病未就诊情况的 logistic 回归分析

变量	B	SE	Wald	P	OR	OR 95% 区间	
						下限	上限
文化程度							
小学及以下					1.000		
初中	0.030	0.078	0.152	0.696	1.031	0.885	1.201

续表

变量	B	SE	Wald	P	OR	OR 95% 区间	
						下限	上限
高中及中专	−0.199	0.100	3.980	0.046	0.819	0.674	0.997
大学专科及本科	−0.050	0.140	0.129	0.720	0.951	0.723	1.251
户口							
农业及其他					1.000		
非农业	−0.319	0.101	9.976	0.002	0.727	0.596	0.886
婚姻状况							
非在婚					1.000		
已婚	−0.455	0.071	40.951	0.000	0.634	0.552	0.729
流动范围							
跨省流动					1.000		
跨市流动	0.152	0.070	4.754	0.029	1.165	1.016	1.336
市内流动	0.072	0.110	0.431	0.511	1.075	0.866	1.334
医保							
无任何医保					1.000		
仅有各类商业保险	−0.454	0.139	10.744	0.001	0.635	0.484	0.833
在老家有基本医保	−0.307	0.081	14.391	0.000	0.736	0.628	0.862
在本地有基本医保	−0.524	0.093	31.594	0.000	0.592	0.493	0.711
单位							
无固定职业					1.000		
普通职业	−0.261	0.214	1.481	0.224	0.771	0.507	1.172
党政机关负责人及专业技术人员	−0.588	0.246	5.709	0.017	0.555	0.343	0.900
流动时间	−0.020	0.006	11.129	0.001	0.980	0.969	0.992
工作时间	0.005	0.002	8.015	0.005	1.005	1.001	1.008
常数	0.028	0.252	0.013	0.910	1.029		

三 讨论

（一） 流动人口健康状况及卫生服务利用情况

2013 年第五次全国卫生服务调查[3]发现，全国居民两周患病率为 24.1%，城市地区和农村地区分别为 28.2% 和 20.2%。本次大样本监测数据显示，加权处理后，流动人口的两周患病率为 3.42%，远低于同期我国城乡居民两周患病率，提示流动人口在各年龄组的健康水平均优于全国人口平均水平。由于年轻健康的人口更倾向于出外打工，可能存在"健康移民效应"。[5]但流动人口的两周患病未就诊率为 30.72%，远高于全国平均水平 15.5%，[3]该指标反映出流动人口的卫生服务利用较差，自我医疗比例较高，增加了流动人口的健康风险。

（二） 流动人口内部卫生不公平

健康不公平是指社会经济地位不同的个体之间健康问题流行率或发生率的差异[6]，卫生服务利用的公平性是指卫生服务应该基于健康需要来分配卫生服务，而不是基于购买力等其他因素。[7]与流入地户籍居民相比，流动人口常常要面对各方面的不公平问题。本研究中，由集中曲线形状和集中指数可看出，流动人口的健康状况和卫生服务利用情况集中指数均为负值，存在不公平情况。从绝对值来看，两周患病率的集中指数为 - 0.0985，两周患病未就诊率的集中指数为 - 0.0205，而陈钊娇[8]等人对杭州市居民的研究发现，两周患病率集中指数为 - 0.012，两周患病未就诊率的集中指数为 - 0.013。上海市第五次卫生服务调查[9]数据中，两周患病率集中指数为 - 0.0832，两周患病未就诊率的集中指数为 - 0.0941。由此可见，受经济情况等因素的影响，流动人口内部的卫生不公平更加明显，健康状况的不公平程度高于杭州市和上海市的居民，卫生服务利用不公平性高于杭州而低于上海。也就是说，在我国流动人口中，高收入人群的健康状况更好并且使用了更多的医疗服务。上述结果提示流动人口内部的健康不公平也应受到重视，有必要深入了解流动人口内部卫生不公平的原因，以提升公平性。

（三） 流动人口健康状况的影响因素

通过对流动人口健康状况影响因素的探讨，可以有针对性地制定措施，提出政策建议，有利于减少流动人口健康状况的不公平。本次研究发现，对流动人口而言，社会经济地位会影响其健康状况，其收入水平越高，健康状况越好。从个人心理因素来看，年龄、教育水平、性别、婚姻状况是健康状况的影响因素，与以往研究类似。[10] 没有医保的流动人口健康状况优于有医保的人群，可能是由于其感觉自身健康状况良好，研究表明，自感健康状况差的人更倾向于支付医保费用，参加医疗保险。[11]

值得注意的是，流动人口的社会融合及流入地的卫生服务对其健康状况也有较大影响。本次研究结果显示，流动范围小、在当地有暂住证、在当地建档情况较好的人，其健康状况更好。张聪[12]等人的研究通过结构方程模型提出，社会融合对流动人口的健康有正向影响。接纳流入地的社会生活以及取得当地居民和政府的社会认同，有利于流动人口的健康。

（四） 流动人口卫生服务利用情况的影响因素

本研究中，logistic 回归分析结果显示，文化程度、户口、婚姻状况、职业、流动范围、医保情况、工作时间、流动至当地时间是流动人口卫生服务利用的影响因素，文化程度高的人群卫生服务利用情况较好，已婚者卫生服务利用率优于未婚、离异、丧偶者，非农业户口者高于农业户口者，工作时间越长，卫生服务利用情况越差。并且，在本地有医疗保险的流动人口其 OR 值为 0.592（95% CI：0.493 ~ 0.711），在老家有医疗保险的流动人口 OR 值为 0.736（95% CI：0.628 ~ 0.862），在本地有医疗保险是更强的保护因素，这可能与异地的医疗保险报销制度有关。[13]

流动人口的卫生服务利用同样与社会融合有关，流动至当地的时间较长时，服务利用情况较好，一方面，可能是由于在当地打工时间长者，职业更稳定，收入更高，有利用卫生服务的能力，另一方面可能与其在当地时间长，对周围的医疗环境更熟悉有关。[14]此外，跨省的流动人口卫生服务利用情况优于跨市流动者，原因可能是跨省流动的人对大病的应对能力更差，因此更倾向于及时治疗小病以避免疾病变严重，但尚无研究证明此观点。

四 结论与建议

流动人口内部存在明显的健康状况不公平及卫生服务利用不公平，家庭收入高的流动人口其健康状况和卫生服务利用情况均较好，因此需要我国采取措施，缩小差距。通过对健康状况和卫生服务利用情况影响因素的分析，我们建议统筹流入地和流出地医保，完善异地报销制度。另外，流入地可通过政策、活动及宣传，促进流动人口的社会融合。

（致谢：感谢国家卫生计生委流动人口司为本研究提供数据！）

参考文献

[1] 国家人口和计划生育委员会流动人口服务管理司. 中国流动人口发展报告. 2014 [M] 中国人口出版社，2014.

[2] 苏健婷，傅鸿鹏，邓瑛，等. 北京地区的健康差异和公平性问题研究 [J] 中国卫生经济，2009，28（1）：61~63.

[3] 徐玲，孟群. 第五次国家卫生服务调查结果之二——卫生服务需要、需求和利用 [J] 中国卫生信息管理杂志，2014（3）：193~194.

[4] 卫生部统计信息中心. 2008 中国卫生服务调查研究 [M] 中国协和医科大学出版社，2009.

[5] 齐亚强，牛建林，威廉·梅森，等. 我国人口流动中的健康选择机制研究 [J] 人口研究，2012（1）：102~112.

[6] Anton E. Kunst, Johan P. Mackenbach. Measuring Socioeconomic Inequities in Health [R]. WHO Regional Office for Europe Copenhagen.

[7] Whitehead M. The Concepts and Principles of Equity and Health. [J] Health Promotion International, 1991, 6 (3): 429 – 445.

[8] 陈钊娇. 杭州市居民卫生服务利用及公平性研究 [D] 杭州师范大学, 2013.

[9] 姜宏. 上海市居民卫生服务公平性变化和利用与费用负担的影响因素研究 [D] 第二军医大学, 2014.

[10] 雷阳阳. 流动人口健康状况与影响因素分析 [J] 调研世界, 2015 (12): 18 ~ 21.

[11] 李力, 仇叶龙, 周海清. 北京市某区流动人口妇女参加医疗保险意愿影响因素研究 [C] 北京市大学生科学研究与创业行动计划成果展示与经验交流会. 2013.

[12] 张聪, 陈家言, 马骁. 流动人口社会融合与健康促进 [J] 现代预防医学, 2015, 42 (8): 1519 ~ 1522.

[13] 周海清, 高丹丹, 常文虎, 等. 北京市某区流动人口卫生服务需求及利用的调查研究 [J] 中国全科医学, 2011, 14 (4): 373 ~ 376.

[14] 郭静, 周庆誉, 翁昊艺, 等. 流动人口卫生服务利用及影响因素的多水平 logistic 回归模型分析 [J] 中国卫生经济, 2015, 34 (3): 50 ~ 52.

企业流动人口社会融合状况对其预防保健行为影响的研究

张代均　纪　颖　蒋　莹　鞠　巍　巩俐彤　常　春

摘　要: 目的: 探索企业流动人口社会融合对其预防保健行为的影响, 提出健康促进建议。方法: 采用典型抽样的方法选取 6 个大企业 15~59 岁流动人口, 运用自填式问卷调查方法收集资料。结果: 共有 2168 位流动人口接受调查, 流动人口社会融合程度较低, 均值为 16.139 分 (满分 32 分)。50.90% 的人参加过健康体检, 26.30% 的人参加过健康知识及技能讲座, 43.10% 的人参加过社区卫生中心的预防保健服务。多因素 Logistic 分析显示, 学历、医保、平均每天工作时间、社会融合、健康知识得分及慢病是影响健康体检的主要因素; 性别、学历、医保、平均每天工作时间及社会融合是影响健康知识和技能培训参与的主要因素。年龄、婚姻、学历、平均每天工作时间及医保是影响社区卫生中心预防保健服务利用的主要因素。结论: 企业流动人口预防保健行为发生率低, 完善流动人口医疗保障、确定合理的劳动时间、促进流动人口社会融合, 有助于促进流动人口的预防保健行为。

关键词: 流动人口; 社会融合; 预防保健行为

一　研究背景

随着我国工业化和现代化的飞速发展及城镇化的稳步推进, 人口迁移与流动日益活跃。《中国流动人口发展报告2015》显示，"十二五"期间，我国流动人口年均增长约800万人，到2014年末达到2.53亿人。[1]流动人口为城市的建设和经济发展做出了重要贡献，但城乡二元分割的户籍制度及相关的就业、教育、卫生、养老等体制，使流动人口成为生活在城市边缘的一个最大弱势群体，不仅在城镇就业和生活过程中受到制度排斥、经济排斥、文化排斥、社会排斥，社会融合程度普遍较低，[2~6]还由于生活工作条件差、高流动性、自身健康意识薄弱等因素的多重影响，面临巨大的健康风险，卫生服务利用不足[7,8]、心理健康等问题也越来越突出。[9,10]

社会融合概念在20世纪末被引入我国。[11]流动人口社会融合指流动人口通过与利益相关者的互动和博弈，最终获得均等的生存和发展机会，公平公正地享受公共资源和社会福利的过程。[12]国内有关医疗卫生服务的研究较多，少数研究从社会资本、社会网络的角度，实证分析了社会融合与流动人口健康的关系，[13,14]尚未发现研究社会融合与预防保健行为的文献。国外研究表明，[15~18]社会融合有利于减少对移民的歧视，使移民获得更好的工作，通过社会支持、社会参与、提高资源可及性等促进个人对医疗、预防保健服务的利用。本研究以流动人口预防保健行为为分析的切入点，研究社会融合对其预防保健行为的影响。

二　资料与方法

（一）研究对象

本研究于2015年8~11月进行现场数据收集，研究对象为企业15~59岁的流动人口，纳入标准为在当地居住时间超过6个月的非本市户籍人口。

（二）研究方法

按流动人口行业分布特点选取了服装生产企业、制造业、建筑业和食品加工业四类代表性行业，在这些行业中采用典型抽样的方法选取六个企业。企业选择标准：①员工中流动人口所占比重大；②企业有意愿配合社会融合相关调研；③企业有一定的行业代表性。采用自行设计并经预试验、修订后的问卷进行调查，问卷内容包括流动人口的基本情况、社会融合情况和对预防保健服务的利用情况。其中预防保健服务利用包括在过去一年中是否参加健康体检，是否经常参加单位组织的健康知识和健康技能培训，近1年内个人或家人有没有参加社区卫生中心举办的健康咨询、健康知识讲座、健康教育、计划免疫、儿童健康管理、孕妇健康管理、优生优育指导服务等活动。社会融合借鉴杨菊华教授的社会融合理论学说，参考了2013年（原）国家卫计委在八城市社会融合专题调研中采用的社会融合测量方法，[12]从经济立足（满分10分）、社会接纳（满分10分）、文化交融（满分8分）和身份认同（满分4分）四个维度考察流动人口的社会融合状况，分值为9~32分。问卷由培训合格的调查员统一发放，当场审核并收取问卷。

（三）统计分析方法

应用Epidata3.0建立数据库，进行数据的双录入和逻辑检错；应用SPSS20.0软件对数据进行统计分析。对流动人口的一般情况采用均数、标准差、百分比进行描述性分析，对社会融合变量采用t/F检验，对因变量（预防保健行为）采用logistic回归进行多因素分析，$P < 0.05$认为差异有统计学意义。

三　结果

（一）一般情况

本次调查的15~59岁流动人口有效样本为2168人，其中男性占57.59%，女性占42.41%；平均年龄33.21（±9.81）岁；青壮年为主；在婚比例为71.20%；初中、高中文化程度者分别为46.16%、39.69%；平均月收入以小于等于3000元、3001~6000元为主，分别为33.57%、61.01%；无医疗保险的比例高达47.42%（见表1）。

表 1　被调查对象基本情况

变量	基本特征	人数	比例（%）
性别	男	1226	57.59
	女	903	42.41
年龄（岁）	15～24	429	19.79
	25～34	859	39.62
	35～44	536	24.72
	45～59	344	15.87
婚姻	非在婚	625	28.80
	在婚	1543	71.20
学历	小学及文盲	304	14.10
	初中	992	46.20
	高中、中专、职高	421	19.60
	大专、本科及以上	432	20.10
平均月收入（元）	≤3000	718	33.57
	3001～6000	1305	61.01
	6001～10000	96	4.49
	>10000	20	0.94
行业	食品加工企业	563	25.97
	服装生产企业	791	36.49
	制造业	400	18.45
	建筑业	414	19.10
医疗保险	没有医疗保险	1028	47.42
	有医疗保险	1140	52.58
工作时间（小时）	<8	675	31.66
	8～10	841	39.45
	>10	616	28.89

注：工作时间指平均每天工作小时数。

（二）社会融合

流动人口总体社会融合程度较低，均值为 16.139 分。女性相对于男性、25～34 岁年龄阶段相对于其他年龄阶段、在婚者相对于非在婚者社会融合程度较好，学历越高、收入越高，社会融合程度越高（见表 2）。

表 2 不同人口学特征社会融合情况 （x ± S）

人口学特征		经济融合	社会接纳	文化交融	身份认同	社会融合	t/F 值	P 值
性别	男	4.337 ± 1.580	5.838 ± 1.121	4.105 ± 1.849	1.745 ± 1.079	15.886 ± 3.982	44.667	< 0.01
	女	4.394 ± 1.603	6.080 ± 1.200	4.271 ± 1.966	1.921 ± 1.170	16.520 ± 4.514		< 0.01
年龄	15 ~ 24 岁	3.197 ± 1.013	5.761 ± 1.152	3.331 ± 1.485	1.604 ± 1.020	13.817 ± 2.942	282.523	
	25 ~ 34 岁	4.609 ± 1.533	6.165 ± 1.286	4.620 ± 2.016	2.076 ± 1.203	17.379 ± 4.458		< 0.01
	35 ~ 44 岁	4.811 ± 1.682	5.820 ± 1.027	4.291 ± 1.910	1.737 ± 1.085	16.412 ± 4.365		
	45 ~ 59 岁	4.275 ± 1.497	5.689 ± 0.842	3.730 ± 1.497	1.498 ± 0.878	14.979 ± 2.856		
婚姻	非在婚	3.598 ± 1.194	6.039 ± 1.276	3.619 ± 1.580	1.776 ± 1.115	15.011 ± 3.509	69.579	< 0.01
	在婚	4.660 ± 1.628	5.896 ± 1.110	4.395 ± 1.968	1.839 ± 1.124	16.603 ± 4.388		
学历	小学及文盲	3.889 ± 1.312	5.569 ± 0.835	3.450 ± 1.225	1.474 ± 0.875	14.179 ± 2.225	52.678	< 0.01
	初中	3.769 ± 1.200	5.611 ± 0.916	3.407 ± 1.410	1.426 ± 0.847	14.140 ± 2.555		
	高中、中专、职高	4.004 ± 1.363	5.749 ± 1.015	3.897 ± 1.670	1.807 ± 1.093	15.323 ± 3.122		

续表

人口学特征		经济融合	社会接纳	文化交融	身份认同	社会融合	t/F值	P值
大专、本科及以上		5.483±1.668	6.769±1.318	5.929±1.850	2.616±1.206	20.711±4.160		
平均月收入（元）	≤3000	3.279±1.169	5.831±1.059	3.825±1.702	1.712±1.063	14.514±3.427	278.302	<0.01
	3001~6000	4.663±1.329	5.956±1.184	4.242±1.917	1.831±1.123	16.581±4.074		
	6001~10000	6.214±1.535	6.170±1.287	5.248±2.113	2.185±1.292	19.400±4.995		
	>10000	7.649±1.506	6.816±1.522	5.436±2.198	2.561±1.226	22.405±5.439		
均值		4.353±1.590	5.938±1.162	4.169±1.896	1.820±1.121	16.139±4.213		

（三）预防保健服务利用

在被调查的企业流动人口中，50.9%的人参加了健康体检，26.3%的人参加了健康知识及技能讲座，高达56.9%的人没有参加社区卫生中心预防保健服务（见表3）。

表3　预防保健服务利用

结局变量	分类	人数	比例（%）
健康体检	未参加	1065	49.12
	参加	1103	50.88
健康知识及技能培训	很少去或从来不去	1598	73.71
	经常参加健康知识和技能讲座	570	26.29
社区卫生中心预防保健服务	没有	1234	56.92
	有一项及以上	934	43.08

（四）预防保健服务利用影响因素分析

以性别、年龄段、文化程度、婚姻状况、慢病、每天工作时间、健康知识得分、社会融合作为自变量，分别以三类预防保健行为作为因变量，采用多因素 Logistic 回归分析（进入标准为0.05，剔除标准为0.1），探索预防保健行为的影响因素。结果显示，学历、医保和工作时间是预防保健行为的共同影响因素，而社会融合是健康体检和健康知识及技能讲座参与的影响因素，OR 值分别为 1.140（OR95% CI：1.099～1.183），1.059（OR95% CI：1.022～1.098）（见表4）。

表4　预防保健行为影响因素 Logistic 回归分析结果

因变量	自变量	分组（对照）	β 值	标准误	Wald 值	P 值	OR 值	OR 95% CI
健康体检	学历	初中（小学及文盲）	0.268	0.151	3.141	0.076	1.307	0.972～1.759
		高中	0.257	0.173	2.202	0.138	1.293	0.921～1.816
		大专以及上	0.603	0.207	8.513	0.004	1.828	1.219～2.742
	医保	有（无）	0.41	0.098	17.355	<0.001	1.506	1.242～1.826

续表

因变量	自变量	分组（对照）	β值	标准误	Wald值	P值	OR值	OR 95% CI
健康体检	工作时间	8～10（<8）	-0.253	0.130	3.814	0.051	0.776	0.602～1.001
		>10	-0.955	0.151	39.954	<0.001	0.385	0.286～0.517
	慢性病	有（无）	0.412	0.119	11.969	0.001	1.510	1.196～1.908
	健康知识得分		0.046	0.015	8.647	0.003	1.047	1.015～1.079
	社会融合		0.131	0.019	48.370	<0.001	1.140	1.099～1.183
健康知识及技能讲座	性别	男（女）	0.414	0.112	13.785	<0.001	1.513	1.216～1.883
	学历	初中（小学）	0.527	0.189	7.784	0.005	1.695	1.170～2.455
		高中	0.511	0.209	5.995	0.014	1.667	1.107～2.510
		大专及以上	0.248	0.23	1.166	0.280	1.282	0.817～2.012
	医保	有（无）	0.356	0.108	10.845	0.001	1.427	1.155～1.764
	工作时间	8～10（<8）	-0.253	0.13	3.814	0.051	0.776	0.602～1.001
		>10	-0.955	0.151	39.954	<0.001	0.385	0.286～0.517
	社会融合		0.058	0.018	9.750	0.002	1.059	1.022～1.098
社区预防保健服务利用	婚姻	在婚（非在婚）	0.383	0.129	8.859	0.003	1.467	1.140～1.888
	学历	初中（小学）	-0.001	0.15	<0.001	0.996	0.999	0.744～1.342
		高中	0.212	0.171	1.535	0.215	1.236	0.884～1.728
		大专以及上	-0.397	0.192	4.288	0.038	0.672	0.462～0.979
	医保	有（无）	0.404	0.096	17.623	<0.001	1.498	1.241～1.810
	工作时间	8～10（<8）	-0.024	0.122	0.04	0.841	0.976	0.769～1.239
		>10	-0.804	0.132	37.05	<0.001	0.447	0.345～0.580

四　讨论

（一）社会融合

流动人口总体社会融合程度以及经济融合、社会接纳、文化交融和身份认同四方面融合程度均较低。一方面，本研究调查的行业属于劳动密集型产业，如服装生产业，员工学历以初中及以下为主，因此经济水平不高，直接影响了经济融合。另外，流动人口本地工作的平均年限仅为 2.09 年，因此尽管部分企业采取了流动人口社会融合措施，但短期内难以看到成效。

（二） 预防保健行为

在被调查的企业流动人口中，50.90% 的人参加了健康体检，比 2013 年全国流动人口动态监测数据[7]中最近一年内接受过体检的比例 33.02% 高，可能与本研究流动人口全部基于企业抽样有关，但总体体检率还是较低。

健康知识和技能培训对于提高居民自我保健意识、改善自我健康行为，最终提升生活质量具有重要作用。本次调查中，仅 26.30% 的人参加过健康知识及技能讲座。既往在大连市[19]、陕西省[20]流动人口的调查显示，流动人口得到健康教育、健康培训的比例不足 30%。这提示我们应提高企业流动人口对健康教育活动的知晓率，丰富健康教育内容，让健康教育内容更有针对性和吸引力。

国家基本公共卫生服务明确社区卫生服务机构要免费向辖区内的常住居民（包括居住 6 个月以上的流动人口）提供预防保健服务。结果显示，仅 43.10% 的企业流动人口参加过社区卫生中心的预防保健服务。一项对北京、上海、昆明、和田 4 城市 456 名流动人口妇女的调查[8]显示，半年内仅 31.80% 的流动人口妇女在社区卫生中心进行过常见病防治、产前检查、体检和妇幼健康教育咨询，52.90% 的流动人口子女曾接受过儿童免疫、体检和常见病防治等社区卫生服务。2013 年流动人口卫生计生基本公共服务专项调查数据[7]显示仅 23.84% 的流动人口在当地建立了居民健康档案。企业流动人口对社区卫生中心预防保健服务的利用率较低，结果与相关研究一致，[7]也说明流动人口群体并未充分享受基本公共卫生服务均等化的改革成果。

（三） 预防保健行为的影响因素

既往研究发现，[21, 22]婚姻、医保、学历、个人月收入、每天工作时间是流动人口医疗服务利用的影响因素，这在本研究中亦得到验证。本研究显示，健康知识、每天工作 8～10 小时（相比于小于等于 8 小时）、社会融合程度高等是流动人口健康体检、参加健康知识和技能培训等的保护因素。这提示我们有必要完善流动人口医保、促进流动人口社会融合、关注流动人口工作时间，以流动人口健康需求为导向，提供有针对性的健康教育内容来促进流动人口的预防保健。

（致谢：福建泉州卫计委和厦门卫计委对本研究实施过程中企业沟通协调、问卷调查等方面给予的大力支持，在此一并表示感谢！）

参考文献

［1］国家人口与计划生育委员会流动人口服务管理司. 中国流动人口发展报告. 2015［R］中国人口出版社，2015.

［2］杨菊华，王毅杰，王刘飞，等. 流动人口社会融合："双重户籍墙"情景下何以可为？［J］人口与发展，2014（03）：2～17.

［3］杨洋，张聪，邱培媛，等. 流动人口社会经济差异对其预防保健行为的影响研究——基于"区隔融合"理论的视角［J］卫生软科学，2014（10）：640～643.

［4］赵亚男. 农民工人力资本、社会资本与社会融合——基于生计脆弱性视角［D］山西师范大学硕士学位论文，2014.

［5］谢欣宸. 我国城市流动人口社会保障政策研究［D］郑州大学硕士学位论文，2013.

［6］申秋红. 流动人口居留意愿影响因素分析——基于全国六城市的调查［J］经济研究导刊，2012（02）：92～95.

［7］郭静，翁昊艺，周庆誉. 流动人口基本公共卫生服务利用及影响因素分析［J］中国卫生政策研究，2014（08）：51～56.

［8］张翠玲，王晖，龚双燕，等. 流动人口母婴社区卫生服务利用的影响因素［J］中国妇幼保健，2014，29（9）：1320～1323.

［9］许颖，纪颖，袁雁飞，等. 城市流动人口抑郁症状现况调查［J］中国心理卫生杂志，2012，26（02）：112～117.

［10］程菲，李树苗，悦中山. 文化适应对新老农民工心理健康的影响［J］城市问题，2015（06）：95～103.

［11］ 田凯．关于农民工的城市适应性的调查分析与思考［J］社会科学研究，1995（05）：90～95．

［12］ 国家卫生和计生委流动人口司．流动人口社会融合理论与实践［M］北京：中国人口出版社，2014．

［13］ 张聪，陈家言，马骁．流动人口社会融合与健康促进［J］现代预防医学，2015（08）：1519～1522．

［14］ 王培刚，陈心广．社会资本、社会融合与健康获得——以城市流动人口为例［J］华中科技大学学报（社会科学版），2015（03）：81～88．

［15］ Robison J., Curry L., Gruman C., et al. Depression in Later-life Puerto Rican Primary Care Patients：the Role of Illness, Stress, Social Integration, and Religiosity［J］*Int Psychogeriatrics*，2003，15（3）：239－251．

［16］ Fothergill K. E., Ensminger M. E., Robertson J., et al. Effects of Social Integration on Health：A Prospective Study of Community Engagement among African American Women［J］*Social Science & Medicine*，2011，72（2）：291－298．

［17］ Berkman L. F., Glass T., Brissette I., et al. From Social Integration to Health：Durkheim in the New Millennium［J］*Soc Sci Med*，2000，51（6）：843－857．

［18］ Rose T., Joe S., Shields J., et al. Social Integration and the Mental Health of Black Adolescents［J］*Child Development*，2014，85（3）：1003－1018．

［19］ 朱莉萍，王婷，周令，等．大连市979名流动人口健康素养调查［J］现代预防医学，2015（18）：3343～3345．

［20］ 蒋莹，曾庆奇，纪颖，等．建筑工地流动人口健康素养与企业卫生服务利用率调查［J］中华预防医学杂志，2015，49（1）：36～40．

［21］ 雷阳阳．流动人口健康状况与影响因素分析［J］调研世界，2015（12）：18～21．

［22］ 戴佳慧．上海市流动人口卫生服务利用状况研究［D］复旦大学硕士学位论文，2008．

流动人口健康档案现状分析

宋月萍　李　龙

健康档案系统记录居民的疾病信息和健康状况，不仅是推进公共卫生体制改革的基础平台，也是健全社区卫生服务体系的重要依据。为社区常住人口建立统一规范的健康档案是国家基本公共卫生服务项目的明确要求。在基本公共卫生服务普及和均等化的过程中，流动人口建档工作不容忽视。本报告利用国家卫生计生委2013年的流动人口动态监测调查数据，考察当前流动人口健康档案的建档状况，探讨建档状况的主要成因，并提出相关的政策建议。

一　流动人口健康档案建档状况分析

（一）健康档案社区覆盖比例不高，流动人口建档率更低

当前，健康档案建档工作还在持续推进的过程中，按照国家卫生事业发展的总体布局，"十二五"末时，规范化电子健康档案建档率应当达到75%以上，而从阶段性目标设定来看，2013年建档率需要达到65%以上。然而，健康档案目前仅仅覆盖60.5%的社区，其中电子健康档案社区覆盖比例只占40.9%。并且，在已经建档的社区中，健康档案也未充分覆盖全体居民，特别是流动人口。调查显示，流动人口的有效建档率平均仅为26.8%，其中约有半数的社区有效建档率不及10%。虽然健康档案的社区覆盖率普遍不高，但是流动人口和城镇户籍人口相比仍然显示出较为突出的劣势。就全国而言，只有16.9%的流动人口建有健康档案，在开展社会融合专题调查的8个城市中，流动人口的建档比例为18.7%，远低于户籍人口的建档比例

（51.9%）。流动人口健康档案覆盖比例相对偏低、建档工作较为滞后，提示国家对基本公共卫生服务项目的普及工作还需加强重视，对均等化机制还要进行逐步完善。

（二）健康档案在流动人口中的知晓率低，影响建档进程的推进

居民了解健康档案是建立健康档案、参与个人健康管理的重要基础，也是运用健康档案、发挥基本公共卫生服务项目实效的重要前提。健康档案知晓率是衡量健康档案建档状况的重要指标。调查发现，多数流动人口并不了解健康档案，仅有31.7%表示曾听说过。流动人口和城镇户籍人口在健康档案的知晓率上差别明显，在开展社会融合专题调查的8个城市中，知晓健康档案的流动人口只占38.2%，而户籍人口的相应比例达到68.3%。流动人口对健康档案的知晓率低，造成流动人口在建档工作中配合程度和支持力度不大，增加了建档难度，延缓了建档进程。究其原因，一方面是流动人口当前的健康状况相对较好，了解健康档案的动机不强；另一方面，流入地社区的相关宣传工作主要面向户籍人口，流动人口往往不被纳入其中。

（三）流动人口"死档"问题较为突出，健康档案难以发挥作用

动态管理是健康档案的"生命"。建档之后，如果居民的疾病信息不能及时追踪、健康状况无法实时更新，健康档案就是"死档"，形同虚设，不仅使其效力大打折扣，而且造成资源浪费。由于流动人口自身意识薄弱，而流入地社区服务又有局限，健康档案"死档"问题更易在流动人口中出现。一些流动人口在流入地社区或者重复建档，或者"人走档留"，造成"死档"的无效堆积，破坏了正常有序的建档进程。调查显示，在已经建档的社区中，5.5%的社区建档数量超过现有的流入人口规模，其中，约有一成的社区建档数量甚至可达流入人口规模的十余倍之多。"死档"问题的产生折射出流动人口建档工作的复杂性，说明国家基本公共卫生服务项目普及和均等化过

程不可能一步到位、一蹴而就，必须循序渐进、不走过场。

（四）农村户籍流动人口建档率较低，新生代略低于上一代

流动人口建档状况的群体差异较为显著。农村户籍流动人口的建档状况不及城镇户籍流动人口。调查显示，仅有16.4%的农村户籍流动人口建有健康档案，而城镇户籍流动人口的这一比例达到20.1%。这种状况与农村户籍流动人口的健康档案知晓率低于城镇户籍流动人口密不可分，仅有36.2%的农村户籍流动人口知晓健康档案，低于城镇户籍流动人口的相应比例（40.9%）。在农村户籍流动人口中，新生代知晓健康档案和建有健康档案的比例均低于上一代。其中，35.5%的新生代流动人口知晓健康档案，15.9%建有健康档案，而知晓健康档案的上一代流动人口占37.0%，建有健康档案的占17.0%。

二 流动人口健康档案建档状况的成因分析

（一）流动人口的流动性较强，造成健康信息搜集困难

流动人口频繁变动工作场所、反复更换居住地点，使其在不易建档的同时却容易造成"死档"。调查显示，约有六成的流动人口在流入地连续工作时间不足5年，从事目前工作的时间平均不到4年。流动人口的职业流动性较大，伴随着居住地址和联系方式的不断变更，给社区工作人员登记信息造成较大困难，建档工作面临挑战。同时，面向流动人口的查体和随访也无法有效开展，预防、保健、诊疗、康复等相关卫生服务往往缺乏连续性，体检信息、就诊记录以及健康变化的相关情况因此难以体现在健康档案之中，制约基本公共卫生服务项目的利用水平。

（二）健康档案的信息化滞后，难以在流动人口中发挥实效

信息化是促进健康档案发展的重要手段，疾病信息和健康状况需要依托信息化来实时追踪、更新和共享。我国目前的健康档案信息化处在起步阶段，还未形成适应形势的人员队伍，也未配套符合要求的

软硬件设施，与基本公共卫生服务项目发展规划中健康档案规范化、电子化的明确要求尚有较大差距。信息化建设跟不上，流动人口首当其冲。调查发现，在已经建档的社区中，32.4%仍为纸质档案。对于流动人口群体而言，纸质健康档案携带不便且容易丢失，难以按照统一的标准在不同地区之间，甚至同一地区不同级别医疗机构之间共享和运行，无法充分实现健康档案这一政策设计的初衷，容易造成"死档"问题。尽管超过六成的建档社区已经实现健康档案的电脑录入，但常住人口健康档案信息难以共享，尚未实现互联互通，当流动人口从农村来到城镇、进入另一省区市、转诊到更高级别的医疗机构时，联网调取档案、查询信息以至于更新资料都相当困难，健康档案往往有名无实，功能受到较大限制，成为基本公共卫生服务普及和均等化的掣肘因素。

（三）流动人口从建档中得到的实惠不多，积极性不高

建立健康档案是提供个体化诊疗服务、开展全生命周期健康管理的基础条件，对于提升卫生事业水平、改善医疗服务质量有着重要意义。然而，由于我国健康档案的建档工作起步较晚、有关部门重视不够，健康档案的使用效益还未充分发挥，服务能力有待持续提高，加之针对健康档案的宣传教育十分有限，居民在寻医问药的过程中往往感受不到健康档案的价值，体会不到建档的实惠，因而对于健康档案的认可程度不高。流动人口，特别是新生代流动人口更易片面关注个人收入，而对自身健康重视不足。他们大都认为建档工作费时费力却意义不大，建档意识不强，建档率因此相对偏低。这种"嫌麻烦""不热心"的态度也会妨碍基本公共卫生服务普及和均等化的进程。

（四）健康档案建档的工作量较大，基层工作负担沉重

国家基本公共卫生服务管理的重心在基层，健康档案建档工作的落实靠社区。由于为数众多又频繁变换的流动人口来自外地（交流更为不便），工作繁忙（寻访更加困难），针对他们的建档工作往往需要

费更大劲、出更大力。这一负担压在基层，社区人员搜集和登记信息的任务会相对较重。调查显示，每个流入地社区平均有流动人口3000余人，流动人口在流入地社区的常住人口中平均占32.1%，1/4的流入地社区流动人口超过常住人口的半数。而担负着为流动人口登记建档、对流动人口宣传教育等工作职责的流动人口协管员在每个流入地社区平均仅有3人左右，每名流动人口协管员平均需要面对千余名流动人口，31.8%的流入地社区并未配备流动人口协管员。基层工作的任务虽重，待遇却并不算高，流动人口协管员的平均月工资约为1137.8元。这些都给流动人口健康档案的建档工作带来了一定的消极影响。

三　提升流动人口健康档案建档比例的政策建议

按照党的十八大"保基本、强基层、建机制"的卫生事业发展方向，提升流动人口健康档案建档比例，是推动社区健康档案建档工作、落实国家基本公共卫生服务项目的必然要求，对于增进流动人口的健康福利、促进流动人口的全面发展有着重要意义。因此建议如下。

（一）增强流动人口建档意识，激励他们参与个人健康管理

要提升健康档案在流动人口中的知晓率，帮助流动人口树立"健康档案保健康"的理念，应当面向群体加强宣传教育，针对个人开展咨询服务，为建档工作扫清思想障碍。一方面，应将健康档案宣传纳入健康教育宣传的范畴之中，整合传统媒体宣传资源，搭建新媒体宣传平台，创新宣传教育内容，在流动人口中普及健康档案知识。另一方面，应将健康档案咨询服务作为健康教育咨询服务的重要环节，通过面对面、电话、短信、网络等多种方式答疑解惑，培育流动人口个人自主管理健康的意识。

（二）推进健康档案信息化建设，加强流动人口健康档案信息的动态管理

加强基本公共卫生服务项目信息平台建设，实现医疗资源共享、卫生信息互通，健康档案应当先行。推进健康档案信息化建设，应当依托计算机和互联网扩大健康档案覆盖范围，提升健康档案普及水平，形成标准统一的建档系统，设计程序便捷的建档流程，提供隐私安全的建档服务。首先，建档系统应当标准化，实现建档流动人口的相关信息能够在城乡间、不同省区市间、不同级别医疗机构间充分对接。采用基础模块和拓展模块相结合的方式，基础模块体现规范化要求，便于资源共享、信息互通，拓展模块满足多元化需求，促进不同地区和不同机构优化提升。其次，建档流程应当简便化，使流动人口在建档时少费力、省时间。加强与公安、统计、民政等其他信息系统的衔接，避免流动人口基础信息重复录入，同时采用现代信息采集技术，建立在线远程建档系统，方便流动人口利用零散时间自助建档，形成电子病历标准模板，配合使用音频视频记录诊疗信息，让医务人员也能从中受益。再次，建档服务应有安全性，免除建档的后顾之忧。应通过构建准入机制、运用加密技术、完善管理方法，保证医务人员在授权的前提下查询和调取健康档案，使流动人口的个人病史和就医情况等隐私得到合法保护。最后，在此基础上，应逐渐将健康档案和医务人员的诊疗行为相挂钩，形成诊疗必以健康档案为依据的良好风尚，倒逼建档工作的持续推进。

（三）实现建档进程逐步有序，确立流动人口建档重点人群，避免"一刀切"

流动人口的建档工作应当统筹规划，分段实施，着眼实际，分类进行，不应囫囵吞枣地强行上马，一概而论式地快速推进。建档工作的"一刀切"和盲目性不仅会加重基层负担，而且容易流于形式。一方面，推进流动人口建档工作，应当有先有后，有主有次，优先为流入时间较长、家庭成员随迁、居留意愿强烈的流动人口建档，重点为

流动人口中的孕产妇、婴幼儿等重点人群，慢性疾病、结核病等重点疾病患者，职业风险场所、高危服务场所等重点场所就业者建档，而对流动过于频繁、居留意愿淡薄的流动人口可以逐步完善政策，吸引他们积极主动建档，落实基本公共卫生服务普及和均等化的要求。另一方面，对流动人口建档工作不能因为国家基本公共卫生服务项目有着总体目标就与城镇户籍人口使用"一把尺子衡量、一套标准要求"，而应从流动人口的多样性出发针对不同人群设定具体可行的任务，还应结合预防接种、孕产保健等基本公共卫生服务项目的推进构建一体化的信息平台，整合既有资源，提升建档工作质量。同时，流动人口的建档工作还应当和健康档案硬件设施完善、人员队伍建设、技术服务发展的形势相适应。应推动健康档案社区建设与人才培养、科学研究对接，与薪酬待遇、福利保障对接，针对需要提供基本的、预防的、以人为中心的、以社区为基础的技术服务，使流动人口的现实需求在这一过程中得到体现。

第二篇

老年人健康问题

据第六次全国人口普查数据显示，2010 年中国大陆 60 岁及以上老年人口已达到 1.78 亿人，占总人口的 13.26%。世界卫生组织关于中国老龄化的评估报告预测，到 2040 年，中国 60 岁及以上老年人将从 2010 年的 12.4%（1.68 亿人）增长到 2040 年的 28%（4.02 亿人）。老年人的生活照料、康复护理、医疗保健、精神文化等需求日益凸显，老年人健康问题越来越受到人们的关注。老年人的健康问题已成为我国严重的公共卫生问题，将会从各个方面影响社会经济的发展。

中国老年人口的健康状况及
其影响因素研究

姜向群　魏　蒙

摘　要：本文以 2011 年北京大学全国老年健康影响因素跟踪调查数据为依托，以社会—心理—生物医学模式为理论分析框架，引入童年医疗状况和父母是否健在变量，运用 Logistic 回归方法对老年人的健康状况（包括健康自评状况、日常生活自理能力）及其影响因素进行分析，探索自然属性、社会经济结构特征、生活习惯、患病或损伤状况、心理状况以及童年医疗状况和父母是否健在对老年人健康状况的影响。研究发现，老年人的健康状况基本符合社会—心理—生物医学模式，童年医疗状况对其健康状况没有影响，母亲健在对老年人的日常生活自理能力影响显著。

关键词：老年人口；健康自评状况；日常生活自理能力；社会—心理—生物医学模式

一　引言

中国人口老龄化具有规模大、速度快、不平衡和"未富先老"等特点，在当前及今后一段时期，人口老龄化面临的挑战和压力突出表现在日益沉重的养老保障负担、迅速膨胀的医疗卫生消费支出和需求渐增的老年社会服务之上。而上述三方面的挑战和压力均受到老年人尤其是高龄老年人的身体健康状况的直接影响。健康老龄化是缓解人口老化压力的关键。[1]因此对于老年人身体健康状况的深入研究显得更加迫切。

1963 年 Katz 提出用日常生活自理能力（ADL）来评价老年人的健康状况，[2]后该指标在国际上得到广泛采用。日常生活自理能力是对老年人客观身体状况的衡量，我们更多地关注老年人的客观身体健康状况，但对于老年人的主观健康自评也不应当忽视。[3]健康自评是个体对其健康状况的主观评价和期望。Ellen Idler 等人认为，健康自评是死亡率的有效预测指标，[4]这就为我们用其评价老年人的健康状况提供了依据。因此本文中我们把日常生活自理能力和健康自评状况作为反映老年人健康状况的两个主要指标。

二　文献综述

1. 老年人健康状况影响因素的分析框架

许多学者针对不同特征老年人群体的健康状况进行了实证分析，探寻影响老年人健康状况的诸多因素。绝大多数研究是基于社会人口学的角度进行的，虽然分析了潜在的可能影响因素，但是缺乏系统的理论分析框架，而社会—心理—生物医学模式理论为老年人健康状况影响因素分析提供了理论借鉴。该理论从生物、心理、社会全面综合的水平上认识人的健康和疾病。主要影响因素包括老年人口的自然属性、社会经济结构特征、生活习惯、患病或损伤状况、心理状况。

2. 老年人健康状况的影响因素

从既有研究来看，影响老年人健康状况的因素可以大致分为自然属性（性别、年龄、民族）、社会经济状况（婚姻状况、居住地、居住方式、教育、职业、生活来源、医疗保险）、生活方式（吸烟、饮酒、体育锻炼、参加各种活动）、患病状况（慢性疾病患病率、患病种类、住院情况）、心理因素（有无抑郁、难过情绪）五大类，大致符合社会—心理—生物医学模式。

在自然属性方面，学者普遍认为老年女性比老年男性对健康的自我评价更差，认为自己健康状况不好的大多数是女性，女性比男性报告的疾病症状更多。[5]女性老人更可能遭遇日常生活自理能力的缺损而陷入较差的健康状态。[6]4少数民族老人的生活自理能力总体上比汉族的强。[7]由于衰老，老人的健康状况随着年龄有不同程度的下降。[8]18另有学者研究发现，与日常生活自理能力随年龄快速下降相反，高龄老人倾向于对其健康和生活进行积极的评价。[6]11由此可见，年龄对老年人主观健康自评和客观日常生活自理能力的影响是有差异的，这种差异的方向与作用机制需要我们进一步分析验证。

在社会经济特征方面，一般认为婚姻对健康状况有保护作用，与无偶的老年人相比有偶老年人的身体状况和精神状态更好。但也有学者研究发现婚姻状况对老年人的健康自评具有显著的负向作用。[9]这种看似与常理相悖的结论是单次研究的误差还是有一定的普遍性，需要进一步分析验证。

城市和农村老年人由于经济地位、居住环境等的不同，健康状况也有一定差别。研究发现中国农村高龄老人比城镇高龄老人有更好的 ADL（日常生活自理能力）功能状态。自评健康状况在城乡无显著差异。[6]11

大量研究证明社会经济地位和健康状况存在很强的正向关系，老年人的经济状况往往决定了其生活和健康状况。有研究者认为收入愈高，生活满意度愈高，老年人自感健康状况愈好，[10]但对这种关系的确切的作用机制还没有定论。

一般认为教育能使老年人拥有的社会资源更有效地促进健康。[8]16但也有研究发现，受教育程度不同的老年人之间生活自理能力差异较为复杂。1992 年，受教育程度高的老年人的生活自理能力比没有受教育的老年人差。这种现象在 2002 年的中低龄老年人中有了转变；同时，受过教育 1～6 年的高龄老人比没有受过教育和受过 7 年及以上教育的高龄老人的生活自理能力要略好些。[11]

与家人同住的居住方式比养老院更有利于提高高龄老人的生活自理能力。[12]94可见家庭支持对老年人的身体健康有正向作用。

在生活习惯方面，有学者对不同老年人群体的健康自评差异性进行了分析，结果显示，健康的生活方式对健康自评有积极的影响。[13]日常的家务劳动参与度对于高龄老人身心健康意义重大。休闲娱乐、体育锻炼、宗教佛事也都有益于维持或提高老人的日常生活自理能力。吸烟或喝酒与老年人的日常生活自理能力正相关，[12]95这似乎与"吸烟或喝酒"对健康有危害的常理相悖。

在患病或损伤状况方面，学者研究发现，健康自评与慢性病情况和功能状况有关，患慢性病、功能下降的人群容易有较差的健康自评状况。[14]老人患慢性病种类越多，日常生活自理能力越差。疾病或损伤常造成躯体或肌体功能减退，直接影响老人的日常生活自理能力，尤其是致死性慢性病（心脏病、脑血管疾病等）会导致老年人日常生活自理能力功能障碍较为严重。[12]95

在心理因素方面，有学者发现"觉得越老越不中用、经常感到孤独"的老年女性的日常生活自理能力处于相对比较低的水平。[15]但大多数研究把心理状况看作与身体健康状况并列的一项内容，独立考察老年人的心理状况如何、存在哪些消极情绪，较少研究分析心理状况对身体健康状况的影响。考虑到消极情绪可能对老年人的身体健康状况造成损害，本文把心理状况作为一项自变量加以考察。

老年人所处地区的社区服务的发展状况也是影响老年人健康状况的重要因素。在家庭和外部养老资源的支持下，居家养老仍旧是大多数老年人的选择，但是现有的研究还缺乏对家庭以外的社区服务资源的考虑。因此，本文将社区服务作为影响老年人健康状况的重要项目列入社会经济结构特征进行考察。另外，从生命历程的角度看，童年时期的医疗资源会对今后乃至老年的健康状况产生或多或少的影响，因此本文将童年时生病能否得到及时治疗列入考察。父母健在对老年人的身体健康可能有两方面的影响：（1）父母长寿的遗传基因较好，并且未经历父母去世的重大挫折，老年人的身体健康状况会较好。（2）高龄父母的照料负担会对老年人的身体健康状况造成压力。基于这两种可能性，本文将深入探究父母健在对老年人的身体状况会造成正向还是负向的影响。

三 研究方法与数据来源

1. 研究思路和研究方法

基于已有研究揭示的可能影响老年人健康状况的诸多因素，笔者以社会—心理—生物医学模式为分析框架，将老年人个人及家庭的相关特征按照自然属性、社会经济结构特征、生活习惯、患病或损伤状况、心理状况进行划分，并纳入模型进行分析，探索其对老年人健康状况的影响。在此基础上，引入"童年医疗状况、父母是否健在"的变量，评估其对老年人健康状况的影响。具体分析内容分两个步骤逐步深入：首先，采用描述统计方法分析不同特征老年人的健康状况。然后，以社会—心理—生物医学模式为分析框架，将可能影响老年人健康状况的因素依照自然属性、社会经济结构特征、生活习惯、患病或损伤状况、心理状况进行划分后纳入回归模型，同时纳入"童年医疗状况、父母是否健在"变量，对老年人健康状况的影响因素进行探索分析，并对比分析各影响因素对老年人健康状况和日常生活自理能力的不同影响。在回归分析部分研究者分别以老年人健康自评的好坏、是否具有日常生活自理能力为因变量，以各类可能的影响因素为自变量分别采用序次 logistic 模型和二元 logistic 模型进行回归。

2. 数据来源

本文的调查数据来自北京大学 2011 年全国老年健康影响因素跟踪调查项目。该调查已于 1998 年、2000 年、2002 年、2005 年、2008 年、2011 年先后进行了六次，覆盖北京、天津、河北、山西、辽宁、吉林、黑龙江、上海、江苏、浙江、安徽、福建、江西、山东、河南、湖北、湖南、广东、广西、海南、重庆、四川和陕西 23 个省份。2011 年追踪调查由北京大学与中国疾病预防控制中心等单位联合组织实施，包括 9679 名 65 岁及以上的老人，调查内容涉及家庭结构、婚姻、日常生活自理能力、生活习惯、社会活动、疾病与健康状况等，为研究老年人的健康状况及影响因素提供了丰富的素材。本文研究即是利用上述信息展开的。

3. 变量

（1）因变量

本研究选取了两个变量来考察老年人健康状况的影响因素。一个是主观层面的健康自评状况，另一个是客观层面的日常生活自理能力。健康自评状况的信息来自对问卷中"您觉得您的健康状况怎么样？"问题的回答，对该问题的回答有五类：很好、好、一般、不好、很不好。我们用洗澡、穿衣、吃饭、如厕、室内走动、上下床等六项指标来衡量日常生活自理能力。六项中有至少一项活动需要别人帮助界定为丧失日常生活自理能力，六项全部完好的界定为具备日常生活自理能力。

（2）自变量

本研究参考以往的研究成果，将可能影响老年人健康状况的各类因素作为自变量。按照社会—心理—生物医学模式的理论分析框架，模型中的自变量分为五个部分。

（a）自然属性，包括性别、年龄、居住地。

（b）社会经济结构特征，包括婚姻状况、居住方式、教育程度、经济状况、社区是否提供服务。

（c）生活习惯，包括是否吸烟、是否饮酒、是否进行体育锻炼、是否参加各种活动。

（d）患病或损伤状况，包括是否患慢性病（高血压、糖尿病、心脏病、中风及脑血管疾病、关节炎、血脂异常、风湿或类风湿）、近两年有无患重病。

（e）心理状况，是否有消极情绪：想不开、紧张害怕、孤独、难过压抑。

在此基础上，添加了童年生病能否得到及时治疗、父母是否健在的变量。

四 老年人的健康状况分析

1. 老年人的基本状况

此次调查中，80 岁以上的高龄老人占 67.47%，65~79 岁中低龄老人占 32.53%，高龄老人占绝大部分。女性老人所占比例为 55.24%，高于男性老人，显示了女性老人的生存优势。居住在城镇的老人占 47.64%，农村老人占 52.36%，分布较为均匀。58.33% 的老人未受过教育，11.22% 的老人受过 7 年以上教育，说明受教育程度较高的老人占少数。62.61% 的老人处于丧偶状态，这与被调查老人年龄较高有关。将近一半的老人患有高血压、糖尿病、心脏病、中风及脑血管疾病、关节炎、血脂异常、风湿或类风湿这几种常见的慢性病。80.83% 的老人与家人住在一起，独居老人占 17.01%，养老院老人占 2.16%，说明居家养老仍是绝大部分老人青睐的养老方式，而家人也是其主要的照料者。79.61% 的老人表示经济收入够用，说明大部分老人的经济状况较好。

表 1　调查对象基本情况

单位：%

特征	年龄		性别		居住地		教育程度		
	65~79 岁	80 岁+	男	女	城镇	农村	0 年	1~6 年	7 年+
比例	32.53	67.47	44.76	55.24	47.64	52.36	58.33	30.45	11.22
特征	婚姻状况		慢性病		经济状况		居住方式		
	无配偶	有配偶	无	有	够用	不够用	家人	独居	养老院
比例	62.61	37.39	50.75	49.25	79.61	20.39	80.83	17.01	2.16

资料来源：根据北京大学 2011 年全国老年健康影响因素跟踪调查数据计算所得。

总体来看，本次调查的老年人年龄较大、患慢性病、丧偶的比例较高，配偶能够提供的帮助有限，因此老年人与后代同住的现象更为普遍，子女等年轻家庭成员在老年人照料方面发挥了重要作用。另外，老年人虽然受教育程度低，但经济状况较好。

2. 不同特征老年人群的健康自评状况和日常生活自理能力

考虑到不同特征老年人的健康状况可能有所区别，本文从自然属性、社会经济结构特征、生活习惯、患病或损伤状况、心理状况以及父母是否健在、童年生病能否得到及时治疗这几方面，采用描述统计方法分析不同特征老年人健康自评和日常生活自理能力的差异。

（1）老年人的健康自评状况

从老年人整体来看，大多数老年人的健康自评状况较为理想。表2的统计结果表明，健康自评很好的老人占10.15%，健康自评好的老人占34.82%，健康自评一般的老人占37.52%，健康自评不好的老人占16.03%，健康自评很不好的老人占1.42%。健康自评好和一般的老人占绝大多数，健康自评不好和很不好的老人占较小的比例。体现了老年人对自己的健康状况较为乐观、满意。

比较不同特征老年人群的健康自评状况可以发现，在按照自然属性划分的不同特征的老年人群中，年龄较小的老年人，健康自评状况较好；男性比女性健康自评状况更好；城乡老年人健康自评状况差别不大。在依据社会经济结构特征划分的不同老年人群中，教育程度高的老年人健康自评状况更好；有配偶和无配偶老年人之间的差别不大；与家人同住的老人健康自评状况更好，养老院老人健康自评最差，这是因为与家人同住的老人能更多地接受来自家人的生活照料和精神慰藉，因此也更乐观豁达；老人的经济状况越好，健康自评状况越好；社区提供服务和不提供服务的老年人之间健康自评状况的差异不大。在按照生活习惯划分的不同特征的老年人群中，吸烟、喝酒的老人健康自评状况更好；参加体育锻炼和社会活动的老人健康自评状况较好。在按照患病或损伤状况划分的不同特征的老年人群中，未患慢性病和近两年未患过重病的老人健康自评状况更好。在按照心理状况划分的不同特征的老年人群中，无消极情绪的老年人健康自评状况更好。在按照其他项划分的不同特征的老年人群中，双亲健在的老人遗传基因较好，并且未受过丧父或丧母的重大挫折，因此健康自评状况最好，双亲均去世的老人自评健康状况最差。童年生病有无得到及时治疗的老人健康自评状况差别不大。

（2）老年人的日常生活自理能力状况

表 2 的统计结果表明，本次调查中，27.07% 的老人是失能老人，72.93% 的老人是非失能老人，证明老年人的生活自理能力总体较好。通过比较不同特征的老年人群的日常生活自理状况可以发现，在按照自然属性划分的不同特征的老年人群中，年龄小的老年人日常生活自理能力较好；男性比女性日常生活自理能力更好，印证了女性老人寿命虽长，但健康状况较差的说法；乡村老人更多从事劳作，因此乡村老人日常生活自理能力更好。在依据社会经济结构特征划分的不同老年人群中，教育程度高的老年人日常生活自理能力更好；有配偶的老年人日常生活自理能力更好；独居老人的日常生活自理能力最好，养老院老人最差；老人的经济状况越好，日常生活自理能力越好；社区不提供服务的老人日常生活自理能力较好，这可能涉及知晓度的问题，因为知晓社区提供服务的老人可能是对这些服务更有需求的不能自理的老人。在按照生活习惯划分的不同特征的老年人群中，吸烟喝酒的老人日常生活自理能力更好；参加体育锻炼和社会活动的老人日常生活自理能力更好。在按照患病或损伤状况划分的不同特征的老年人群中，未患慢性病和近两年未患过重病的老人日常生活自理能力更好。在按照心理状况划分的不同特征的老年人群中，无消极情绪的老年人日常生活自理能力更好。在按照其他项划分的不同特征的老年人群中，母亲健在的老人日常生活自理能力最好，双亲均去世的老人日常生活自理能力最差，一方面由于其遗传基因较差，另一方面可能双亲去世对老年人的身心造成了重大创伤。童年生病能得到及时治疗的老人日常生活自理能力更好。从生命历程的角度看，老年人的健康状况受其儿童期、中青年期健康状况的影响，是其一生沉淀积累的结果。

综合上述描述统计结果可以发现，除了居住方式、有无配偶、社区是否提供服务，表中所涉及的自然属性、社会经济结构特征、生活习惯、患病或损伤状况、心理状况，在老人的健康自评和日常生活自理能力中呈现出了几乎完全相同的趋势。而在其他项中，父母是否健在、童年生病能否得到及时治疗，在老年人健康自评状况和日常生活自理能力中呈现出不一样的态势。

表2 不同特征老年人群的健康自评况和日常生活自理能力

单位：%

	特征	特征值	健康自评状况					日常生活自理能力	
			1=很好	2=好	3=一般	4=不好	5=很不好	0=失能	1=非失能
		老年人整体	10.15	34.82	37.52	16.03	1.42	27.07	72.93
自然属性	年龄	0=65~79岁	11.68	34.36	37.41	15.37	1.19	7.94	92.06
		1=80岁+	9.33	35.06	37.58	16.39	1.55	36.30	63.70
	性别	0=男	11.83	35.69	37.84	13.56	1.02	20.77	79.23
		1=女	8.72	34.07	37.25	18.14	1.76	32.18	67.82
	居住地	0=城镇	11.71	34.55	36.57	15.55	1.60	29.55	70.45
		1=乡	8.72	35.06	38.39	16.48	1.27	24.79	75.21
社会经济结构特征	受教育年限	0=0年	8.15	33.87	38.72	17.36	1.8	32.87	67.13
		1=1~6年	11.15	36.30	36.08	15.53	0.93	19.24	80.76
		2=7年+	17.35	35.18	35.56	10.96	0.95	18.16	81.84
	婚姻状况	0=无配偶	9.69	34.54	38.05	15.98	1.64	34.64	65.36
		1=有配偶	10.84	35.24	36.71	16.11	1.10	14.47	85.53
	居住方式	0=与家人同住	10.31	34.97	37.34	15.80	1.51	29.13	70.87
		1=独居	9.40	33.46	39.12	16.86	1.09	15.04	84.96
		2=养老院	11.49	35.06	32.18	20.11	1.15	47.09	52.91

特征		特征值	健康自评状况					日常生活自理能力	
			1=很好	2=好	3=一般	4=不好	5=很不好	0=失能	1=非失能
社会经济结构特征	经济状况	0=不够用	5.52	20.00	39.50	31.25	3.73	30.51	69.49
		1=够用	11.31	38.53	37.06	12.18	0.85	26.19	73.81
	有无社区服务	0=无	9.15	35.51	37.25	16.61	1.47	25.91	74.09
		1=有	11.30	34.72	37.22	15.29	1.41	28.29	71.71
生活习惯	是否吸烟	0=否	9.53	34.38	37.69	16.73	1.6	29.55	70.45
		1=是	12.98	36.87	36.45	13.04	0.67	15.59	84.41
	是否喝酒	0=否	9.21	33.49	38.46	17.14	1.63	29.07	70.93
		1=是	14.57	41.14	32.94	10.89	0.46	16.89	83.11
	是否参加体育锻炼	0=否	7.75	32.22	39.78	18.3	1.89	34.25	65.75
		1=是	14.72	39.18	33.32	12.16	0.58	12.78	87.22
	是否参加社会活动	0=否	8.83	33.99	38.35	17.13	1.64	29.75	70.25
		1=是	17.44	39.42	32.98	9.93	0.23	10.16	89.84
患病或损伤状况	是否患慢性病	0=否	12.61	39.79	34.45	12.28	0.81	26.19	73.81
		1=是	7.45	29.93	40.89	19.75	1.93	27.01	72.99
	是否患过重病	0=否	11.25	37.47	37.31	12.94	0.96	23.93	76.07
		1=是	6.52	26.06	38.22	26.25	2.94	37.18	62.82

续表

特征		特征值	健康自评状况						日常生活自理能力		
			1 = 很好	2 = 好	3 = 一般	4 = 不好	5 = 很不好		0 = 失能	1 = 非失能	
心理状况	有无消极情绪	0 = 有	5.75	24.21	42.86	24.46	2.71		28.39	71.61	
		1 = 无	14.00	43.96	32.77	8.95	0.32		17.11	82.89	
其他	父母是否健在	0 = 父母均去世	10.13	34.44	37.43	16.47	1.47		28.17	71.83	
		1 = 双亲健在	20	50	30	0	0		10	90	
		2 = 母亲健在	10.61	42.73	36.97	9.09	0.61		3.05	96.95	
		3 = 父亲健在	18.60	41.86	30.23	6.98	2.33		9.09	90.91	
	童年生病能否得到及时治疗	0 = 不能	10.85	34.29	36.63	16.67	1.52		29.19	70.81	
		1 = 能	12.23	32.39	36.33	17.36	1.64		25.40	74.60	

资料来源：根据北京大学 2011 年全国老年健康影响因素跟踪调查数据计算所得。

五　老年人健康状况影响因素 Logistic 回归分析

为了进一步深入探析各类因素对老年人健康状况的影响，本文利用 Logistic 回归模型，将自然属性、社会经济结构特征、生活习惯、患病或损伤状况、心理状况五类因素纳入模型，在此基础上添加父母是否健在、童年生病能否得到及时治疗的变量，分析上述诸多变量对老年人健康自评和日常生活自理能力的影响，并比较各类因素对其影响的差异。对健康自评状况采用序次 Logistic 回归，对日常生活自理能力采用二元 Logistic 回归。结果见表 3。

表3　老年人健康自评状况和日常生活自理能力的相关因素 Logistic 回归分析

	影响因素		模型1 - 健康自评状况	模型2 - 日常生活自理能力
			发生比 Exp（B）	发生比 Exp（B）
自然属性	年龄	0 = 65 ~ 79 岁		
		1 = 80 岁 +	0.932	0.288 ***
	性别	0 = 男		
		1 = 女	1.056	1.016
	居住地	0 = 城镇		
		1 = 乡	1.003	1.369 ***
社会经济结构特征	受教育年限	0 = 0 年		
		1 = 1 ~ 6 年	0.881 *	1.146
		2 = 7 年 +	0.736 **	0.950
	婚姻状况	0 = 无配偶		
		1 = 有配偶	1.255 ***	1.555 ***
	居住方式	0 = 与家人同住		
		1 = 独居	1.020	2.737 ***
		2 = 养老院	1.228	0.650 *
	经济状况	0 = 不够用		
		1 = 够用	0.402 ***	1.043

续表

影响因素			模型 1 - 健康自评状况	模型 2 - 日常生活自理能力
			发生比 Exp（B）	发生比 Exp（B）
社会经济结构特征	有无社区服务	0 = 无		
		1 = 有	0.912 +	0.902
生活习惯	是否吸烟	0 = 否		
		1 = 是	0.968	1.193 +
	是否喝酒	0 = 否		
		1 = 是	0.674 ***	1.401 **
	是否参加体育锻炼	0 = 否		
		1 = 是	0.655 ***	2.679 ***
	是否参加社会活动	0 = 否		
		1 = 是	0.693 ***	2.070 ***
患病或损伤状况	是否患慢性病	0 = 否		
		1 = 是	1.803 ***	0.903
	是否患过重病	0 = 否		
		1 = 是	2.044 ***	0.528 ***
心理状况	有无消极情绪	0 = 有		
		1 = 无	0.376 ***	1.561 ***
其他	父母是否健在	0 = 父母均去世		
		1 = 双亲健在	0.409	0.167
		2 = 母亲健在	0.907	6.108 **
		3 = 父亲健在	0.663	2.571
	童年生病能否得到及时治疗	0 = 不能		
		1 = 能	1.089	0.909
	N		5495	5408
	R^2		0.089	0.168

注：*** $p < 0.001$，** $p < 0.01$，* $p < 0.05$，+ $p < 0.1$。

资料来源：根据北京大学 2011 年全国老年健康影响因素跟踪调查数据计算所得。

1. 老年人健康自评状况的影响因素

表 3 中，模型 1 为各因素对老年人健康自评状况的影响。如模型回归结果显示，老人的健康自评状况受到自然属性、社会经济结构特征、生活习惯、患病或损伤状况、心理状况的共同影响。在自然属性中，年龄、性别、居住地对老人的健康自评没有明显的影响；受过正式教育的老年人健康自评状况较好的可能性显著高于文盲人群，这一倾向性在 7 年以上文化程度的老年人群中表现尤为突出；在社会经济结构特征中，有配偶的老人健康自评状况较差的概率是无配偶老人的 1.255 倍，与胡宏伟（2011）的研究结果一致。经济状况较好的老人健康自评差的可能性是经济状况较差老人的 40.2%。社区提供服务的老人健康自评较差的可能性是社区不提供服务老人的 91.2%，社区服务提升了老人的健康自评状况；在生活习惯中，喝酒的老人健康自评较差的可能性是不喝酒老人的 67.4%，参加体育锻炼的老人健康自评较差的可能性是不参加体育锻炼老人的 65.5%，参加社会活动的老人健康自评较差的可能性是不参加社会活动老人的 69.3%，且影响非常显著；在患病或损伤状况中，有慢性病的老人健康自评较差的可能性为无慢性病老人的 1.8 倍，显著高于无慢性病老人；在心理状况中，无消极情绪的老人健康自评较差的可能性为有消极情绪老人的 37.6%，显著低于有消极情绪的老人。而其他项中因素的影响并不显著。

总体来讲，老人的健康自评状况大致符合社会—心理—生物医学模式。若自然属性中涉及的特征、社会经济结构特征中涉及的条件、生活习惯中涉及的生活方式、患病或损伤状况中涉及的状况、心理状况中涉及的情绪趋于消极，则老人健康自评趋向较差。相反，如果这五类因素中涉及的状况能够趋于积极或优化，那么老人的健康自评状况有可能改善。

2. 老年人日常生活自理能力的影响因素

表 3 中，模型 2 为各因素对老年人日常生活自理能力的影响。如

模型回归结果显示，老人的健康自评状况受到自然属性、社会经济结构特征、生活习惯、患病或损伤状况、心理状况、其他项的共同影响。在自然属性中，高龄老人具备日常生活自理能力的可能性为中低龄老人的28.8%，乡村老人具备日常生活自理能力的可能性为城镇老人的1.37倍，且影响均非常显著。性别、受教育程度对老人的日常生活自理能力没有明显的影响；在社会经济结构特征中，有配偶的老人具备日常生活自理能力的可能性为无配偶老人的1.56倍，显著高于无配偶老人。独居和养老院老人具备日常生活自理能力的可能性分别为与家人同住老人的2.7倍和65%，独居老人日常生活自理能力最好，养老院老人最差。经济状况和有无社区服务对老人的日常生活自理能力影响不明显；在生活习惯中，吸烟、喝酒的老人具备日常生活自理能力的可能性为不吸烟不喝酒老人的1倍多，影响较为显著。参加体育锻炼、参加社会活动的老人具备日常生活自理能力的可能性为不参加体育锻炼、不参加社会活动老人的2倍多。参加体育锻炼和社会活动对老人的日常生活自理能力有正向的影响。在患病或损伤状况中，患过重病的老人具备日常生活自理能力的可能性为未患过重病老人的52.8%，患过重病对老人的日常生活自理能力是一个重大损伤；在心理状况中，无消极情绪的老人具备日常生活自理能力的可能性为有消极情绪老人的1.56倍，显著高于有消极情绪的老人。在其他项中，母亲健在的老人具备日常生活自理能力的可能性为父母均去世老人的6.11倍，说明母亲的遗传基因对老年人的生活自理能力有深远影响。

3. 老年人健康自评状况和日常生活自理能力影响因素的比较

本文的研究结果显示，主观健康自评和客观日常生活自理能力的影响因素有一致的地方，也有存在差异的地方。但这些影响因素的作用方向并不矛盾，也基本都符合社会—心理—生物医学模式。

老年人的健康自评状况受到社会经济结构特征（受教育程度、配偶、经济状况、社区服务）、生活习惯（喝酒、参加体育锻炼情况、参加社会活动情况）、患病或损伤状况（慢性病、患重病）、心理状况

（消极情绪）的共同作用。受教育程度高、无配偶、经济状况较好、社区提供服务、喝酒、参加体育锻炼、参加社会活动、无慢性病、无消极情绪的老人健康自评状况更好，笔者分析上述现象产生的可能原因，主要有以下几点：受教育水平的提高增强了老人的收入与保健意识；有配偶的老年人需要照料配偶，常常感到力不从心，这种影响更多在主观层面；高收入增强了老人看病买药保健的支付能力；社区服务使老年人生活更便利，因此对自己的健康状况较为满意；有良好生活方式、无慢性病、无消极情绪的老人更为乐观豁达，所以自评健康状况更好。

老年人的日常生活自理能力受到自然属性（年龄、居住地）、社会经济结构特征（配偶、居住方式）、生活习惯（吸烟、喝酒、参加体育锻炼、参加社会活动）、患病或损伤状况（患重病）、心理状况（消极情绪）、其他项（母亲健在）的共同作用。中低龄、居住在乡村、有配偶、独居、吸烟、喝酒、参加体育锻炼、参加社会活动、近两年未患过重病、无消极情绪、母亲健在的老人具备日常生活自理能力的可能性更高，可能是因为：中低龄老人因为衰老而丧失日常生活自理能力的概率更低；乡村老人更多从事劳作，保持了较好的日常生活自理能力；有配偶的老年人日常生活自理能力更好，一方面这部分老年人未遭受到丧偶的打击，避免了心脏病、脑血管病等的突发伤害，另一方面可能是因为与配偶间的相互照料，老年人更容易自理，这种影响更多在客观层面，与健康自评状况不同；独居老人的日常生活自理能力最好，因为自理能力较好的老人才会选择独居；良好的生活方式、积极的情绪对保持老年人的日常生活自理能力更为有益，而喝酒吸烟更多体现的是一种选择性特征，或者烟酒较为适度；未患重病的老人避免了患重病对老人日常生活自理能力的重大损伤；母亲健在的老人日常生活自理能力最好，一方面由于其遗传基因较好，另一方面可能因为未遭受母亲去世的重大创伤。

六　结论

综合上述分析结果可以发现，影响老年人健康状况的因素主要有以下几点。我们不对下一步如何改善老年人的健康状况提出了有针对性的建议。

一是社区服务虽然不能改善老年人的日常生活自理能力，但对提升老年人的健康自评状况还是很有益处的。因此，政府和社区要完善社区服务，提升社区服务的质量，通过媒体宣传、免费体验等方式，增强社区服务在老年人群体中的知晓程度，鼓励老年人多使用社区服务资源，增加他们对社区养老服务的信任与依赖，尽可能满足老年人的生活照料、医疗、精神慰藉等方面的需求，使之生活更便利。

二是良好的生活方式和积极乐观的情绪对提升老年人的健康自评状况和日常生活自理能力都很有帮助。因此要倡导健康的生活方式，在社区内开展健康教育讲座，为老年人提供运动和社交活动场所，鼓励老年人多参加体育锻炼和社交活动，塑造良好的体魄和心情。虽然吸烟的老人生活自理能力较好，但这不代表吸烟对身体健康是有好处的。恰恰相反，由于吸烟、酗酒的不良作用，很多老年人都已去世，所以不在我们的调查样本之列，而存活下来的是对烟酒有耐受力的这部分老人。考虑到吸烟对心肺功能的损害，仍提倡戒烟。适量饮酒尤其是红酒或米酒能提升老人的愉悦感和心血管功能，因此适度饮酒是合适的。

三是良好的经济状况能显著改善老年人的健康自评状况。与中青年人相比，老年人往往在经济上更为窘迫，并且他们还面临丧偶概率更大、失能率更高、更需要有人照料等问题。因此，国家应加大对经济困难老年人的帮扶力度，增强老年人的自我保健和看病能力，同时在购买社区服务、入住养老机构等方面给予优惠，从经济上解决老年人的后顾之忧。

四是独居老人有更为优越的日常生活自理能力，选择独居也可能是他们在身体状况允许的情况下，主动选择的一种生活方式。因此应改变传统的认为独居老人可怜可悲的消极看法，从积极正面的角度看待他们。但同时老人的家人、所处的社区也不能忽略对独居老人的精神慰藉。精神慰藉不是一个经济问题，不是子女给予经济支持和日常照料就能解决的，它更多的是一种感情上的关怀。老年人这方面的需求可以通过家庭生活来满足，也可以通过社区老年工作解决很大一部分，例如组织老年人进行歌舞、书画、下棋、运动等有益活动。

五是患过重病的老人丧失日常生活自理能力的概率较大，因此在患重病之前就应防微杜渐、防患于未然。一方面积极防治慢性病、定期免费体检。完善社区已有医疗配套设施，开拓与周边医疗机构之间的合作关系等渠道，整合或引进更多、更优质的医疗资源，满足社区内老年人的医疗需要。另一方面将社区、家庭环境布置得更方便老年人生活，如家里地板上放置防滑垫、洗漱间安装可调节高度的洗脸盆和扶手坐便器、楼道设置无障碍通道与电梯等，尽量降低老年人致病致残的可能性。

六是女性的遗传基因能较为显著地影响子女的健康状况，这一现象对家庭和社会都具有重要的启发意义。家庭成员应该重视和珍惜女性作为家庭成员照料者的角色，肯定女性在家庭中的付出与贡献，同时应该用实际行动来帮助、支持家庭中的女性，降低女性的劳动强度和精神、心理压力。对于社会来讲，要提升女性的社会地位，改善女性尤其是生育期女性的健康与营养状况，让女性在活得长的情况下活得更健康。

此外，一般研究认为，老年人的健康状况受到环境、遗传基因、社会行为等多种因素的影响，由于条件限制，本文未能将这些因素全面纳入分析，希望在今后的研究中能弥补这些方面的不足。

参考文献

［1］曾毅. 老龄健康影响因素的跨学科研究国际动态［J］科学通报，2011，35：2929～2940.

［2］Katz, S. , et al. Studies of Illness in the Aged, the Index of ADL：A Standardized Measure of Biological and Psychological Function［J］*Journal of American Medical Association*，1963，185：914 – 919.

［3］杜鹏，谷琳. 我国老年人健康自评的差异性分析——基于 2002 年和 2005 年全国老年跟踪调查数据［J］南方人口，2007，2：58～64.

［4］Ellen Idler，Howard Leventhal，Julie McLaughlin，Elaine Leventha . In

Sickness but Not in Health：Self-Ratings，Identity，and Mortality ［J］ *Journal of Health Social Behavior*，2004，45：336～356.

［5］柳玉芝.关注中国高龄老人中的性别问题——中国高龄老人健康长寿影响因素研究项目简介［J］妇女研究论丛.2001，4：47～50.

［6］曾毅，柳玉芝.中国高龄老人的社会经济与健康状况［J］中国人口科学.2004年增刊：4～13.

［7］曾毅等.中国1998年健康长寿调查及高龄老人生活自理期望寿命［J］中国人口科学.2001，3：9～16.

［8］宋璐，李树茁.代际交换对中国农村老年人健康状况的影响——基于性别差异的纵向研究［J］妇女研究论丛.2006，7：14～20.

［9］胡宏伟，李玉娇.我国老年人自评健康状况及其影响因素研究［J］山西财经大学学报.2011，2：1～8.

［10］惠蓉.我国老年人健康状况评价［J］实用护理杂志.2002，7：57～58.

［11］顾大男，曾毅.1992～2002年中国老年人生活自理能力变化研究［J］人口与经济.2006，4：9～13.

［12］王德文.高龄老人日常生活自理能力及其影响因素［J］中国人口科学.2004年增刊：91～95.

［13］谷琳，乔晓春.我国老年人健康自评影响因素分析［J］人口学刊.2006，6：25～29.

［14］Henrike Galenkamp.Is Self-Rated Health Still Sensitive for Changes in Disease and Functioning Among Nonagenarians？ ［J］ *Journals of Gerontology*.2013，5：848－858.

［15］王德文，叶文振.中国老年人健康状况的性别差异及其影响因素［J］妇女研究论丛.2006，7：21～26.

生命历程视角下女性老年人健康劣势及积累机制分析

徐 洁 李树茁

摘 要：文章利用生命历程视角，将宏观、中观、微观相结合，整合时间、空间和情境三维因素，深入发掘在文化、制度、政策交织互动下的女性劣势，提出了一个女性健康劣势累积机制的分析框架。研究表明，无论从生理还是心理健康的角度，女性老年人健康与男性相比处于劣势；同时，女性老年人早期生命历程的累积劣势直接制约着老年时期的健康状况，而女性老年人早期生命历程诸多的累积劣势是社会情境下社会结构、文化、家庭、个人互动的结果。应从先期生命阶段开始，弱化公共政策、社会制度与传统文化惯习对性别观念的维系与重构作用，以消除未来女性老年人的健康劣势。

关键词：女性老年人；健康劣势；生命历程；累积

一 中国女性老年人健康现状及研究概述

中国已经进入人口老龄化快速发展阶段，并且还将继续加速，老年人口女性化高龄化趋势加剧。2010 年全国第六次人口普查数据（本文简称六普）显示，我国 60 岁以上的老年人口占全国总人口的 13.26%，其中 49.4% 为男性，约为 0.89 亿人，女性则占 50.6%，约为 0.91 亿人。[1]学界较多研究将预期寿命作为衡量人口健康的最重要指标。女性预期寿命长于男性，越到高龄，男女两性之间的寿命差距就越大。在西方国家，女性预期寿命比男性高出 3~7 岁。[2]六普数据显示，我国女性预期寿命比男性高出 5 岁。[1]部分研究由女性预期寿命高于男性即认为女性比男性健康。女性预期寿命的优势很大程度上是由于生物因素赋予女性较强的生存能力，使女性人口死亡率低于男性，并且女性在死亡率上的优势在老年阶段的表现尤为突出。[3]同时，一些发达国家研究发现，人们寿命的延长主要是由于带病死亡率下降，从而延长了人们带病生存的时间。[4]虽然中国女性预期寿命高于男性，但同时女性的残障寿命也高于男性，即女性的平均带病期或不健康期也同时在延长。[4]因此，单纯用寿命去衡量健康是不合适的。健康可以导致长寿，但长寿并不一定代表健康。[4]女性寿命的增加并不意味着女性比男性健康，反映女性老年人健康状态的生活质量比寿命更为重要。在老龄化日趋严重的中国社会，家庭养老照料功能逐渐减弱，但社会保障及社会服务能力不足，女性老年人健康问题不仅关系到老年人在生命历程最后阶段的生活质量，更关系到整个老龄社会的发展。

许多学者已对老年人的健康性别差异及其影响机制进行了较为深入的研究，但女性老年人相对于男性的健康劣势并未得到重视。以往研究从性别比较的角度深入分析了老年人健康的性别差异，[1,2,5,6]但对女性老年人健康现状的认识并不深入，女性老年人相对于男性存在健康劣势的事实被老年人健康性别差异的结论所掩盖。同时，已有对老年人健康差异影响因素的研究更多从探索不同影响因素的角度分析，[2,6~8]老年人健康差异影响机制的研究是对于部分影响因素作用机制的分析，没有系统把握。综合已有研究发现，女性与男性存在健康不平等，而生命历程理论是分析个体不平等的重要研究范式，因此契合本文的主题。尽管部分研究考虑了早期生命历程中的一些因素对个体老年阶段健康状况的影响，[9~11]但从生命历程视角来探讨女性老年人的健康劣势及其影响机制的研究还远远不够。

本文在梳理并总结女性老年人健康劣势的基础上，从生命历程视角出发，将宏观、中观、微观相结合，构建在时间、空间和情境三维因素作用机制下的女性老年人健康劣势累积机制分析框架，深入发掘造成女性老年人健康劣势的文化、制度、政策的因素，探讨导致中国女性老年人健康劣势的多方面原因以及影响机制。

二 女性老年人的健康劣势

学界已有的研究从两性比较的角度证明了老年人健康存在性别差异，[1,2,5,6]但女性老年人相对于男性的健康劣势并未得到充分关注和重视。目前，学界已有的一些评价指标，如对健康的评价指标有生活自理能力、生活自理预期寿命、慢性病、认知功能、抑郁、健康自评、生活满意度等。本文将就生活自理预期寿命、健康自评、认知功能、抑郁四个指标分别分析和研究女性老年人的健康劣势。

（一）生理健康

1. 生活自理预期寿命

生活自理预期寿命结合了预期寿命与生活自理比重，能够准确测量老年人独立从事日常生活基本活动的能力以及照料需求，反映老年人的晚年生活与健康状况。已有研究证据表明，女性老年人生活不能自理的比例高于男性，其生活自理预期寿命占余寿的比重均低于男性老年人，高龄阶段尤其明显。[7,12]六普数据显示，生活不能自理的老年人中，女性达到58.36%[12]。从分年龄组的情况来看，60~69岁老年人中生活不能自理的比例女性略高于男性，70岁以后随年龄的增长女性生活不能自理的比例较男性的差距越来越大。[12]从生活自理预期寿命来看，在低龄阶段，女性老年人这一指标稍高于男性；但在高龄阶段，男性老年人这一指标逐渐与女性老年人接近，并且在85岁之后远高于女性老年人。[1]从生活自理预期寿命占余寿的比重来看，各个年龄组的女性老年人这一比重均明显低于男性老年人，并且这种差距会随着年龄增加不断拉大，80岁女性老年人的这一比重甚至低于85岁的男性老年人。[7]农村女性老年人相对于城镇女性老年人在这一比重上的劣势更为明显。尤其是85岁以上的农村女性老年人，其余寿近一半时间生活不能自理，突出反映了农村女性高龄老年人的"三重弱势"。[13]

2. 健康自评

健康自评综合健康状态的主观和客观两个方面,[14]是死亡风险以及功能衰退的一个很好的预测指标。[15]大多数研究一致认为,女性老年人比男性老年人更倾向于消极的健康自评,高龄组差异最明显。[12,16]六普数据显示,男性老年人健康状况好于女性,不健康的老年人中女性老年人占 57%。[12]从分年龄组情况来看,各个年龄组男性老年人自评健康的比例都高于女性老年人;在自评不健康但生活能自理的老年人中,除 100 岁及以上老年人男性比例高于女性,其他年龄组都是女性比例高于男性。[12]女性老年人的健康自评状况差于男性老年人,并且高龄老年人健康自评的性别差异要大于低龄老年人健康自评的性别差异。[12]

(二) 心理健康

1. 认知功能

在有关心理健康的研究中,对老年人身体健康隶属等级影响最大的是老年人的认知能力。无论是城市还是农村,中国男性老年人的认知功能明显强于女性老年人,并且认知功能的差距会随着年龄的增长不断扩大。[8,17]已有研究发现,女性老年人认知缺陷的发生危险是男性老年人的 1.5 倍,[18]女性老年人比男性老年人在晚年患有认知缺陷的可能性更大。[17]从认知健全预期寿命占预期寿命的比重来看,城乡高龄老人的认知功能有明显不同。城镇女性高龄老人的认知健全预期寿命占预期寿命的比例低于男性高龄老人,同时,其绝对认知健全预期寿命除 80 岁外均比男性高龄老人低。农村女性高龄老人虽预期寿命高于农村男性高龄老人,但其各个年龄组的认知健全预期寿命无论相对比例还是绝对值均比男性高龄老人相应指标低,[19]表明了农村女性老年人在认知功能方面的突出弱势。

2. 抑郁

抑郁症状是心理健康的重要指标，可有效衡量老年人的心理健康水平。已有研究认为，女性老年人抑郁水平高于男性老年人，农村老年人抑郁水平高于城镇老年人，农村女性老年人相对于其他老年人抑郁倾向更为明显。[20] 同时，老年人在各年龄段上的抑郁症状患病率不随年龄呈规律性变化，但随受教育程度的升高而降低。[21] 中国女性老年人由于早期受教育权利被忽视、受教育机会被剥夺，尤其是农村女性老年人，其患抑郁症状的可能性更大。

综上所述，已有大多数研究表明，女性无论在生理还是心理健康方面相较于男性都存在劣势，但也有其他部分研究的结论与此相反，[22] 造成不一致的原因可能在于各研究选取的健康指标不同。女性老年人健康较男性处于劣势是从大部分健康指标中得出的结论，这并不代表女性在所有健康指标中都处于劣势。两性健康水平不平等的因素除无法改变的生物学因素之外，更主要的是可以通过人为改变的社会因素。[3] 女性老年人的健康劣势也有可能是女性在社会方面的不平等造成的。

三　女性健康劣势累积作用机制分析框架

（一）影响女性健康水平的因素

在已有研究中，健康水平的影响因素除生物学因素外有社会经济地位、婚姻、早期健康基础与生活环境等。从社会经济地位因素来看，健康不平等取决于社会结构中的不平等位置。各国研究表明，人们的社会经济地位同他们的健康状况之间存在稳健且持续的关系，老年人也不例外。[23] 处于社会经济地位上层的人，因在工作环境、接受医疗服务的机会、健康风险等方面都有明显的优势，健康状况自然得到更多的保障。[24] 在影响老年人健康的社会经济地位因素中，教育的作用尤为突出。教育能使老年人拥有的社会资源更有效地促进其健康。[25] 个人收入状况是老年人群心理健康的重要影响因素，随着人们收入水平的提高，他们的自评健康状况也更好。[5] 经济来源的不足和经济地位的劣势，影响到女性健康本身及其健康保障。[26]同时，社会经济地位具有累积效应，随着人口年龄的增长，不同社会经济地位人口的健康不平等呈扩大趋势。[27]关于婚姻状况的研究发现，婚姻状况对女性高龄老人健康的保护作用强于男性高龄老人，但婚姻状况对男性高龄老人死亡风险的降低作用比女性高龄老人大。[28]相关研究也表明，产前及早期阶段的营养状况与老年期的健康状况显著相关。[29]儿童期的健康状况也直接影响到个体成年时期的健康。[9]而青少年时期更多地暴露于传染性疾病等环境，是导致老年阶段长期遭受慢性病折磨，甚至死亡率提高的关键因素。[10]也有研究者关注到中年期健康状况与老年期健康状况的相关关系，并证实女性中年期健康状况对其老年期的生命质量具有重要影响。[11]

上述研究表明，社会经济地位、婚姻、早期健康基础与生活环境对老年人健康存在影响。鉴于在健康方面，女性较男性处于劣势，而且这种劣势特别是在生命历程早期可能有累积效应，所以可能会有累积机制存在。累积劣势作为生命历程理论中的重要概念，强调不平等不是一种静态结果，而是整个生命历程逐步展开的积累过程。[30]与本文的研究目的尤为契合的是，生命历程理论强调社会结构、文化、家庭、个人的互动，同时涉及可能作用于老年阶段健康状况的多方面要素，而累积劣势在生命历程范式框架下分析弱势群体的弱势形成过程，因此成为本文的主要视角。下面从这一视角出发分析这种机制。

（二）两性健康不平等形成的因素

两性健康存在不平等，故借鉴不平等研究的分析范式。生命历程理论与累积劣势是不平等问题的重要研究范式。已有生命历程理论对个体不平等的研究发现，由于性别、先赋地位和年龄的不同，老年群体中出现了社会保障不平等现象。[31]受社会制度因素的影响，女性老年人在获得公共养老保障资源方面也遭受到严重不公平待遇。[32]导致不平等的原因有很多方面，杨菊华从时间、空间、情境三维因素，系统剖析了维系性别不平等的显性和潜在的文化、结构及制度机制。[33]其中，老年人早年重要生活事件的累积作用对其晚年生活具有重要影响,[34]尤其是对老年人晚年时期经济安全影响重大。[35]作为一个社会科学的分析范式,生命历程理论关注个体生活、结构和社会变化之间的相互作用,强调受社会变迁影响的一系列生活事件随时间推移在个体生活中的分化过程。累积劣势则适用于生命历程分化过程中不平等的动态积累过程。[30]基于上述分析,本文参考杨菊华的"两性关系的三维理论",[33]从宏观、中观、微观三个层面出发,构建了在时间、空间、情境三维因素作用下的女性老年人健康劣势累积机制分析框架,发掘导致女性老年人健康劣势的文化、制度、政策因素,深入理解女性老年人健康劣势的形成过程。具体见图1的女性健康劣势累积作用机制分析框架。

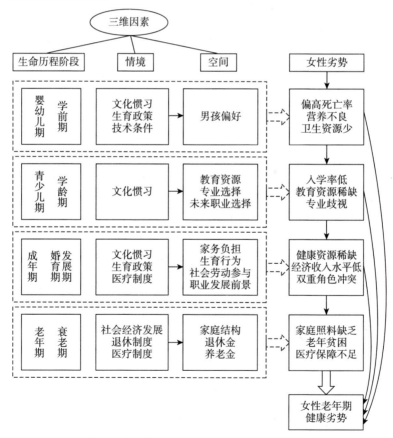

图1 女性健康劣势累积作用机制分析框架

时间维度将女性的生命时间和社会时间（生命历程）按照年龄层级的时序，划分为婴幼儿期（学前期）、青少儿期（学龄期）、成年期（婚育期、发展期）和老年期（衰老期）四个阶段。空间包括私人领域（家庭界限之内的家庭决策、活动与行为）与公共领域（家庭以外的社会生活领域）。情境包括宏观层面和家庭层面的文化、制度、政策等个体生活的背景因素。时间、空间、情境三个维度在女性生命轨迹中交织互动。公共领域与私人领域的各种情境因素横截生命历程。情境横截整个生命历程，其所代表的背景因素渗透到个体生活的私人领域和公共领域，共同作用于每一个生命历程阶段，构建并维系着女性多方面的不平等。

四　女性生命历程中各阶段的健康累积劣势分析

本文将从女性生命历程各阶段分析女性老年人的健康劣势形成机制。

（一）婴幼儿期

婴幼儿期包括婴儿期和幼儿期两个时期。在个体主观能动性为零的婴幼儿期，婴幼儿的生命权、生存权以及生活质量在很大程度上受制于所处社会情境中的文化惯习、公共政策及技术条件。传统的生育文化以及受其影响的相关公共政策使女性胎儿的生命权、女婴的生存权与男性存在差异。

在个体的生命历程中，婴幼儿期具有特别重要的意义，它对于个体的老年生活具有形成性的，甚至决定性的影响。[36]出生前的歧视使女性胎儿的生命被剥夺，出生后的歧视使女婴在家庭资源的分配方面被区别对待。

在中国，性别本身就被当成一种特殊资源。传统的男权文化、传男不传女的继承观念以及养儿防老的传统模式都将女性放在严重区别于男性的较低位置，人们更加看重男孩在家庭延续和发展中的价值，这种根深蒂固的思想意识正是男孩偏好赖以生存的"营养基"。[37]而这种文化层面的男孩偏好得到了生育政策的强化。计划生育政策使家庭生育数量缩减，驱使了具有男孩偏好的人采取胎儿性别鉴定以及人工流产技术，通过选择性生育实现生男孩的愿望。一些女性胎儿尚未出生其生命权就被剥夺，一些女婴出生后因遭性别歧视而被溺杀，这严重践踏了女婴的生存权。[38] "六普"数据显示，我国不同性别婴儿死亡率之间有明显差异，男婴为 3.720‰，女婴为 3.906‰[39]。即使女性胎儿顺利来到这个世界上，但是在营养与食物的分配以及患病治疗方面仍然受到歧视性待遇。与男童相比，女童营养不良的问题更为严重。对云南省 10 个地区的 44530 名少数民族儿童进行体检的结果表明，女童营养不良发病率是 22.12%，男童是 14.4%，女童比男童高出 7.7 个百分点。[40] 在患同样疾病时，女孩、男孩接受治疗的比例是 3∶5，能否获得卫生治疗往往不由病人的病情所决定，而取决于他们的性别、社会地位等。[41] 婴幼儿期女童区别于男童的生存机会和生活质量对其健康基础造成了严重影响，并一直延续到女性老年阶段。

（二）青少儿期

青少儿期是接受教育的重要时期。青少儿主观能动性较弱，主要的活动空间局限为私人领域，其生命轨迹的发展在很大程度上取决于父母的选择与安排。然而，是否能接受教育却不仅是私域的事情，同时也受到其所处社会情景中的文化惯习、公共政策的影响。传统的男孩偏好、公共政策共同作用，使女孩在教育机会的获取以及教育资源的多寡方面与男孩存在差异。

教育作为决定个体后期生命能量的很大决定因素，影响着个体可否获得稀缺性社会资源，在人生命历程中发挥着不可小觑的作用。女性在青少儿期获取的教育资源对于其成年期的职业选择与职场发展，以及老年期的社会经济地位与生活质量有着不可估量的影响。

美国女性主义教育学者苏珊·麦吉·贝利认为，在全球范围内女性所遭遇到的差别待遇，都可以穷本溯源到社会对男性和女性的不同期望上。[42] 在深受重男轻女传统文化影响的中国，人们对男孩的家庭期望高于女孩，家庭有限资源配置向男孩倾斜，对女孩教育机会的剥夺使女孩在教育起点上就输给了男孩。[43]即使女孩学习成绩比男孩好，仍不足以改变家庭资源在子女教育上的分配差异。相关研究表明，与男孩相比，女孩入学率低、辍学率高、完学率低。[39]在各个年龄段，女性文盲率均显著高于男性，[44]在老年人口中差异尤为明显。有数据显示，60 岁以上女性人口的文盲、半文盲率达到 65.73%，而男性 60 岁以上老年人口的文盲、半文盲率为 28.43%，低于女性老年人口 37.30 个百分点。[45]

男孩偏好传统文化与公共政策的碰撞，使传统性别观念造成的教育差异有了很大改善，但是在教育机会、过程与结果方面，仍然存在明显的性别差异和习以为常的性别歧视。虽然男女两性在文盲率、入学率、辍学率和平均受教育年限等指标上的差距在不断缩小，[43]但女性接受教育的层次仍较男性低，并且在高等教育过程中的学科和专业的选择上仍然遭受着性别歧视。学科和专业选择中的性别隔离使高等教育形成了普遍认同的"男性学科"和"女性学科"，而由女性主导的学科专业在劳动力市场中普遍处于劣势地位，这种专业的被选择恰恰是女性在就业中遭遇性别歧视的反映。高等教育中的性别差异是对社会结构中男女地位与职业隔离的复制，并通过教育制度强化了这一结果。[46]这直接或间接地使女性无法公平地参与社会竞争，影响到女性的就业、收入以及社会家庭地位。[23]青年期女性在教育方面与男性存在的差距，积累到老年时期，会形成一个最终的不利影响，使较大比例的女性老年人生活在经济困难和缺乏社会保障的境遇中。

（三）成年期

个体在成年期退出了主要作为接受者的社会角色，逐渐开始独立承担新的社会与家庭的责任与义务。成年期分为婚育期与发展期两个阶段。婚育期通常伴随着婚姻的缔结、后代的繁衍、职业的建立等生命事件；发展期作为婚育期的延续，主要与个人职业的发展、家庭的发展相关联。在生命历程的这个阶段，个体需要同时扮演多个不同的甚至相互冲突与矛盾的社会角色，两性关系较为复杂。婚育与个人发展虽属于私人领域，但受制于公共领域，在不同文化惯习、社会政策与制度下，女性发展轨迹与男性存在一定程度的差别。

职业和收入直接决定个体在社会上的经济地位以及在家庭中的话语权。对女性而言，收入水平不仅影响其对于家庭资源的支配能力，更是保障其在老年阶段的健康医疗需求的重要条件。

1. 私域的女性劣势

在传统社会性别文化笼罩下的中国，以性别为基础的家庭与社会分工将私人领域留给了女性。虽然女性的社会参与打破了"男主外"的传统性别分工格局，但是这并不代表"女主内"的传统模式有任何改变。女性在公域中的就业为家庭做出了经济贡献，但这并不代表她可以相应减少对家务劳动的承担，而且家务劳动的贡献与价值经常被忽略，女性的家庭地位并未因此提高。同时，男性无论是否在公域取得较高的职业成就，都不会因为很少主动承担家务劳动受到谴责。工作中的女性无可避免地面临着社会角色与家庭角色的冲突，艰难地在事业和家庭之间寻找平衡点，如此的双重负担使女性长期处于身体与心理的疲惫状态，严重影响女性的生活质量。[29]

计划生育政策一方面将女性从生育和抚养子女的负担中解放出来，另一方面也给女性的身心带来了负面影响。[47]在控制生育的过程中，女性是节育措施的主要承担者，女性被赋予较男性更大的责任。一方面，女性为完成"生个男孩"的家庭任务承受了巨大的心理压力；另一方面，节育可能伴随发生的副作用和风险使女性付出了健康方面的代价。女性的健康需求高于男性，但在健康资源可及性以及健康服务利用率方面却低于男性。在传统父权制文化下，当有限的家庭资源不足以满足每个家庭成员的需要时，作为妻子的女性只能将自身的健康投资最小化，将有限的健康资源优先分配给家庭中的男性，以此来满足家庭整体利益"最大化"的需要。[48]有限家庭资源的约束以及家庭资源投放向男性倾斜使透支的女性体能并没有得到和男性一样的正常补偿。女性要么劳累过度不老而逝，要么将带着比男性更差的身体健康状况进入人生的老年阶段。

2. 公域的女性劣势

两性分工模式及其巨大的文化惯性力量，使人们往往根据性别决定劳动分工、工作待遇及行为方式，女性比男性更难获得机会和资源，常常在工作选择阶段就被边缘化定位，受到严重的性别歧视。[49] 同时，前期教育方面遭受的性别隔离一定程度上加剧了女性的低就业率与较强的就业临时性，不能获得长期稳定的收入。另外，明显的职业领域隔离和职业层次隔离使女性就业者主要聚集于低技能、低报酬、工时长、提升机会少、职业威望较低的职位与工作中，必然导致女性在家庭经济地位上的劣势和家庭资源分配上的"边缘化"趋势，加剧女性贫困化和贫困女性化。

（四）老年期

随着年龄的增长与身体机能的衰退，老年人在家庭与社会中的角色与身份会发生相应的变化，他们会经历各种资源的丧失，而这种老龄化过程对男性老年人与女性老年人的晚年生活会产生不同的作用。从生命历程角度来看，女性在其早期生命历程中所遭受的歧视与压迫，教育与职业收入资源的积累不足，在公域和私域与付出不对称的回报都会在老年阶段集中体现出来。女性老年人早期生命历程的遭遇在晚年生活中产生的累积效应，表现在经济保障、健康医疗、婚姻家庭生活方面。

女性老年人在就业的同时，还要承担养育子女和照顾老人的家庭责任，职业发展与经济收入的劣势导致了女性老年人经济独立性和社会福利的缺乏与不足。六普数据显示，仅有 21.9% 的女性老年人拥有独立经济来源，低于男性老年人 14.7 个百分点；而依赖家庭成员供养的女性老年人则高达 52.6%，高出男性老年人 24.4 个百分点。[50] 同时，目前建构在职业身份上的退休金制度，一方面将部分不在业的女性排除在外，另一方面规定退休年龄男高女低相当于从退休一开始就从基数上拉大了男女老年人退休金收入的差距。六普数据显示，拥有离退休金的女性老年人仅有 19.6%，男性老年人则高达 28.9%。[50]

城乡二元制导致始终不能摆脱农业生产劳动的绝大多数农村女性在晚年都没有退休金,这在很大程度上拉大了女性与男性晚年经济基础的差距,加剧了农村女性老年人的贫困状况。女性老年人晚年健康状况既是早期生命历程阶段累积的健康基础的结果,也受到当前享有医疗资源水平的限制。女性老年人随着年岁增加,身体机能衰退,各种疾病缠身,其健康服务需求远远大于生命历程其他阶段,卫生医疗资源是否充足成为其晚年健康的重要保障。然而,经济上的脆弱性使女性老年人没有足够的能力在必要的时候寻求医疗服务,而且她们可利用的医疗卫生资源较男性严重匮乏。具有农村、女性、老年人三重弱势的农村女性老年人在很大程度上没有机会接触公共资源,健康保障状况堪忧。在老年人最为脆弱的晚年阶段,健康需求的激增与健康保障的匮乏形成强烈对比,女性老年人健康保障状况较男性更加需要关注。

五　总结

本文在梳理总结女性老年人健康劣势的基础上,引入生命历程视角,结合宏观、中观、微观,构建了时间、空间、情境三维因素作用机制下的女性老年人健康劣势分析框架,从文化、制度、政策方面对女性老年人健康劣势的累积机制进行了系统的剖析与演化。结果表明,无论从生理还是心理健康的角度,女性老年人健康与男性相比都处于劣势;同时,女性老年人早期生命历程的累积劣势直接制约着她们老年时期的健康状况,而女性老年人早期生命历程诸多的累积劣势是社会情境下社会结构、文化、家庭、个人互动的结果。

通过对女性老年人生理健康和心理健康劣势的总结和梳理,本文发现女性老年人生活自理预期寿命占余寿比重在整个老年阶段均低于男性老年人,并且女性老年人更倾向于消极的健康自评。同时,女性老年人认知功能明显弱于男性老年人,其抑郁水平显著高于男性老年人。女性老年人的健康劣势是过去多方面劣势的累积结果,并非晚年一朝一夕所形成。经过论证发现,女性老年人早期生命历程中卫生资源的可及性、教育资源的可得性、家庭资源分配的"被边缘化"、劳动就业市场的性别歧视与隔离等多方面要素随时间推移发生作用,这一过程对其健康本身以及健康资源的保障产生影响,不断以累积的方式作用于女性老年人,最终导致其健康劣势的地位。而女性老年人早期生命历程中诸多的累积劣势是社会情境下社会结构、文化、家庭、个人互动的结果。两性健康的不平等主要是社会方面的不平等。文化、制度、政策对于女性一生的差异化作用不断累积,最终体现在女性老年人健康方面。本研究突出了女性老年人健康存在劣势的事实,从不同角度去探讨引致女性老年人较男性存在健康劣势的原因以及影响机制,整合并丰富了已有对老年人健康差异的分析,提出了应注重研究女性老年人健康劣势的累积机制。

为了切实改善当前和未来女性老年人的健康状况,健康管理必须着眼于全程性与全局性发展。健康管理政策应该体现生命历程视角,从早期生命阶段开始,将社会性别纳入健康管理政策主流,充分关注女性老年人的特殊需求。同时,健康保障政策需要和收入分配、教育、社会保障、就业等其他相关的公共政策相互衔接和配合,共同降低女性的健康风险。通过弱化公共政策、社会制度与传统文化惯习对性别观念的维系与重构作用,在生命历程全过程中逐渐缩小女性与男性的差异,以消除未来女性老年人的健康劣势。

由于老年人口是一个异质性的群体,女性老年人仅是其中的一个子群体,不同的子群体会呈现不同的健康状况以及变化的不同趋势。因此,下一步的研究可以考察其他老年人子群体健康状况的不同趋势以及影响机制,并比较它们之间的差异。也可以针对女性老年人早期某一生命历程事件对其老年健康状况的影响进行定量的数据分析,进而对本文女性老年人的健康劣势累积机制进行实证研究的验证。

参考文献

[1] 杨胜慧,郭未,陈卫. 中国老年人口的自理预期寿命变动——社会性别视角下的差异分析 [J] 南方人口,2012 (06):31~40.

［2］王德文，叶文振．中国老年人健康状况的性别差异及其影响因素［J］妇女研究论丛，2006（04）：21～26.

［3］郝虹生．中国人口死亡率的性别差异研究［J］中国人口科学．1995（02）：2～11.

［4］乔晓春．健康寿命研究的介绍与评述［J］人口与发展．2009（02）：53～66.

［5］Verbrugge L. M. Females and illness：Recent trends in sex differences in the United States［J］Journal of Health and Social Behavior，1976，17（4）：387－403.

［6］李建新，李毅．性别视角下中国老年人健康差异分析［J］人口研究，2009（02）：48～57.

［7］杜鹏，李强．1994～2004年中国老年人的生活自理预期寿命及其变化［J］人口研究，2006（05）：9～16.

［8］孟琛，汤哲，陈彪．老年人认知功能减退影响因素的纵向研究［J］中华老年医学杂志，2000（03）：211～214.

［9］Smith J. P.，Shen Y.，Strauss J.，et al. The effects of childhood health on adult health and SES in China［J］Economic development and cultural change，2012，61（1）：127－156.

［10］Costa-Font J. Housing assets and the socio-economic determinants of health and disability in old age［J］Health & place，2008，14（3）：478－491.

［11］邓冰，庹安写，张业勤等．更年期妇女生命质量状况及其影响因素研究［J］中国妇幼保健，2007（05）：663～666.

［12］杜鹏．中国老年人口健康状况分析［J］人口与经济，2013（06）：3～9.

［13］郭未，张刚，杨胜慧．中国老年人口的自理预期寿命变动——二元结构下的城乡差异分析［J］人口与发展，2013（01）：64～72.

［14］Maddox G. L.，Douglass E. B. Self-assessment of health：a longitudinal study of elderly subjects［J］Journal of Health and Social Behavior，1973，14（1）：87－93.

［15］Benyamini Y.，Leventhal E. A.，Leventhal H. Self-Assessments of Health What Do People Know that Predicts their Mortality？［J］Research on aging，1999，21（3）：477－500.

［16］谷琳，杜鹏．我国老年人健康自评的差异性分析——基于2002年和2005年全国老年跟踪调查数据［J］南方人口，2007（02）：58～64.

［17］ Jagger C. , Matthews F. Gender differences in life expectancy free of impairment at older ages ［J］ Journal of women & aging, 2002, 14 (1 - 2): 85 - 97.

［18］ 李志武, 黄悦勤, 柳玉芝. 中国 65 岁以上老年人认知功能及影响因素调查 ［J］ 第四军医大学学报, 2007 (16): 1518～1522.

［19］ 顾大男, 仇莉. 中国高龄老人认知功能特征和影响因素分析 ［J］ 南京人口管理干部学院学报, 2003 (02): 3～13.

［20］ 张玲, 徐勇, 聂宏伟. 2000～2010 年中国老年人抑郁患病率的 meta 分析 ［J］ 中国老年学杂志, 2011 (17): 3349～3352.

［21］ 聂晓璐, 王红英, 孙凤等. 2000 - 2012 年中国社区人群老年期抑郁情绪检出率——系统综述和更新的 meta 分析 ［J］ 中国心理卫生杂志, 2013 (11): 805～814.

［22］ 刘颂. 社区老年人心理健康状况及其相关因素调查 ［J］ 中共南京市委党校南京市行政学院学报, 2007 (04): 84～89.

［23］ Goldman N. Social inequalities in health ［J］ Annals of the New York Academy of Sciences, 2001, 954 (1): 118 - 139.

［24］ Dahl E. Social mobility and health: cause or effect? ［J］ BMJ: British Medical Journal, 1996, 313 (7055): 435 - 436.

［25］ 宋璐, 李树苗. 代际交换对中国农村老年人健康状况的影响: 基于性别差异的纵向研究 ［J］ 妇女研究论丛, 2006 (04): 1453～1455.

［26］ 姜向群, 杨菊华. 中国女性老年人口的现状及问题分析 ［J］ 人口学刊, 2009 (02): 48～52.

［27］ Lowry D. , Xie Y. Socioeconomic status and health differentials in China: convergence or divergence at older ages? ［M］ Population Studies Center, University of Michigan, 2009: 1 - 23.

［28］ 顾大男. 婚姻对中国高龄老人健康长寿影响的性别差异分析 ［J］ 中国人口科学, 2003 (03): 32～40.

［29］ Barker D. J. P. Maternal nutrition, fetal nutrition, and disease in later life ［J］ Nutrition, 1997, 13 (9): 807 - 813.

［30］ Elder Jr G. H. Life course dynamics: trajectories and transitions 1968 - 1980 ［M］ Ithaca, New York, Cornell University Press, 1985, 345.

［31］ 成梅. 以生命历程范式浅析老年群体中的不平等现象 ［J］ 人口研究, 2004 (03): 44～51.

［32］裴晓梅. 劣势积累与制度公平［J］妇女研究论丛，2006（02）：7～10.

［33］杨菊华. 时间，空间，情境：中国性别平等问题的三维性［J］妇女研究论丛，2010（06）：5～18.

［34］胡薇. 累积的异质性：生命历程视角下的老年人分化［J］社会，2009（02）：112～130.

［35］杨菊华，谢永飞. 累积劣势与老年人经济安全的性别差异——一个生命历程视角的分析［J］妇女研究论丛. 2013（04）：18～29.

［36］O'Rand A M. Stratification and the life course：Life course capital, life course risks, and social inequality［M］Handbook of aging and the social sciences, NewYork：Academic Press, 2006：145 – 162.

［37］刘中一，性别偏好的生成：一个生命历程理论视角的考察［J］山西师大学报（社会科学版），2005，32（06）：108～111.

［38］马焱. 从性别平等的视角看出生婴儿性别比［J］人口研究，2004（05）：75～79.

［39］黄荣清，曾宪新.“六普”报告的婴儿死亡率误差和实际水平的估计［J］人口研究，2013（02）：3～16.

［40］乔天碧. 关爱我们的未来 女童：未来社会发展的重要因素［J］今日中国（中文版），2001（07）：10～13.

［41］汪洋，Shenglan Tang，高军等. 中国农村地区女孩健康的影响因素——健康服务公平性的探讨［J］中国卫生事业管理，2001（07）：434～437.

［42］苏珊·麦吉·贝利著，周鸿燕译，教育男生和女生：对性别平等教育的启示［J］. 华南师范大学学报（社会科学版），2006（12）：34～38.

［43］董强，李小云，杨洪萍等. 农村教育领域的性别不平等与贫困［J］社会科学，2007（01）：140～146.

［44］傅家荣. 构建和谐社会——从中国教育的性别公平视角分析［J］经济社会体制比较，2007（04）：137～140.

［45］徐勤，王莉. 中国女性老年人口状况分析［J］西北人口，2005（03）：42～46

［46］李亚娟. 高等教育性别隔离与教育平等权［J］理论前沿，2009（19）：42～43.

［47］朱楚珠，李树苗. 计划生育对中国妇女的双面影响研究［J］人口与经济，1997（04）：3～9.

［48］段塔丽. 西部欠发达地区农村女性在家庭资源分配中被“边缘化”问

题探讨〔J〕陕西师范大学学报（哲学社会科学版），2008（01）：122～128.

〔49〕林虹，尹德挺，苏杨.男女平等基本国策实施情况的制度分析〔J〕妇女研究论丛，2009（01）：5～13.

〔50〕姜向群，郑研辉.中国老年人的主要生活来源及其经济保障问题分析〔J〕人口学刊，2013（02）：42～48.

老年人社会服务需求、供给及利用情况分析

——以北京市西城区为例

王　红

摘　要： 本文利用中国人民大学人口与发展研究中心、老年学研究所 2013 年 3 月对北京市西城区老年人社会服务调研数据，对当前西城区老年人社会服务的供给、需求和利用情况进行了分析。研究显示，西城区社会养老服务面临的最重要问题就是服务的需求率、供给率与使用率之间的严重不平衡：即高需求率、低供给率和低使用率之间的矛盾，一方面老年人的需求得不到满足，另一方面又造成了社会资源的闲置和浪费，无法实现物尽其用。总结起来就是"一高二低"：一高，即目前西城区社会养老服务需求量高；两低，即服务供给率低、利用率低。而造成这种局面的原因可总结为"七缺少"：缺少资金、缺少场地、缺少人员、缺少专业性、缺少个性化、缺少便利性、缺少知晓度。文章最后提出了相应的对策和建议。

关键词： 社会养老服务；老年人；服务利用

一　引言

我国从 2000 年底步入老龄化社会以来，截至 2010 年底，60 岁及以上人口约为 1.78 亿人，2012 年底达到 1.94 亿人，而据预测，2020年将增至 2.43 亿人，到 2025 年更将突破 3 亿人（中共中央国务院，2011，2013）。《中国老龄事业发展"十二五"规划》也指出，2030 ~

2050年，中国将面临人口老龄化最严峻的考验（《中国人口老龄化发展趋势预测研究报告》，2006）。如此庞大的老年人口规模，对老年人社会服务提出了巨大的要求和挑战。尤其在当今时代，与人口老龄化相伴随的还有中国社会、家庭及老年人自身所发生的深刻变化：随着社会转型、城市化进程加速，传统家庭规模趋于缩小，子女流动性加大，空巢老人不断增多，家庭养老功能弱化而国家社会保障体系尚不健全；与此同时老年人与子女分开居住的比例逐渐上升（曲嘉瑶、孙陆军，2011），对家庭成员供养的依赖程度下降（杜鹏、武超，2006），家庭照料供给越来越难以满足老年人的需求（杨菊华，2007，2010）。在上述背景下，考察现有社会条件下老年人社会服务的现状，评估社会服务的供需情况和社会养老服务利用情况，不仅有利于及时丰富和提高老年人社会服务的内容、质量，提高老年人晚年生活的质量和幸福感，也有利于及时调整相关政策，提高社会养老服务资源的利用率，避免资源的短缺或浪费，还将对未来老年人社会服务体系的逐渐成熟和完善提供积极的借鉴作用。

北京，是中国的政治、经济和文化中心，也是全国人口密度最大的城市之一。截至2012年底，其常住人口已达到1297.5万人（北京统计信息网，2013），其中户籍老年人口（60岁及以上）数量为262.9万人，占当年北京市户籍人口总数的20.3%（《2012年北京市老年人口信息和老年事业发展报告》）。西城区位于北京腹地核心，全区面积50.7平方公里，下辖15个街道、255个社区。西城区作为首都功能核心区，情况较为特殊。首先地理位置特殊且没有扩展空间，因此显得"人多地少""寸土寸金"；其次，由于西城区经济发展相对成熟、人口密度较大，因此各项与老龄化程度相关的指标均名列前茅：截至2012年底，西城区老年人口数量排名第3（31.9万人），老年人口比例排名第3（23%），高龄人口数量排名第2（7万人），高龄人口比例排名第1（21.8%）（北京市老龄工作委员会办公室，2013）。而"十二五"末，西城区老年人口增至约35万人，也就是每四个人中就有一位老年人。[1]

———————————

① 数据来源：《2012年西城区老龄工作汇报》。

人口老龄化、高龄化、空巢化，家庭小型化，老年人需求多样化、个性化等特征日益显著。那么，西城区老年人社会服务的内容主要有哪些？服务的供需是否平衡？服务的利用情况怎样？今后需要修正和调整的方面有哪些？为回答上述问题，本文利用 2013 年"西城区社会养老服务与需求调研"数据对西城区老年人社会服务的利用情况、相关需求进行了具体分析，并提出了解决问题的对策和建议。

二　文献回顾

老年人社会服务是社会服务体系的一部分，是现代社会的产物，属于社会福利服务体系范畴中的老年人福利服务，即，为老年人提供的基本养老服务（民政部政策研究中心课题组，2011），具体指政府或其他社会组织为满足老年人在基本生活、日常照顾服务、医疗保健、维护合法权益等方面的基本需要，使老年人享有幸福愉快的晚年生活而向他们提供的各种社会服务（关信平，2004）。老年社会服务是应对人口老龄化、保障和改善民生的必然要求，是适应传统养老模式转变、满足人民群众养老服务需求的必由之路（中共中央国务院，2011）。我国政府提出以居家为基础、社区为依托、机构为补充的养老服务体系，就是基于这样的认识。

老年社会服务体系是整个社会为养老服务提供的各种制度、政策、机构等所构成的系统，是面向所有老年人，以提供老年人日常生活所需要的各种服务为出发点，满足其物质和精神需求，以提高其生活质量的一种运行机制和服务制度。我国社会养老服务体系建设是一项系统工程，是由养老服务主体、服务对象、服务内容、服务规范、运作机制、保障资金等各要素组成的系统，每个要素相互协作，共同承担责任（魏文斌，李永根，高伟江，2013）。

目前业内对老年社会服务的研究大概包括三个方面，一个是概念及内容研究，一个是政策研究，一个是具体评估。老年社会服务并不是一个新命题，现有研究也多从发展社会养老服务的重要性和政策研究角度进行考量，例如，发展老年社会服务的重要意义（关秀芳，

1997；周君玉，1999；姜向群、万红霞，2005；齐美胜，2009）、老
年社会服务政策研究（杨艳东，2007）、老年社会服务与人口老龄化
（王放，2004）等，而实证研究则相对少，韩振燕曾对南京市栖霞区
空巢老人的社会服务进行过实证研究，老年人有着情感、被尊重、文
化娱乐、社会交往、法律等精神层面的服务需求（韩振燕、郑娜娜，
2011）。从老年人社会服务的供给与需求方面进行评估的研究就更少
了。因此，本文试图用实证研究的方法，从供给与需求的角度出发，
对老年人社会服务现状进行初步评估。

三　数据与方法

（一）数据来源

受西城区民政局委托，中国人民大学老年学研究所执行了本次调
查，所有参与者均为在校教师和研究生。本次调查采用 PPS 抽样方
法，在西城区随机选取 8 个街道 43 个社区，共调查老年人 2030 位，
最后获得 2000 份老年人有效基础问卷信息。同时对 43 个社区进行调
查，掌握了社区老年人服务的实际供给情况。调查者的专业性及调查
过程中的严格把关确保了数据的优质。剔除不符合条件的样本后，我
们最终对 1995 个样本进行了分析。

（二）变量的测量与分析方法

对于西城区老年人社会服务需求的考察我们以老年人问卷中的下
列问题作为考察变量：您的社区提供下列服务吗？您认为自己需要社
会服务吗？近 12 个月您是否接受过这些服务？您觉得社区卫生服务
站能否满足您日常看病就诊的需要？您希望社区卫生服务站应在哪些
方面改进服务？对于老年人社会服务的供给状况，我们以社区问卷中
的下列问题作为考察变量：社区内或周围是否有下列服务？服务的组
织者和提供者是谁？服务的利用情况怎样？并通过对供给和需求数据
的对比来考察当前西城区社会养老服务的具体状况。本文所涉及的社
会服务内容包括上门护理、上门看病、聊天解闷、老年服务热线、陪

同看病、帮助日常购物、康复治疗、法律援助、老年餐桌服务、上门做家务、上门送餐、老年人日间照料室，基本涵盖了老年社会服务的一般内容，这为本研究的开展提供了恰当的支持。在数据处理上，根据研究需要我们选择了描述性统计分析的方法。分析软件为 spss16.0。

（三）样本的基本情况

本次调查中，分性别看，男性老人 876 人，占总样本量的 43.98%，女性老年人 1116 人，占总样本量的 56.02%。分年龄组看，60～69 岁组老年人 848 人，70～79 岁组老年人 709 人，80 岁及以上组老年人 435 人，分别占调查总样本量的 42.57%、35.59% 和 21.84%。文化水平上，受访者整体受教育水平较高，文盲率为 9.27%。婚姻状况上，有配偶的老年人占 71.97%，女性丧偶率是男性的 2.2 倍。家庭结构方面，无子女家庭占 2.36%，独生子女、双子女和多子女家庭的比例各占 1/3 左右。空巢老人比例高达 49.42%，其中独居老人占 10.83% 且绝大多数为女性老人。健康方面，患有一种及以上慢性病的老年人比例高达 78.60%，其中以高血压、心脏病、糖尿病和腰/颈椎病为主。从日常生活自理情况来看，失能老人的比例为 12.38%，其中超过 50% 是中重度失能。从经济收入看，西城区老年人家庭平均月收入近 5200 元，最低 200 元，最高 17000 元，近一半家庭集中在 5000～8000 元（见表 1）。

表 1　研究样本的分布情况

变量	类别	样本数（个）	比例（%）
性别	男性	876	43.98
	女性	1116	50.02
年龄	60～69 岁	848	42.57
	70～79 岁	709	35.59
	80 岁 +	435	21.84
婚姻状况	未婚	19	0.95
	有配偶	1433	71.97
	离异	40	2.01
	丧偶	500	25.11

变量	类别	样本数（个）	比例（%）
受教育水平	不识字	185	9.27
	小学及初中	1006	50.43
	高中或中专	437	21.90
	大专及以上	367	18.40
居住安排	空巢	986	49.42
	夫妻户	770	38.60
	独居	216	10.83
健康情况	患有慢性病	1568	78.60
	无慢性病	372	18.65
	失能老人	247	12.38
需照料否	是	520	26.12
	否	1471	73.88

注：部分变量有缺失值。

四 西城区老年人社会服务的需求与供给情况分析

（一）西城区老年人社会服务的需求状况

总体来看，西城区老年人对社会服务的需求是十分巨大的，并且不同年龄、性别、居住方式和自理能力的老年人对社会服务的需求存在较大差异，如表2所示。

表2 分年龄、性别、居住、生活自理能力来看西城区
老年人对社会服务的需求情况

单位：%

类别		上门护理	上门看病	聊天解闷	服务热线	陪同看病	日常购物	康复治疗	法律援助	老年餐桌
年龄	60~69岁	39.6	41.6	32.0	45.1	28.7	24.3	32.6	46.9	56.0
	70~79岁	47.7	52.7	40.3	55.2	38.6	33.3	46.0	44.7	83.0
	80岁+	30.8	34.5	20.1	25.8	24.3	18.5	23.7	22.5	38.2

类别		上门护理	上门看病	聊天解闷	服务热线	陪同看病	日常购物	康复治疗	法律援助	老年餐桌
性别	男	23.4	25.9	18.1	25.4	18.5	14.9	21.0	23.9	34.8
	女	23.9	25.7	19.0	24.9	18.4	15.5	19.8	21.4	35.4
家庭结构	独居	28.6	28.2	24.6	28.6	22.1	19.2	19.0	21.6	39.0
	夫妻户	22.6	24.7	17.4	24.9	18.2	14.6	20.1	22.1	38.1
	隔代家庭	21.2	25.9	18.8	21.2	16.5	11.8	21.2	17.6	34.1
	二代或三代	24.3	26.8	18.5	25.0	18.1	15.3	21.2	23.5	32.3
	其他结构	15.9	17.5	14.5	22.6	14.5	12.9	14.5	21.0	22.6
自理能力	能够自理	21.5	23.4	17.8	24.6	16.4	14.0	18.5	22.1	34.3
	轻度失能	29.7	37.8	24.3	25.2	32.4	23.4	30.0	25.2	42.3
	中重度失能	46.6	47.4	24.2	31.1	32.3	24.8	36.1	24.8	38.3

首先分年龄组来看，各个年龄组的老人均有巨大的服务需求，但并未呈现出随着年龄增大服务需求就一定越大的情形。值得注意的是，70～79 岁组老年人无论在哪种服务内容（个别除外）的需求量上都明显高于其他两组，其次是 60～69 岁组，而高龄老人的服务需求则相对最低。从服务内容看，无论哪个年龄组的老年人，均对上门护理、上门看病、陪同看病、康复治疗等医疗类服务项目需求迫切。这说明健康始终是老人最为关注的问题。同时，对老年餐桌、法律援助等服务的需求也很大，特别是老年餐桌服务需求特别巨大，70～79岁年龄组达到了 83.0%。这与西城区人口高龄化程度深、经济发展迅速、老年人生活水平较高的现状相吻合。

不同性别老年人对社会服务的需求没有显著差别。除了对老年餐桌的需求略高外（达到了 25% 左右），其他服务需求均在 25% 左右或以下。

从家庭结构看，独居老人的服务需求最大，基本上独居老人的每一项服务需求都是最高的，这与独居老人的日常生活无人照顾有关。特别是独居老人对老年餐桌的需求，达到了 39.0%。而独居老人对于医疗类、精神慰藉类服务的需求也很大，这反映出独居老人面临着治病难和孤独寂寞的困境。而夫妻户、隔代家庭和二代或三代家庭的老年人对上述服务的需求则均较高且无明显差异，这说明虽然有家人陪在身边，但是老年人的需求却依然得不到保障和满足。

生活自理能力对老年人社会服务的影响巨大。随着老年人身体机能的逐渐衰退，老年人对于社会服务的需求不断加大。失能老人的各项服务需求均较高，特别是中重度失能的老年人，需要各类服务的比例都非常大，服务内容也主要集中在与健康密切相关的服务项目上，如对上门护理、上门看病需要的比例已经接近五成，反映出失能老人在医疗问题上所面临的困境。而失能老人在老年服务热线、法律援助、聊天解闷、老年餐桌等方面的服务需求也均显著高于自理老人。

由此可知，西城区老年人对社会服务的需求巨大，特别集中在就餐、医疗、康复、帮助日常购物等生活基本内容的层面。而通过分析，我们也注意到老年人的心理慰藉、法律援助服务需求也日益增大，成为不容忽视的需求。同时，老年人差异化、个性化服务需求也开始逐步显现，不同年龄组、家庭结构、自理能力的老年人其服务需求出现了较大的差异，这无疑对老年人社会服务的充足性、多样性和灵活性提出了更高的要求。

（二）西城区老年人社会服务的供给与利用情况

西城区老年人社会服务需求如此巨大，我们再来看一下西城区老年人社会服务的供给和利用情况。

在本次所调查的43个社区中，大院型社区有9个，社会型社区有28个，其他类型社区有6个，分别占20.9%、65.1%和14.0%。通过调查，得到西城区老年人社会服务的供给情况及近一年内老人们对社区服务内容的接受情况，见表3。

表3　各社区服务提供情况及老人在一年内接受服务的情况

单位：%

项目	上门护理	上门看病	聊天解闷	服务热线	陪同看病	日常购物	康复治疗	法律援助	老年餐桌
提供情况	39.5	44.2	74.4	72.1	41.9	51.2	39.5	95.3	69.8

续表

项目		上门护理	上门看病	聊天解闷	服务热线	陪同看病	日常购物	康复治疗	法律援助	老年餐桌
一年接受服务情况	没接受	96.8	96.6	95.5	95.7	98.2	98.5	98.0	96.5	93.2
	偶尔	2.2	2.7	2.8	3.6	1.3	1.1	1.6	3.2	4.5
	经常	1.0	0.8	1.7	0.7	0.5	0.4	0.4	0.3	2.3
	总计	100.0	100.0	100.0	100.0	100.0	100.0	100.0	100.0	100.0

从服务供给的内容上看，总体上看，西城区老年人社会服务内容较为丰富，包含了老年人日常生活中吃饭、日常护理、治病、聊天、购物、做家务、法律援助等方面，基本上包括了老年人晚年生活所面临的问题，能够维持老年人晚年生活的基本需求。

从服务供给的数量来看，各个社区的服务差异较大。能够提供法律援助服务的社区最多，达到95.3%，而能够提供上门护理和康复治疗的社区最少，只有39.5%，这巨大的差异也显示了西城区为老年人服务的缺口大，在未来还有较大提升空间。

从服务供给的分布来看，目前西城区社会服务存在较为严重的不均衡现象，并不是每一个社区都能提供全部的服务项目。例如能够提供上门护理、上门看病、陪同看病、康复治疗等老年人非常需要的医疗类服务项目的社区比例均达不到45%，也就是说超过一半的社区还不能提供医疗类社会服务。而像聊天解闷、服务热线、上门做家务、老年餐桌等服务项目，因为专业性不强，也不需要特定的人员、场地、设备等，因此提供比例均较高，基本上能够达到七成，而法律援助服务虽然具有一定专业性，但因不需场地设备，特别是多为志愿者提供服务，因此供给率也很高。也就是说，越是专业性强、需要一定场地、设备和资金支撑的服务项目其覆盖率越低。因此西城区社会养老服务面临的主要问题就是分布不均、专业服务供给不足、总体供给有限。

再看服务的利用情况。不难看出，同庞大的服务需求相比，西城区社会养老服务的利用率极低，九成以上的老人在一年内未接受过社区提供的任何服务项目，偶尔接受服务和经常接受服务的比例最高值为4.5%，特别是经常接受社区社会服务的老人比例更低，最高比例为2.3%，其他绝大多数不足1%。

五　西城区老年人社会服务现状及原因分析

通过上面的分析，我们不难看出，西城区社会养老服务面临的最重要的问题就是服务的需求率、供给率与使用率之间严重不平衡：即高需求率、低供给率和低使用率之间存在矛盾，一方面需求得不到满足，另一方面又造成了社会资源的闲置和浪费，无法实现物尽其用。总结起来就是"一高二低"：一高，指西城区社会养老服务需求量高；二低，指服务供给率低、利用率低。而造成这种局面的原因可以概括为"七缺少"：缺少资金、缺少场地、缺少人员、缺少专业性、缺少个性化、缺少便利性、缺少知晓度。

随着进入老年阶段，老人们身体机能日益下降，本来就需要更多的照顾与服务来安度晚年。但中国社会、家庭结构所发生的深刻变化使家庭养老功能不断弱化，家庭照料供给不能满足老年人的需求（杨菊华，2007，2010）。老年人在医疗、康复、日常照料、心理慰藉等方面服务需求巨大。特别是当今时代我国老年人口众多，对这些服务的需求也就更加巨大。在国家社会保障体系尚不健全的情况下，社会服务供给与需求和利用之间是很容易出现矛盾的。社会服务供给率低主要有以下几个方面的原因。

从服务商的角度看，并没有太多服务商愿意提供针对老年人的服务，因为他们首先考虑的是效益。

> 给老人做饭，就算政府给你优惠，你也要给老人优惠回去，……商家肯定在盈利方面较差，我们也在找服务商，但是很难找。（白纸坊街道樱桃园社区居委会）
> 比如说我们社区有一个给低保老人免费洗澡和理发的服务，这个卡也下来了，但是到最后只能理发不能洗澡，这个中间有什么问题我们都不知道，但是我可以想象，洗澡的开销肯定比较

大，风险也比较高。牵扯的环节太多，钱的问题、安全问题。（白纸坊街道樱桃园社区居委会）

从社区来看，（其）也面临着缺少场地、经费、人员、政策支持以及潜在纠纷等困境。在提供服务的同时意味着承担风险，这必然会影响它们服务的积极性。

> 场地紧缺是我们为老服务面临的最大的问题。以前曾经建过托老所，但被公安局占用了。（西长安街未英胡同社区居委会）
>
> 经费是我们的大问题。国家每年才给我们 8 万元公益金，而且是用于老龄工作、青少年活动等的一切开销，所以 8 万元其实远远不够。特别在购买服务这一块，因资金有限，只能是开展一部分为老服务，如果说也把日间照料室、托老服务这一块开展起来，那这点钱就更少了，光水、电这几块下来就没了，更别提还要有场地了。（新街口街道西四北六条社区居委会）
>
> 人手严重不足。老龄工作这一块只有一个主任，还什么事活都要干。（白纸坊街道平原里社区居委会）
>
> 我们也是有心无力，因为政策支持到不了你这啊。其实我们给居民开会就听到居民有各种服务需求，但是我们确实没有这个能力……。不管是设施还是人员，反正跟不上。（白纸坊街道樱桃园社区居委会）
>
> 我们目前没有送餐服务，……老人众口难调，各种各样的要求（甜了、咸了、贵了、便宜了）太难满足。此外，也存在一定的安全风险，万一出了事怪到我们头上怎么办？（德外街道）
>
> 我们没有托老所。主要原因就是没有场地、缺乏专业护理人员。（新街口西三里三区居委会）
>
> 我们社区没有托老所，有什么闪失谁也承担不起责任。（大栅栏大安澜营社区居委会）

另外，一些诸如法律援助、聊天解闷、心理慰藉与疏导等服务的提供者多为志愿者，具有流动性，一定程度上也影响了服务供给的连续性和稳定性。

西城区现有服务利用率低的原因多种多样。首先，是服务知晓度低。数据显示，绝大多数老年人都不知道或者干脆认为所在社区没有为老服务（图表略），即西城区社会为老服务的知晓度很低，特别是陪同看病、康复治疗、日常购物、聊天解闷等服务项目的知晓度均不足两成，绝大多数服务项目的知晓度低于三成，知晓度最高的老年餐桌服务，也不到四成。其次，一些为老服务项目因便利程度、购买力、政策设计、收费等原因也使其利用率打了折扣。

> （北京与地方）政策没有对接。我户口在张家口回不来，有些待遇享受不了。（王某某，男，79岁，新街口街道西里三区）
>
> 西城区老人全是用这个（服务卡）购买社会服务的，但是南区和北区还不一样。南区现在能通用，北区现在还不行，……不能通用。当时的初衷是老人可以请家政、理发、修脚、买点日常用品，比如说馒头、面条，老年餐桌。不过每个月才100元钱，要是请小时工做清洁还可以接受，你要说做什么上门康复，这些钱简直就是杯水车薪。拿来买馒头吧，还必须买5元以上的，老人说我一人在家买5元钱馒头得吃好几天，我干吗啊。这就是细节的问题。政策肯定是好的，老人的需求也大，但就是政策和老人的需求之间的差距太大了，中间环节跟不上，不落地……（白纸坊街道樱桃园社区居委会）
>
> 送餐需要老人自己支付送餐费，跟社会的其他人员是一样的，这样一来老人就又不买了。（德外街道）

利用率低，还有一些是出于心理和观念层面的原因。

> 比如心理慰藉服务，你一弄得特正规了吧，反倒没人用了，他说"那是心理有问题的才去，我又不是神经病"。实际上他们有时候说那些神神叨叨的话，就是心理有问题。老人这样的比较

多。（白纸坊街道樱桃园社区居委会）

老人在观念上还不完全接受（托老所），一些老人觉得家就在社区，有什么事可以给居委会打电话，让居委会来帮忙，我们这些服务提供得都很到位，所以就不愿意从家里走出去再去托老所。（大栅栏街道延寿街社区居委会）

就算社区有日间照料，白天把老伴送过去临时照顾一下，晚上再接回来，也够麻烦的。你看啊，你早上起来还得折腾，她起得晚，还得送过去，要是近点还行，要是远了就更麻烦了，得一个钟头。（石某某，女，75岁，大栅栏延寿街社区）

社区为老服务的条件也有待改善。

我们社区没有托老所，银鹤老年服务站有，没运行起来，主要原因一是屋子里冬天太冷，只有空调，没有暖气，老年人怕冷，不愿来。（大栅栏大安澜营社区社区居委会）

老年人的自我调节能力和对服务的认可度也影响着社区为老服务的利用率。

社区有个悄悄话室，我没用过，我没什么不高兴，有的话也自己调节好了，不较真。（孟某某，女，73岁，新街口街道西里三区）

（我需要心理慰藉的时候）社区没有关心过……原来社区服务还不错，现在不行了，换人了，忙不过来。（刘某某，女，53岁新街口西三社区）

社区有心理慰藉室，我觉得社区其实不能了解得那么全面，谁知道你心里想什么呢。人家工作也挺忙的。（徐惠玲，女，65岁，新街口西四北六条社区）

此外，还有出于安全因素的考虑。

　　我觉得不安全。外地的，万一有企图什么的（怎么办），所以一直没用过……（李某某，女，77岁，白纸坊街道樱桃园社区）

六　总结与讨论

　　老年社会服务是应对人口老龄化、保障和改善民生的必然要求，是适应传统养老模式转变、满足人民群众养老服务需求的必由之路。我国政府提出建立以居家为基础、以社区为依托、以机构为补充的养老服务体系，就是充分肯定了社区在社会养老服务中的地位和作用。西城区是北京市最早进入老龄化的城区之一，也是老年人社会服务开展较早、服务内容较为完善的地区之一，很具代表性。西城区遇到的问题和挑战，今后其他地区也会陆续遇到，因此研究西城区社会服务的经验和不足可以为今后其他地区的社会养老服务提供一定的启示和借鉴。

　　社会为老服务不是一个简单的课题，它涉及政府、社区街道、服务商、政府委托的商家、社会福利组织、志愿者、老人自身等方方面面。今后，社区在提供老年社会服务的过程中，要做到思路明晰、定位准确，并从社会服务的供给和需求关系出发，及时调整服务内容、数量与战略，维持供需之间的平衡，做到人尽其才、物尽其用。

　　第一，社会养老服务的供给量要与需求量相适应和对接。在服务供给不足时，应千方百计提高服务供给率并使服务能够真正为老人所使用，而不是一方面服务需求得不到满足，另一方面资源又存在闲置与浪费。

　　在增加社会服务供给量方面，首要工作是拓展为老服务渠道。具体包括服务场地的供给、服务人员的供给、服务数量的供给和服务种类的供给。目前西城区社会养老服务的组织者和提供者主要是社区街道和志愿者，服务商和政府购买服务所占比例有限。这决定了提供服务的内容、数量和人员都是很有限的。解决这一问题除了要靠政府资金投入、给予服务商和政府委托商家一定的补贴和优惠政策外，今后更重要的是要交给市场，引进市场竞争机制，并充分调动各方积极性，增加社会服务供给，不断满足老年人的服务需求。同时吸引更多的志愿者和福利性社会组织加入进来，不断拓展社会养老服务渠道，增加社会养老服务的项目，提高服务质量。

第二，加大为老服务的资金支持力度不可缺少，只有资金充足了，场地、人员、技术等难题才能逐步解决。除需政府加大支持外，社区也应积极鼓励社会组织和社会力量参与，大力吸引社会资本，不断加强政府、市场、社区和家庭的协调配合，逐步形成互补联动的工作机制。政府可以通过增加奖励、委托、补贴或购买服务等方式扶持企业和社会组织开展为老服务，不断拓展政府购买服务的补贴项目，加大对为老服务的支持力度。

第三，引进专业技术人才，尤其是医疗、心理疏导等方面的专业医师及具有丰富经验的心理咨询师等。数据显示，老人对精神慰藉方面的需求很大（这也与韩振燕等人对于南京市老年人社会服务的研究结论相一致），对于医疗服务的需求则更大。而目前西城区社区卫生服务站只能提供一般的急救或量血压、取药等常见服务，对于一些需要较高专业技术水平的服务项目则难以提供。

第四，拓展为老服务的种类和范围，增加个性化服务。老年人千差万别，特别是特殊老年人（如高龄老人和失能、失智老人）需要的服务内容更复杂、更细致，这些因素在政策制定中就要充分考虑到，注意满足不同老年人的个性化需求。

第五，在提供社会养老服务的过程中，要注意服务项目的可行性、便利性，在制定政策的时候要考虑到如何把政策和现实相结合，让政策具有可操作性，减少不同区域之间的壁垒，简化程序，减少中间环节，把为老服务落到实处。

第六，应加大对社会养老服务的宣传力度，提高服务知晓度，让更多需要服务的老年人知道和了解社区为老服务，并注意引导老年人的心理和行为观念，进一步提高社会养老服务的利用率。

参考文献

［1］关信平. 社会政策概论. 高等教育出版社, 2004.

［2］国务院关于加快发展养老服务业的若干意见, 2013.9.6.

［3］乔晓春, 陈卫. 中国人口老龄化: 世纪末的回顾与展望. 人口研究, 1999（6）: 28～34.

［4］陈德君. 人口老龄化与养老服务保障体系. 人口研究, 2001（6）: 35～38.

［5］关于社会服务发展演进与概念定义的探析. 民政部政策研究中心课题组, 中国民政, 2011（6）.

［6］民政部政策研究中心课题组. 关于社会服务功能作用与体系建设的探析, 中国民政, 2011（7）.

［7］董红亚. 中国政府养老服务发展历程及经验启示. 人口与发展, 2010（5）: 83～87.

［8］姜向群, 万红霞. 人口老龄化对老年社会保障及社会服务提出的挑战. 市场与人口分析, 2005（11）: 67～71.

［9］齐美胜. 人口老龄化与老年社会服务——基于转型社会背景下的探析. 经济与社会发展, 2009（3）: 77～80.

［10］王放. 中国人口老龄化与老年社会服务. 中国青年政治学院学报, 2004（3）: 134～138.

［11］周君玉. 发展社区老年服务事业的社会意义. 南方人口, 1999（3）: 34～35.

［12］韩振燕, 郑娜娜. 空巢老人心理需求与老年社会服务发展探析——基于南京市鼓楼区的调查研究. 西北人口, 2011（2）: 58～60.

［13］杨艳东. 中国老年社会服务政策的发展与完善. 郑州轻工业学院学报（社会科学版）, 2007（10）: 33～35.

［14］关秀芳. 发展社区老年服务是构建健康老年社会的重要环节. 南方人口, 1997（4）: 38～42.

［15］魏文斌, 李永根, 高伟江, 社会养老服务体系的模式构建及其实现路径. 苏州大学学报（哲学社会科学版）, 2013（02）.

城市空巢和独居老年女性社区照顾研究

吴宏洛

摘　要：女性的寿命长于男性，但女性老人一般比男性老人更贫困，患慢性病和因病致残的比例更高，也更易受到歧视和忽视，她们中空巢且独居、丧偶、高龄者面临着经济窘迫、缺乏生活照料、长期孤独、健康快速恶化、缺少精神慰藉等养老窘境。本文以福建省城市空巢独居女性老人为研究对象，采用 2015 年 9～11 月由福建省妇联和福建师范大学联合课题组在全省九地市开展"城市空巢和独居老年妇女养老问题调查"的数据，分析研究城市空巢和独居老年妇女的养老需求状况，探讨政府如何以发展型社会政策理念为指导，通过政策调整和制度完善促进福利供给与女性老人需求间的协调，旨在消除福利产品供给的性别不平等和性别歧视，帮助空巢独居女性老人从养老保障制度中受益。

关键词：空巢和独居老年女性；社区照顾；城市

在人口老龄化特别是人口高龄化进程中，女性老人在老年人口中所占比重越来越大，养老问题越来越集中呈现为女性老人的养老问题。第六次人口普查及人口统计数据显示，福建省人口老龄化已进入快速发展期，高龄化趋势日益明显。

截至 2015 年底，全省 60 周岁及以上老年人口 554 万人，占总人口的 13.41%，其中女性老年人口 302.7 万人，占 54.64%；65 周岁及以上老年人口 324 万人，占总人口的 8.44%，80 周岁及以上老年人口 86.55 万人，占总人口的 2.25%。全省有空巢老人 114.31 万人，占老年人口的 22.2%。

女性的寿命长于男性，但女性老人一般比男性老人更贫困，患慢性病和因病致残的比例更高，也更易受到歧视和忽视，她们中空巢且独居、丧偶、高龄者面临着经济窘迫、缺乏生活照料、长期孤独、健康快速恶化、缺少精神慰藉等养老窘境。本文以福建省城市空巢独居女性老人为研究对象，采用 2015 年 9 ~ 11 月由福建省妇联和福建师范大学联合课题组在全省九地市开展"城市空巢和独居老年妇女养老问题调查"的数据，分析研究城市空巢和独居老年妇女的养老需求状况，探讨政府如何以发展型社会政策的理念为指导，通过政策调整和制度完善促进福利供给与女性老人需求间的协调，旨在消除福利产品供给的性别不平等和性别歧视，帮助空巢独居女性老人从养老保障制度中受益。

问卷样本总量为 501 个，以性别为标准，有效问卷 499 份，有效回收率达 99.6%。调查抽样采用分层定额随机抽样的方法。具体抽样方法如下：以九个设区市为单位，按照经济水平特征，将每个市分为三个层次：（1）市中心经济水平较高的社区；（2）近郊地区经济水平中等的社区；（3）远郊地区经济水平较差的社区。分别从每一种类型的社区抽取等额样本发放问卷，所抽中的调查点随机抽取符合条件的老年人样本居民。抽取的老年人均为 2013 年末年满 60 周岁的地市户籍人口，年龄组为 60 ~ 64 岁、65 ~ 69 岁、70 ~ 74 岁、75 ~ 79 岁、80 岁及以上。

一 核心概念与研究方法

（一）概念界定

"空巢"是西方社会学者在研究家庭生命周期模式时提出的一个概念，较早见于 Glick（1947）的研究架构中。本文所指空巢老人是 60 岁及以上，无子女或虽有子女，但子女长大成人后离开老人自立门户，剩下老人独自居住的纯老人家庭。包括几种类型：（1）无子女的老人，他们在精神上的孤独感一般较重，他们的困难完全需要社会或单位帮助；（2）独居老人，即不仅没有子女在身边，而且没有配偶，在生活上一切都要靠自己，孤独感更强；（3）子女不在本地的老人，在生活上很难获得子女更多的照料，平时主要通过电话联系；（4）虽有子女在本地或外地居住，但子女缺少孝心或无力照顾老人。

（二）研究方法与研究假设

1. 研究方法

本文采用 SPSS13.0 软件，首先对空巢老年人的生活照料状况和照料场所进行统计分析，然后将生活照料需求和照料场所作为因变量进行多元回归分析，探讨各相关的自变量对其影响的显著性程度。由于因变量选择不同，分析方法也不同。生活照料需求是二分类变量，采用二元 Logistic 回归分析，并采用强制进入策略（Enter）将自变量全部强行纳入方程；而照料场所是多分类变量，因此采用多元 Logistic 回归分析。

2. 研究框架和研究假设

在梳理和归纳有关空巢老年人和老年人照料方面的文献的基础上，本文结合研究对象和内容，构建研究框架并提出研究假设。

本课题的三个研究假设：其一，空巢独居女性老人与非空巢女性老人在从国家和子女处获得的经济收入支持方面没有差异；其二，由于与子女分开居住，空巢独居女性老人的生活照顾支持会受到一定的影响，独居女性老人受到的影响更大；其三，由于与子女分开居住，空巢女性老人的精神慰藉支持受到一定的影响。

二 空巢独居老年女性养老需求调查

（一）城市空巢独居女性老人面临的养老难题

2010 年的六普数据显示，我国单身老人户共 1824 万户，占有老年人家庭户的 14.84%，只有一对老夫妇的户数量为 2189 万，占有老年人家庭的 17.81%。老年人单身户和只有一对老年夫妇的家庭（即老年空巢家庭①）达 4013 万户，占全部家庭户的 9.98%，占有老年人家庭的 32.64%。我国家庭户中近 1/10（9.98%）是老年空巢家庭（见图 1 左），而在有老年人的家庭中，几乎 1/3（32.64%）是老年空巢家庭（见图 1 右）。这一数量及比例反映出目前我国老年人独居及空巢化现象比较突出。老年人口是人口中相对脆弱的群体，社会学者将其看作社会弱势群体，而空巢女性老人又是老年人口中的特殊群体，会遇到更多的困难。

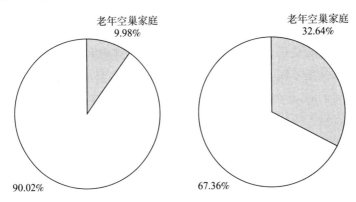

图 1　左：老年空巢家庭户占全国家庭户比重；右：老年空巢家庭户占有老年人家庭户比重

1. 经济困难

调查发现，在城市独居空巢女性老年人口、城市仅老夫妻空巢老年人口和城市非空巢女性老年人口中，独居空巢女性老年人口的收入状况是最差的，获得的正式经济收入支持和非正式经济收入支持都是最少的。在正式经济收入支持方面：独居空巢女性老人领取城市基本养老金的比重最低，月平均领取养老金状况也是最差的。空巢家庭没有任何医疗保障的女性老人达 47%，比与子女同住老人高 10 个百分

① 空巢家庭指在家庭生命周期中，随着最小的孩子长大，因求学、就业、结婚或其他原因离开家庭，原有家庭进入大部分时间只剩下父母两人单独居住或夫妇中的一人单独居住的阶段，这种家庭即空巢家庭。老年空巢家庭指由 60 岁及以上的老年夫妇双方或其中一方构成的家庭。

点，无钱看病成为城市空巢女性老年人生活中最困难的事情。在非正式经济收入支持方面：城市独居空巢女性老人从子女及孙辈处获得的经济收入支持最少；从其他亲属处获得的经济收入支持也最少。

2. 日常生活困难

随着年龄的增大、体力的衰退，高龄空巢老人日常生活的困难明显增大，如买菜、做饭、洗衣等都会有困难，有的甚至完全要靠他人料理。调查发现，独居空巢女性老人健康状况最差，不仅患慢性病率高，而且部分老人同时患有多种慢性病。虽然空巢女性老人的生活自理功能和日常生活功能丧失率低于非空巢女性老年人口，但是非空巢女性老人可以获得配偶、子女或其他亲属的帮助，仅老夫妻空巢女性老人还可以从配偶处获得帮助，而独居空巢女性老人主要从子女那里获得帮助，但是与子女分开居住势必会对老人的生活照料带来一定的影响。当子女与老人在同一个城市时，子女可以在空闲时帮助老人。当子女不与老人在同一个城市时，子女无法在生活上给予帮助。去医院看病取药是空巢老人特别是高龄空巢老人的最大困难，生病带来的不仅是经济问题，更重要的是需要陪同和护理照顾的问题。这些在平常人看来生活上普通的事情，在空巢老人特别是高龄空巢老人那里都是困难的事情。

3. 精神和情感慰藉缺乏

老年人的生活质量不仅表现在物质上，还表现在精神和情感上，老年人离开工作岗位后，闲暇的时间多了，精神和情感上的需求会显得很旺盛。空巢老人由于不能经常和子女等保持沟通而常感到孤独寂寞。子女由于工作生活等原因，精神慰藉提供得不够，空巢老人普遍处于缺乏爱和关怀的状态，很容易陷入空巢危机。面对家庭结构和环境的变化，老人容易产生焦虑不安、悲观失落、惆怅抑郁等负性情绪，这些负性情绪强烈或持久的反复体验即成为一种长期的精神刺激，对空巢老人的身心产生不同程度的影响和伤害。

4. 疾病问题

疾病问题是空巢老人面临的最棘手也是最尴尬的问题，调查发现，空巢老人的慢性病发病率比较高，其中占前几位的分别是高血压、心脏病、糖尿病、关节炎、白内障。空巢老人普遍缺乏有关慢性病的防治知识，得了病以后又无人照顾，导致病情加重。空巢老人的健康需求远远大于非空巢老人。

5. 家庭依附与社会地位低下

福建省空巢老年女性整体文化程度不高，社会参与机会少，劳动待遇差，形成了老年女性在教育、就业、收入、地位以及社会保障等方面均不如男性的现状，也正因为如此，她们对家庭的依附性较强，社会地位较低。劳动力市场上的劣势、家庭照顾角色的承担以及家务劳动不计报酬，使女性因在经济上要依赖丈夫或其他家庭成员而处于家庭依附地位。老年女性家庭地位低于老年男性，更易受到不公正对待，更可能遭遇家庭暴力。从目前社会整体角度看，女性并不真正拥有与男性同样的经济和政治权利，到老年更是如此。

本文曾做出三个假设：其一，空巢女性老年人口与非空巢女性老年人口从国家和子女处获得的经济收入支持没有差异；其二，由于与子女分开居住，空巢女性老年人口的生活照顾支持会受到一定程度的影响，独居空巢女性老年人口受到的影响更大；其三，由于与子女分开居住，空巢女性老年人口的精神慰藉支持受到一定的影响。但从调查结果看，第一个假设与结论不相符合，后两个假设与结论比较一致。

（二）空巢独居老年女性的养老需求

1. 不同年龄组空巢老人的生活照料需求分析

随着年龄的增加，男性和女性空巢老年人的生活照料需求比例不断上升，但女性空巢老年人的生活照料需求比例高于男性空巢老年人。在不同年龄组空巢老年人中，女性空巢老年人生活照料需求比例超过了总体空巢老年人的生活照料需求情况。60～69岁组空巢老年人需要生活照料的比例为 5.1%，其中男性空巢老年人生活照料需求比例为 3.8%，而女性空巢老年人达到 6.4%；70~79 岁组空巢老年人需要照料的比例为 15.2%，其中女性空巢老年人达到 15.6%，比男性空巢老年人高出 0.7 个百分点；80 岁及以上空巢老年人生活照料需求比例达到 31%，其中女性高龄空巢老年人需要生活照料的比例为 33.9%，比男性高龄空巢老年人高出 5.0 个百分点。

从婚姻状况看，在不同年龄组的空巢老年人中，未婚独居老年人生活照料需求比例最高，而有配偶空巢老年人的生活照料需求比例最低。从文化程度看，空巢老年人文化程度越高，生活照料需求比例越低，70~79 岁组及以上空巢老年人生活照料需求比例呈现上升趋势。从经济状况看，随着年龄的增加，经济状况困难的空巢老年人生活照料需求比例明显偏高。从健康状况看，随着年龄的增加，健康状况差的空巢老年人生活照料需求比例上升幅度较大。从与子女居住距离看，随着年龄的增加，无论与子女居住距离远近，各年龄组空巢老年人的生活照料需求比例都呈现上升趋势。从子女数量看，没有子女的空巢老年人生活照料需求比例较高。随着年龄的增加，无论子女数多少的空巢老年人生活照料需求比例都有所上升（见表 1）。

表 1　不同年龄组空巢老年人照料需求状况分析

单位：%

变量		60~69 岁	70~79 岁	80 岁 +
性别	男	3.8	14.9	33.9
	女	6.4	15.6	18.9
城乡	城镇	5.8	16.9	33.7
婚姻状况	未婚	14.3	24.9	40.9
	有配偶	4.7	14.1	31.8
	离婚	7.6	15.0	33.2
	丧偶	9.5	15.9	39.8
文化程度	小学及以下	5.8	14.0	30.3
	初中或技校	4.6	19.0	28.0
	高中或中专	4.3	19.7	26.4
	大学专科及以上	4.1	21.3	22.2

变量		60~69 岁	70~79 岁	80 岁 +
健康状况自评	差	12.2	30.7	40.7
	一般	2.9	7.6	28.4
	好	1.8	2.0	16.7
经济状况自评	困难	7.0	20.3	43.2
	一般	5.4	14.2	34.5
	宽裕	2.5	12.1	32.9
子女数	没有	10.0	25.9	50.0
	1 个	2.0	24.4	25.0
	2~3 个	4.4	15.9	43.9
	4 个及以上	9.0	13.9	25.6
与子女居住距离	市内	4.9	15.2	31.2
	市外	3.1	20.0	25.0

2. 独居女性老人与仅有老夫妻女性老人的生活照料需求分析

与男性相比，女性独居老年人生活照料需求比例较高，而男性仅有老夫妻老年人生活照料需求比例较高。在独居老年人中，男性独居老年人生活照料需求比例仅为 8.8%，女性独居老年人生活照料需求比例高达 20.5%。在仅有老夫妻老年人中，有 10.8% 的男性仅有老夫妻的空巢老年人需要生活照料，比女性仅有老夫妻的空巢老年人所占比例高 1.8 个百分点。

分年龄看，80 岁以下的独居老年人生活照料需求比例高于仅有老夫妻老年人；高龄独居和高龄仅有老夫妻老年人的生活照料需求比例是一致的。分婚姻状况看，离婚独居老年人生活照料需求比例最高。在独居老年人中，离婚独居老年人生活照料需求比例为 21.4%，丧偶独居老年人生活照料需求比例为 17.6%，未婚的独居老年人生活照料需求比例为 11.1%；有 10.1% 仅有老夫妻的空巢老年人需要生活照料。分文化程度来看，大学专科及以上文化程度的独居老年人生活照料需求比例最高，而初中或技校文化程度的仅有老夫妻的老年人生活照料需求比例最高。从经济状况看，经济状况困难的独居老年人生活照料需求比例最高；经济状况越好，独居和仅有老夫妻的老年人生活照料需求比例就越低。从健康状况看，健康状况差的独居老年人生活照料需求比例最高。从子女数量看，只有1个子女的独居老年人生活照料需求比例最高。从子女居住距离看，子女没有同城居住的独居老年人生活照料需求比例最高，而子女居住在同城的仅有老夫妻老年人生活照料需求比例较高（见表2）。

表 2　独居老年人与仅有老夫妻老年人照料状况分析

单位：%

变量		独居老年人	仅有老夫妻的老年人
性别	男	8.8	10.8
	女	20.5	9.0
年龄分组	60~69岁	9.1	4.5
	70~79岁	16.7	9.0
	80岁+	31.0	8.5
城乡	城镇	19.9	11.6
文化程度	小学及以下	17.1	10.4
	初中或技校	19.6	10.7
	高中或中专	13.6	8.8
	大学专科及以上	25.0	8.8
婚姻状况	未婚	11.1	—
	有配偶	—	10.1
	离婚	21.4	—
	丧偶	17.6	—
经济自评	困难	18.1	18.0
	一般	17.9	9.1
	宽裕	13.6	6.3
健康自评	差	24.5	23.4
	一般	15.7	5.3
	好	8.0	2.0

续表

变量		独居老年人	仅有老夫妻的老年人
子女数	没有	17.6	4.5
	1 个	18.5	9.0
	2~3 个	17.5	8.5
	4 个及以上	17.5	13.4
与子女居住距离	市内	16.9	10.3
	市外	18.2	7.5

3. 空巢独居女性老人的照料场所需求状况

不同性别的空巢老年人对于照料场所的需求差异较小。92.7% 男性空巢老年人选择社区作为照料场所，比女性空巢老年人高出 2.7 个百分点；女性空巢老年人选择养老机构作为照料场所的比例比男性空巢老年人高出 1.1 个百分点。

分年龄组构成看，随着年龄的增加，空巢老年人选择社区作为照料场所的比例呈现下降趋势，选择养老机构的比例呈上升趋势。从婚姻状况看，有配偶的空巢老年人选择社区作为照料场所的比例最高，未婚空巢老年人选择养老机构的比例最高。从经济状况看，经济状况越好，空巢老年人选择社区作为照料场所的比例越高，选择养老机构作为照料场所的比例越低。从健康状况看，身体状况越好，空巢老年人选择社区作为照料场所的比例就越高，反之，选择养老机构作为照料场所的比例有一定幅度的上升。从家庭户结构看，仅有老夫妻老年人选择社区作为照料场所的比例最高，而选择在养老机构作为照料场所的独居老年人所占比例相对较高。从与子女居住距离看，空巢老年人选择不同场所作为照料场所的差异较小。与子女同城居住的空巢老年人选择社区和养老机构作为照料场所的比例分别为 92% 和 1.9%；子女不同城居住的空巢老年人所占比例分别为 90.2% 和 3.9%（见表 3）。

表3 空巢独居老年人对照料场所需求状况

单位：%

照料场所		家中（社区）	养老机构	其他	无法回答	合计
性别	男	92.7	1.9	0.2	5.2	100.0
	女	90.0	3.0	0.1	6.9	100.0
年龄分组	60~69岁	94.0	1.7	0.2	4.1	100.0
	70~79岁	89.6	2.6	0.3	7.5	100.0
城乡	城镇	91.6	2.3	0.3	5.8	100.0
婚姻状况	未婚	77.8	11.1		11.1	100.0
	有配偶	92.4	1.9	0.2	5.5	100.0
	离婚	80.0	6.7		13.3	100.0
	丧偶	87.4	4.9		7.7	100.0
经济自评	困难	83.5	3.5		13.0	100.0
	一般	92.6	2.2	0.3	4.9	100.0
	宽裕	96.2	1.9		1.9	100.0
健康自评	差	89.0	3.8	0.2	7.0	100.0
	一般	91.6	1.8	0.3	6.3	100.0
	好	94.9	1.7		3.4	100.0
家庭户结构	仅有老夫妻	92.4	1.9	0.2	5.5	100.0
	独居老年人	86.6	5.1	0.2	8.1	100.0
子女居住距离	市内	92.0	1.9	0.1	6.0	100.0
	市外	90.2	3.9		5.9	100.0

三 空巢独居女性老人社区照顾
面临的困难与问题

空巢独居女性老人社区照顾中遭遇的困难与问题，既包括老年妇女的问题，又包括提供助老服务的女性群体的问题；既包括社区居家养老的共性问题与困难，也包括性别因素导致的女性特有的问题与困难。

第一，为老服务性别意识缺乏，老年妇女养老资源匮乏。虽然中央高度重视老龄事业的发展，并出台了一系列有关老年人的法律、纲要，如新版《老年人权益保障法》，中国老龄事业发展"十二五"规划等，但都没有引入社会性别分析视角。全社会为老服务性别意识滞后，对老年妇女由性别歧视、老龄歧视和贫困歧视带来的养老困境认识不足。

第二，城市高龄独居贫困老年女性养老环境较差。我国的老年妇女由于政治、社会等因素的制约，适龄期参与社会化生产的程度较低，就业时间较短，非正规就业居多，导致老年期享受社会保障较少。又由于老年妇女丧偶率高、再婚率低、寿命长而健康状况差等特点，一些老年女性晚年不能平等地享受社会保障福利。空巢独居女性老人还面临缺乏家人照顾关怀、生病无钱医治、基本养老生活保障不足、遭受子孙权益侵害等问题。

第三，由于居家养老社会化程度不够，覆盖面不广，多数空巢独居老年妇女未能享受社会化的居家养老服务。目前福建省已确立以政府为主导、社会参与、市场运作的居家养老方略，但作为居家养老依托的街道、社区养老能力建设不足，非政府组织、非营利组织、企业和个人的参与不够，居家养老的社会化程度还很低。政府购买的居家养老服务主要面向特殊群体，如"三无"老人、"全国劳动模范"等有特殊贡献的孤寡老人及归国独居华侨。对丧偶、高龄、贫困的空巢老年人并没有特别的倾斜政策，大多数空巢独居老年妇女游离于政府购买居家养老的服务之外。

第四，志愿者队伍缺乏激励约束机制，不能为老年妇女提供持久的志愿服务保障。志愿者服务是社区居家养老服务的重要组成部分，福州金太阳老人服务中心尝试奉献与回报相结合的"志愿者"养老服务"时间储蓄银行"，在双方自愿的前提下，由健康低龄老人为高龄老人或生活自理困难老人提供服务，将服务的时间记录、存档，待服务者需要服务时，再由别人为他提供相应服务。这一形式很受老人欢迎。但目前社区志愿互助养老缺乏有效的组织动员和制度保障，低龄空巢女性老年人庞大的志愿互助人力资源照顾优势没有得到充分发挥。

第五，为老服务的质量得不到保障。居家养老服务的主要方式之一是根据老年人的需要提供上门服务。由于接受服务的老人都是高龄、独居、生活和经济有双重困难的老人，属于最弱势的社会群体，自身无法也无力对服务员上门提供的服务时间、质量进行监督。如果社区、街道及相关政府部门不能实施有效监管，不能对服务员上门提供服务的时间、质量进行有效控制，很难保证服务到位。

四　城市空巢和独居老年妇女社区照顾模式构想

社区照顾指通过非制度性的方式对老年人进行的照料和安置，以社区为基础，提供更贴近老人生活的养老服务。社区照顾的核心是在地化和独立自主的自由选择，其内涵包括长期护理照料、去机构化、减少公共依赖、非正规照顾、选择与参与、需求导向的服务，以及成本效益七个方面。它倡导老年人不脱离家庭与熟悉的社区环境接受照顾服务，尽可能地过正常的社会生活。

社区照顾包括由（在）社区照顾（care by the community）和社区内照顾（care in the community）两个部分。其中在社区照顾是重点。"在社区照顾"所采用的是非机构、非住宿、非隔离式的照顾方式，是老年人在社区接受政府、社会、家人等社区内正规与非正规资源所提供的综合性照顾，其服务对象是有一定自我生活照顾能力的老年人；"社区内照顾"指社区内机构形式的照顾，接受照顾的老年人需要依赖社区内的专业机构或专业人员维持日常生活，它的服务对象主要是生活难以自理的老年人。因此从老年人的健康状况出发，借鉴国外的成熟经验，我们建议将城市空巢老人的社区照顾体系分成两个子系统：一个是社区居家养老照顾体系，另一个是社区养老机构照顾体系。其中，社区居家养老照顾体系的内容包括老人医疗保健中心、老人家务助理服务中心、老人日间护理中心、应急支援中心等内容（见图2、表4）。

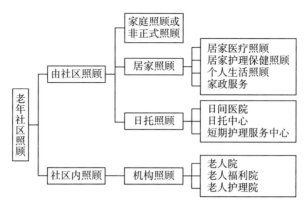

图 2　老人社区照顾图例

表 4　老人社区照顾的分类及比较

社区照顾的分类		优点	缺点
由社区照顾	家庭照顾或非正式照顾	家庭亲情的温暖；便捷、人性化的服务；自由度较大；一定程度的日常独立生活与社会交往可以减少老年人的依赖性，并延迟其入住机构的时间；成本费用比居家照顾、日托照顾和机构照顾低	有照顾者性别不平等现象；易产生社会、心理的家庭生活压力，造成家庭人缘关系的紧张，导致家庭关系的破裂；不能完全满足老年人的长期护理需求，服务质量难以保证
	居家照顾	老年人可随时得到生活方面的实际帮助；使更多的老年人得到照顾，并能预防问题恶化；可以减轻机构照顾的负担，避免机构照顾所产生的负面效应；成本费用比机构低	在体系的协调运作中，老年人的需求容易被忽视；资源的分散和专业人员的稀少可能会造成服务成本的提高
	日托照顾		
社区内照顾	机构照顾	为极度衰弱的老年人提供高密度技术性的服务；能提供长期和积极的治疗性服务；为老年人提供居住、膳食和有限度的日常生活照顾及社交活动；降低家属在照顾方面的压力	强调"制度"优先于个人；缺乏人性化管理的"病态性"环境；过度的"保护"容易使老年人产生依赖性而加速老年人生理机能退化；生活比较单一，缺乏变化；有虐待老人、疏于照顾的现象

（一） 城市空巢老人社区照顾模式的构建思路

城市社区照顾体系，主要需解决 4W 问题，即社区养老在哪里实施（where）、由谁来实施（who）、主要做什么（what）以及如何做（how）。社区照顾的主要载体是社区，指城市街道办事处管辖的区域；社区养老的参与主体是政府、非营利组织、志愿者三方，他们各自承担不同的职责与任务；社区养老的资金来源是国家的财政补助、社会力量捐助以及社区自筹；社区照顾的主要内容是由社区照顾、社区活动、社区医疗三大体系来满足空巢老年人的养老需求。

（二） 参与主体

参与的主体有三个：政府、非营利组织、志愿者（见图 3），关键在于政府的政策制定和政策引导。

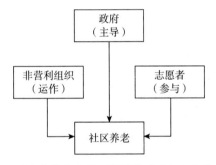

图 3　城市空巢老人社区照顾模式参与主体的关系

1. 政府角色

政府对推动社区照顾模式构建的责任毋庸置疑。问题的关键在于，政府负有什么样的责任，政府应该如何负责任。在社区照顾模式中，要以政府为主导，搭建社区养老服务平台（见图 4）。一是由政府统筹建立社区照顾评估体系，不仅对城市空巢家庭老人的日常生活照料服务需求进行评估，以保证政府的补贴资金发挥最大的效益，而且要对社区照顾的质量、效果、效率进行评估，同时要对社区照顾的发展规划是否科学合理、现行政策能否解决实际问题进行评估。二是政府要进行宏观上的引导和控制。对于社区服务机构，政府只保留所有者的权利，而将生产经营权交由服务机构，并定期或不定期地对社区服务机构进行监督检查。

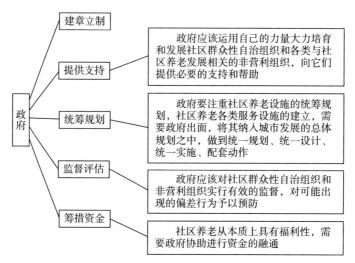

图4　政府在社区照顾体系构建中的作用

2. 非营利组织的作用

非营利组织（nonprofit organization）是指除政府部门和以营利为目的的企业（市场部门）之外的一切社会组织，包括非政府组织（NGO）、公民的志愿性社团、民间协会、利益团体等。

非营利组织参与社区照顾，应在政府的支持下通过招标引进，独立于政府行政体制，为社区老年人提供福利服务和公共服务。作为一种社会保障制度创新，非营利组织参与社区照顾的基本运作模式可以采取政府委托、非营利组织营运的"官办民营"模式，如上海市罗山会馆，由上海浦东新区社会发展局委托，上海基督教青年会经营，将一个新建小区的公建配套设施改建而成，区分社区养老服务享受对象的具体情况，实行不同的服务提供形式：或无偿提供，或低价提供，或付酬提供。它的出现和成功证明了在中国现有的条件下，完全可能通过模拟市场机制造就独立于市场也独立于政府之外的非营利组织满足社区老人的养老需求；也可以采取"民办官助"模式，对于那些在社区养老中发挥着巨大作用的草根福利型非营利组织，可以由社会投资兴办，政府给予政策上的扶持或资金上的帮助。如福州市金太阳老年服务中心，由社会投资兴办，在市政府和所在区政府的大力支持扶植下成立了多功能新型老年服务机构，内设家庭式老年公寓、老年护理院、老年日间护理中心、老年社会服务中心、老年社交活动中心、老年文化娱乐中心等部门，为社区老人提供优质的服务，连续两年成为福州市政府采购福利服务的中标机构，争取到了 50 多万元的采购资金。

3. 志愿者参与服务

社区照顾模式的构建，除了有政府的主导和非营利组织的运作外，广大志愿者也是一个重要支持系统。通过志愿者提供志愿服务，可以使社区照顾低成本高效率。具体措施如下。

一是志愿者助老行动。发动社区成员，动员辖区单位或个人与居家的空巢孤寡老人结对；发动学生成立青年志愿服务队，创新社区互助活动；开展"小手牵大手"活动，发动青少年分别与老人组成"祖孙配"，参加各种助老活动。为调动义工组织的积极性，建议采取劳动时间储蓄券制度。即提供了多少服务时间，可在年老或生病时，由社区服务组织根据服务的时间，由其他人提供相应时间的服务。

二是鼓励低龄女性空巢老人成立社区老年义工组织。女性老人可以成为社区志愿者的重要力量，要动员女性空巢老年人参加社区互助活动，组织相对"年轻"的女性健康老人为高龄老人当义工。女性有天然的倾诉意愿和亲和力，让年龄相近的人凑在一起聊天、做家务，更容易心贴心，更有话说，也更能使服务到位，可避免年轻人与老年人之间由代沟造成的心理隔阂，该模式要形成一种长效机制，保证老人享受互助服务的乐趣。

三是社区居民中由地域居住关系结成的"空巢"互助团体、由友情关系结成的"友缘"互助团体，可分担以往由血缘集团担负的扶养功能。这是社区建构新型社会关系和人际关系的一种探索，可从传统的邻里互助文化中寻找新的家庭支撑点。

（三） 资金来源

构建社区照顾模式最为关键的因素就是资金，资金是社区养老保障制度运行最重要的物质基础。目前看，面对庞大的老龄化人群，福建省在养老保障资金的筹集方面存在很大的困难，既要考虑市场经济和社会化大生产对社区养老保障的要求，也要符合省情，使社区养老资金筹集模式具有可行性。

1. 资金补贴

政府可以通过财政补贴、减免税收、福利彩票的划拨等方式为社区照顾提供资金上的补贴。政府财政专项资金可作为城市社区养老开办的费用或启动资金。财政拨款应主要由财政厅、民政厅、老龄委等省、市一级政府部门共同完成。

2. 募集资金

应积极争取社会慈善捐助，为社区养老筹集资金。捐助可以来自国内外的慈善机构，也可以直接来自企事业单位、社会团体和个人，应吸引辖区内企事业单位或个人投资兴办社区照顾服务，给予税收优惠政策和其他优惠项目，如免费培训职工，依靠社会化融资，使社区养老有充足的资金保障。

3. 优惠收费

可以建立社区服务收费的再投入机制，通过提供有偿的社区服务，收取资金，以缓解资金短缺现状。可对社区有经济保障的空巢老年人收取较低标准的费用，用以维持社区养老的运行。可实行老年人优惠购买的方式，对低收入老人给予一定的福利补贴，对有退休金的老年人实行优惠性收费，可以采取办理月票、累计积分打折等方式。

（四） 服务项目

社区照顾服务项目由社区照顾、社区活动、社区医疗三部分组

成，其中社区照顾包括居家老人照料和社区养老机构照料，社区活动
包括老年活动室、社区老年大学、文化体育娱乐活动，社区医疗包括
家庭病床、社区医疗机构服务，详见图5。

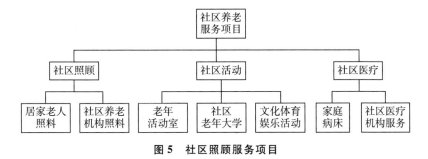

图5　社区照顾服务项目

五　城市空巢和独居女性老人社区养老的性别策略研究

（一）空巢和独居老年妇女的社会保障对策

1. 建立弹性退休制度，由女性自主确定退休年龄

应根据不同女性人群的工作性质、岗位差别以及退休意愿，在本
人自愿、健康允许的情况下，采取更人性化的弹性退休制度，让女性
在一定的年龄范围内自主确定其退休时间。具体操作思路是在现有延
迟退休的政策框架下，以现有各类女性法定退休年龄为下限，以提高
后的法定退休年龄为上限，在此区间内实行女性弹性退休制。这样
做，既可照顾到工作对身体的要求，也可以增加女性参保年限，减少
退休待遇的性别差异。

2. 设计体现性别平等的养老保险制度

养老保险制度的完善要引入性别平等观念，要能真正体现男女平
等，并能为提升全社会人力资本存量服务。现行的养老保险制度不论
从缴费基数还是从缴费年限看，都在一定程度上忽略了性别公平，影

响到女性人力资本的形成和积累。应扩大城镇养老保险的覆盖面，对未进入劳动力市场，主要进行无报酬家务劳动和家庭照料的女性，逐步建立与配偶相关联的养老保险政策，对其进行家庭内部的补偿；对从事非正规就业的女性，可运用非正规就业方面的养老保险政策，对其进行补偿。

3. 完善遗属津贴制度，适时将其引入社会保障制度体系

现行社会保障制度中有关老年遗属的补贴，只停留在社会救济和社会优抚层面，单靠它无法从根本上改变空巢独居老年女性的生活窘境，也无法保障高龄丧偶老年女性的晚年生活。因此，完善遗属津贴制度，在适当时机将现有的遗属抚恤从社会救济与优抚层面引入社会保障制度，是避免养老保险政策性别缺失的重要举措。其意义在于：保障老年女性丧偶后的基本生活需要；补偿老年女性作为妻子和母亲，因承担家务劳动和生育、抚育子女而丧失就业机会和经济收入所实现的社会价值，作为一种收入再分配手段，促进性别平等。

4. 建立和完善"三大补贴"制度，切实保障空巢独居女性"老有所养"

新修订的《中华人民共和国老年人权益保障法》规定，建立80周岁以上低收入老年人高龄津贴、经济困难老年人养老服务补贴、经济困难生活长期不能自理老年人护理补贴"三大补贴"制度。《国务院批转发展改革委等部门关于深化收入分配制度改革若干意见的通知》（国发〔2013〕6号）提出，要建立健全针对经济困难的高龄、独居、失能等老年人的补贴制度。目前全国大部分地区除了高龄津贴外，其他两项补贴尚未建立。建议加快贯彻落实中央的"三大补贴"制度，积极推动建立养老服务补贴、高龄津贴和护理补贴制度，通过顶层设计，实现老年人基本生活制度性保障。一是将"三大补贴"制度纳入综合政策范围，明确高龄津贴、养老服务补贴和护理补贴的范围、标准以及享受的资格条件；二是逐步实现"三大补贴"对经济困难老年人特别是女性老年人的基本覆盖；三是补贴标准稳步提高；四

是发放方式要科学。同时要建立老年人津贴档案管理制度，对享受津贴的老年人发放津贴证，建立老年人生活补贴发放信息管理系统。

5. 加大政府专款财政投入，优先保障为空巢老年妇女购买养老服务

在各级政府的年度预算中，要加大对养老服务的投入，对社区居家养老要有专项资金投入，并逐年加大力度。要重视老年空巢贫困妇女的需求，制定性别保护政策，优先保障为空巢老年妇女购买服务，增加享受政府购买服务的女性老年人数量，扩大购买的服务内容，提升服务水平，使更多的女性老年人享受到更广泛、更高层次的居家养老服务。

（二） 城市空巢和独居老年女性精神赡养保障机制

除了家庭、社区和作为个体的老年人自身，要充分发挥地方组织资源比如妇联等公益性民间组织、社区社团或协会等组织在女性老人的精神慰藉、集体互助中的建设性作用。要加强对高龄空巢、日常生活困难老年人和独居女性老年人的文化娱乐照顾。由于女性老年人大多喜欢与人聊天，尤其是孤寡老人和独居老人，社区要关心这些老年人的日常生活并鼓励老年人与熟悉和信任的服务人员一起聊天或外出。此外，还可以组织志愿者、社工经常去看望她们，陪她们聊天解闷。对于身体行动不便的老年人，则可以由社区派工作人员接送她们到社区活动中心参加活动。

（三） 城市空巢和独居老年女性社区照顾的社会支持体系

1. 在医疗卫生服务方面

针对女性平均预期寿命相对更长的特征，社区可以充分利用属地医院及社区医院资源，主要从事防范、保健、健康教育和常见病、多发病、慢性病的治疗以及康复等方面的信息咨询服务。还可以通过提供本社区老年女性退休前的体检资料，积极配合社区建立女性老年人口健康档案，进行日常健康监测、健康教育与健康管理。此外，社区

非营利组织可以加强以离退休医务人员为主的人力资源和社区卫生服务设施建设，定期上门为高龄空巢老年女性进行健康检查。对高血压、糖尿病、高血脂、肥胖等慢性病女性老人实施个性化服务，随时监控她们的健康状况，做好医疗防范工作。针对女性老年人不能自理人数相对多于男性的特征，可动员社区成员进行互助志愿服务，社区内非营利组织可协助社区为老年女性提供预防、医疗、康复、护理照料等便捷的一体化服务。应针对困难老人开展社区护理服务。社会护理实施还应注意经济原则，尽量开设价格合理、低投入高产出的护理项目，使社区护理和女性老年人健康获得双赢。

2. 社区在日常生活照料服务方面提供互动互助的服务平台

老年日常生活照料服务内容庞杂，涵盖疾病医护、康复指导、便民维修、协助日常购物、入户家务料理、送饭上门、陪老人念书读报，协助吃饭、穿衣、上厕所、打扫卫生、洗澡等日常生活照料，以及咨询与心理疏导、保姆与钟点工介绍等。社区可以建立志愿者服务协会等长效机制，组织动员社区中女性低龄空巢老年人给高龄老年人提供照护支持，同时在低龄女性老年人中建立互帮互助的"时间储蓄银行"机制。

3. 社区精神慰藉服务

女性老年人口文化素质不同，对精神慰藉的需求也有差异，社区服务应本着人性化及灵活的个性化服务原则展开。一是加强对空巢独居女性老人的心理护理。与社区中的高等院校、心理康复机构合作，开展老年人心理健康教育，调适和改善空巢老年人的精神状况。二是开展社区老年人维权服务。老年女性往往随着配偶的去世而出现情感沟通和权益保障问题。应加强社区老年法律求助服务网络建设，为她们及时提供法律咨询服务，如针对女性老人丧偶后的再婚、无子及亲人的抚养，以及遗嘱等相关问题的法律咨询服务。三是针对文化程度较高的老年女性，可以开展多种形式的文化活动，普及社区老年教育。四是从提高老年女性晚年生活质量的角度着眼，可由社区妇联组织建立诸如"老年互助服务""爱心社""老年女性俱乐部"等具性别特色的志愿小组。这既有利于提升女性空巢老人的自我价值感，又能实现社区内女性老人人力资源的良性互动，达到"老有所需，老有所用"的目的，让更多的空巢老年女性在姐妹团体中得到帮助、支持和精神鼓励，使晚年生活更加充实和积极。五是鼓励空巢女性老人自立、自强，树立健康的生活目标，幸福安享晚年。让社区中的空巢女性老年人感受到"真正生活在社区中，而不只是（将社区当作）聚栖的场所"。

参考文献

［1］秦秋红，王苗苗．"白发浪潮"下老年女性养老问题探究．思想战线，2012.03.

［2］张琪，任妙子．北京市妇女养老和医疗保障享有情况和影响因素分析——基于第三次妇女社会地位调查．中国劳动关系学院学报，2013.05.

［3］吴翠萍．城市女性养老的资源及策略选择．安徽师范大学学报（人文社会科学版），2012.01.

［4］何斯，王德文．福州市社区空巢老年人健康状况调查．福建医科大学学报（社会科学版），2006.03.

［5］贾美艳．高龄女性群体养老的脆弱性．天津市经理学院学报，2012.06.

［6］刘畅．老龄化社会与妇女问题现状及发展趋势．中华女子学院学报，2012.03.

［7］王莉莉．女性丧偶老年人的养老保障状况分析．南方人口，2012.02.

［8］陈欣欣，董晓媛．社会经济地位、性别与中国老年人的家庭照料．世界经济，2011.06.

［9］石燕．社会性别视野下的老年女性养老经济收入研究——以镇江为例．南方人口，2013.01.

［10］顾梦洁．我国城市女性社会养老服务体系发展研究．劳动保障世界，2013.01.

［11］佟新．我国的老龄化、性别和养老政策．华中科技大学学报，2008.02.

［12］吴可昊．我国养老保险制度应考虑性别差异．人口与经济，2014.02.

［13］姜向群，杨菊华．中国女性老年人口的现状及问题分析．人口学刊，2014.02.

某贫困地区农村老年人健康相关生命质量及其影响因素研究

孟令瑜

摘　要：目的：探讨贫困地区农村老年人健康相关生命质量及其影响因素。方法：采用欧洲五维健康量表（EQ－5D）对某贫困地区随机抽取的 1271 名农村老年人进行入户调查，应用多元线性回归方法对资料进行统计学分析。结果：过去 30 天未患病、过去一年未住院、慢性病数量少、社会支持总得分高、独居、无子女家人补贴、年龄低、在业、文化程度高、家庭人均年收入高、生活条件好的贫困地区老年人健康相关生命质量较高。讨论：贫困地区农村老年人健康相关生命质量偏低；提高社会支持水平和加强健康管理是改善贫困地区农村老年人健康相关生命质量的重要措施。

关键词：健康相关生命质量；农村老年人；贫困地区

健康相关生命质量（Health-Related Quality of Life，HRQoL）是指不同文化和价值体系中的个体对于与他们的目标、期望、标准以及所关心事情有关的生命质量的体验。[1]在当前人口老龄化形势日趋严峻的大背景下，老年人健康相关生命质量的研究得到广泛关注，占我国老年人口 57%[2]的农村老年人已成为重点研究对象。作为我国经济发展和社会变迁过程中产生的弱势群体，农村老年人中的贫困人口规模在 1400 万人以上，约为城镇老年贫困人口的 4.6 倍。[3]我国《"十三五"规划纲要》明确指出，到 2020 年我国现行标准下的农村贫困人口要实现脱贫，贫困县要全部摘帽。[4]这意味着居住在农村的 7000 多万贫困人口将要摆脱贫困，未来 5 年平均每年要使 1400 多万人脱贫，贫困地区农村老年人作为"贫困内核"，是扶贫攻坚中最难啃的硬骨头。调查显示，农村老年人经济贫困率为 54.5%，健康贫困率为 42.1%，心理贫困率为 12.9%。[5] 因此，改善贫困地区农村老年人的健康状况、提高其生命质量，是实施健康扶贫的题中之义，是实现精准脱贫的关键内容。本研究旨在探究贫困地区农村老年人健康相关生命质量的影响因素，为提高该老年人群的生命质量提供参考依据。

一 研究方法

（一）调查对象

于 2016 年 7 月入户调查某省贫困地区时年满 60 周岁、具有当地贫困旗/县农业户口的老年人，要求老年人在调查时神志清晰，自愿并能准确回答相应问题。

（二）抽样方法

本调查采用多阶段分层随机抽样的方法。依据旗/县—乡镇/苏木—村/嘎查—家户四级抽样单元在该贫困地区随机抽取 4 个旗/县、16 个乡镇/苏木、32 个村/嘎查，在入选村/嘎查所辖范围内各随机抽取 40 户老年人进行入户调查。调查家户多位老人的情况，依据在家、可沟通、在过去一年有过住院经历、患一种或几种慢性疾病、年长者的优先顺序进行选择。本研究共发放问卷 1280 份，获得有效问卷 1271 份，问卷有效率为 99.30%。

（三）调查方法

应用个人基本情况调查表、社会支持评定量表（SSRS）和欧洲五维健康量表（EQ-5D）进行入户调查。个人基本情况调查表包括社会经济人口学特征和基本健康情况两部分；社会支持评定量表[6] 由 10 个条目组成，得分之和即为社会支持总得分；EQ-5D 问卷分为 EQ-5D 健康描述系统和 EQ VAS 两部分，前者包括五维度三水平，利用基于日本人群的时间权衡法（TTO）转化模型计算 EQ - 5D 健康指数得分，[7]EQ VAS 则是一个长 20 厘米的垂直的视觉刻度尺，顶端 100 分代表"心目中最好的健康状况"，底端 0 分代表"心目中最差的健康状况"，被调查对象依据当天健康状况标出最切合的一点，即为健康自评得分（0~100 分）。[8]

（四）质量控制

在正式调查之前，课题组与当地政府进行协商沟通，保证了调查环节的保障与配合；严格挑选调查员和督导员，对调查人员进行统一严格的培训，明确了调查的目的和意义。在调查过程中设置了督导员，及时核漏、剔除问卷。

（五）统计分析

使用 Epidata 3.1 软件进行数据双录入和比对，运用 SPSS 20.0 统计软件进行逻辑检错，并进行数据统计分析。计量资料以均数（±标准差）表示，组间比较采用 t 检验或单因素方差分析；计数资料以例数（n）或构成比（%）表示，组间比较采用卡方检验；采用多重线性回归法进行多因素分析，进入变量水准为 0.05，剔除变量标准为 0.01。以 $\alpha < 0.05$ 为差异有统计学意义。

二 结果

（一）调查对象基本情况

本次研究共纳入 1271 位贫困地区农村老年人，其中男性占 43.4%，女性占 56.6%，年龄范围为 60~92 周岁，平均年龄为 72.01（±7.30）周岁，有 51.0% 的老年人是文盲，87.9% 目前无业，仅 11.5% 的老年人得到子女家庭的经济支持；有 53.9% 的老年人目前与配偶同住，36.0% 的老年人独居；88.3% 的老年人家庭已使用自来水做饭，71.4% 的老年人仍使用旱厕；68.6% 的老年人是低保/五保户，家庭人均年收入范围为 0~57800 元，中位数为 4660 元。调查对象

中过去 30 天患病率为 81.7%（1039/1271），过去一年住院率为
23.2%（295/1271），慢性病患病率为 83.6%（1063/1271）。调查对
象社会支持总得分最小值为 13 分，最大值为 52 分，均数为 31.10
（±6.94）分。

低保/五保对象与非低保/五保者在年龄、文化程度、就业情况、
子女家人补贴、居住方式、厕所类型的分布上具有统计学差异（P <
0.001），但在基本健康情况变量的分布上无统计学差异（P≥0.01）。
低保/五保对象的社会人口学特征呈现出"两高一低"的特点，即年
龄高、无业率高和文化程度低（见表1）。

表 1　某贫困地区农村老年人的基本特征情况

基本特征	低保/五保	非低保/五保	合计	t 值
性别				0.000011
男	378（43.3）	173（43.4）	551	
女	494（56.7）	226（56.6）	720	
年龄（周岁）				230.778***
60～69	230（26.4）	284（71.2）	514	
70～79	452（51.8）	92（23.1）	544	
≥80	190（21.8）	23（5.8）	213	
文化程度				35.697***
文盲	486（55.7）	162（40.6）	648	
小学	274（31.4）	147（36.8）	421	
初中	92（10.6）	63（15.8）	155	
高中及以上	20（2.3）	27（6.8）	47	
就业情况				88.029***
在业	55（6.3）	99（24.8）	154	
无业	817（93.7）	300（75.2）	1117	
子女家人补贴				26.517***
有	73（8.4）	73（18.3）	146	
无	799（91.6）	326（81.7）	1125	
居住方式				88.618***
独居	381（43.7）	77（19.3）	458	

续表

基本特征	低保/五保	非低保/五保	合计	t 值
仅与配偶同住	397 (45.5)	288 (72.2)	685	
仅与子女同住	54 (6.2)	12 (3.0)	66	
与子女和配偶同住	23 (2.6)	16 (4.0)	39	
其他	17 (1.9)	6 (1.5)	23	
做饭用水				3.798
自来水	780 (89.4)	342 (85.7)	1122	
井水	86 (9.9)	54 (13.5)	140	
窖水	6 (0.7)	3 (0.8)	9	
厕所类型				25.461***
水冲式	123 (24.4)	50 (12.5)	263	
旱厕	599 (68.7)	308 (77.2)	907	
无厕所	60 (6.9)	41 (10.3)	101	
过去30天患病				0.115
有	715 (82.0)	324 (81.2)	1039	
无	157 (18.0)	75 (18.8)	232	
过去一年住院				2.762
是	214 (24.5)	81 (23.2)	295	
否	658 (75.5)	976 (76.8)	976	
慢性病数量				0.428
0 种	146 (16.7)	62 (15.5)	208	
1 种	263 (30.2)	123 (30.8)	386	
2 种	260 (29.8)	117 (29.3)	377	
≥3 种	203 (23.3)	97 (24.3)	300	

注: ** P < 0.01; *** P < 0.001。

（二）某贫困地区农村老年人健康相关生命质量五维度健康情况

该贫困地区农村老年人 EQ-5D 健康指数得分范围为 -0.111 ~ 0.848 分，平均指数得分为 0.671 （±0.168）分；EQ VAS 健康自评得分范围为 0～100 分，平均得分为 61.16（±21.06）分。该贫困地区农村老年人在 EQ－5D 量表任一维度存在中度或严重问题的比例为 78.2%，其中在疼痛/不适维度上存在问题的比例最高，为 68.7%，在自我照顾维度上存在问题的比例最低，为 21.1%，在日常活动维度上存在严重问题的比例最高，为 7.9%（见图 1）。在五个维度中，低保/五保对象与非低保/五保者在行动能力、自我照顾、日常活动三个维度上的分布具有统计学差异（P＜0.001），且低保/五保对象在这三个维度存在问题的比例要高于非低保/五保者，在其他维度低保/五保对象与非低保/五保对象之间的评价无统计学差异，见表 2。

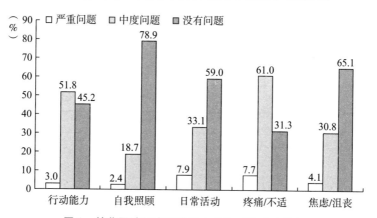

图 1　某贫困地区农村老年人 EQ－5D 分布情况

表 2　某贫困地区农村老年人 EQ－5D 五维度存在问题情况

单位：人，%

维度	低保/五保	非低保/五保	合计	值
行动能力	510（58.5）	187（46.9）	697	14.922*
自我照顾	216（24.8）	52（13.0）	268	22.667*
日常活动	391（44.8）	130（32.6）	521	17.005*
疼痛/不适	603（69.2）	270（67.7）	873	0.280
焦虑/抑郁	295（33.8）	148（37.1）	443	1.283

注：* P＜0.001。

（三）某贫困地区农村老年人健康相关生命质量影响因素分析

该贫困地区农村老年人健康相关生命质量多元线性回归结果显示，高社会支持、在业、小学文化程度、高收入水平对贫困地区农村老年人 EQ‐5D 健康指数产生正向作用；而过去 30 天患病、过去一年住院、慢性病病种数 3 个及以上、与子女或配偶同住、子女家人给予补贴、年龄在 70 周岁以上、家庭无厕所则产生负向作用（P＜0.05）。从贫困地区农村老年人 EQ 健康自评得分的影响因素来看，高社会支持、在业、高文化程度产生正向作用；而过去 30 天患病、过去一年住院、慢性病患病种类多、与子女或配偶同住、井水做饭、家庭无厕所则产生负向作用（P＜0.05）（见表3）。

表 3　贫困地区老年人健康相关生命质量影响因素的多元线性回归分析

变量	EQ‐5D index	EQ VAS
过去 30 天患病（无）		
有	−0.110***	−9.319***
过去一年住院（无）		
是	−0.041***	−4.963***
慢性病数量（0 个）		
1 个	−0.013	−4.168*
2 个	−0.022	−6.911***
3 个及以上	−0.070***	−12.301***
社会支持总得分	0.003***	0.522***
居住方式（独居）		
仅与配偶同住	−0.044***	−7.354***
仅与子女同住	−0.066**	−8.389**
仅与子女和配偶同住	−0.060*	−10.633**
与其他人同住	−0.021	−3.434
子女家人补贴（无）		
有	−0.037**	——
年龄（60～69 岁）		

变量	EQ - 5D index	EQ VAS
70 ~ 79 岁	- 0.029 **	0.903
80 岁 +	- 0.052 ***	1.871
就业情况（非在业）	0.038 **	6.424 ***
文化程度（文盲）		
小学	0.022 *	2.750 *
初中	0.012	4.353 *
高中及以上	0.012	8.061 **
家庭人均年收入（低收入）		
中低收入	- 0.016	- 1.685
中等收入	0.019	- 0.632
中高收入	0.028	- 0.318
高收入	0.030 *	- 1.394
做饭用水（自来水）		
井水	- 0.004	- 4.087 *
窖水	- 0.051	- 9.423
厕所类型（水冲式）		
旱厕	0.005	- 2.174
无厕所	- 0.039 *	- 9.127 ***
F	13.021	11.039
R^2	0.234 ***	0.206 ***

注：（1）家庭人均年收入五等份分组（元）：低收入（0 ~ 2999）、中低收入（3000 ~ 4331）、中等收入（4332 ~ 4919）、中高收入（4920 ~ 6193）、高收入（6194 ~ ）。（2）* $P < 0.05$；** $P < 0.01$；*** $P < 0.001$。

三　讨论

（一）贫困地区农村老年人健康相关生命质量偏低

本研究发现，该贫困地区农村老年人在 EQ - 5D 五个维度自报存在中度/严重问题的比例均高于我国第四次国家卫生服务调查结果[9]和陕西省居民调查结果，[10]其中最主要的健康问题是疼痛或不适，这与已有研究结果一致。[11]该贫困地区农村老年人 EQ VAS 健康自评得分（61.16 分）与前期研究相比，低于李明晖的中国农村居民调查得分（79.74 分）[12]和周伟的中西部农村地区老年人调查得分（66.91 分）；[13]而 EQ - 5D 指数得分（0.671）低于张耀光的西部农村地区居民健康指数得分（0.945）。[11]本研究结果表明该贫困地区农村老年人整体健康相关生命质量处于下游水平，与其他研究结果的差异可能源于贫困对健康的负向影响。[14]具体而言，人口和地区贫困意味着有限的支付能力和有限的医疗资源，导致老年人在饮食、居住上的需求得不到满足，参与卫生保健和享受基本公共卫生服务的机会缺失，并处于较差的卫生环境和健康行为之中，进而衍生出诸如就医问题、营养问题和情感问题，对老年人健康相关生命质量产生负向作用。

（二）提高贫困地区农村老年人社会支持水平，关注代际照料需求

社会支持是指个人与他人或群体为获取信息、安慰和保障而进行的正式或非正式的交流和联系。[15]本研究发现，高水平的社会支持对于贫困地区农村老年人健康相关生命质量具有积极的预测作用，即老年人获得的社会支持越多，健康相关生命质量越高，验证了社会支持的主效应模型，与现有研究一致。[16]但被调查贫困地区农村老年人社会支持平均总得分为 31.10 分，低于我国老年人社会支持常模总分 34.56 分，[17]反映出贫困地区农村老年人获得的社会支持较为薄弱。子女代际支持是农村老年人社会支持的主要来源，[18]何敏媚认为老年人与成年后代的联系枢纽有两种情况，一是老年人健康状况较好从而负责照顾子代，二是由于老年人健康状况较差而需要子代照顾。[19]从本研究居住方式对老年人健康相关生命质量的影响结果来看，被调查贫困地区农村老年人应大多属于后者。贫困地区农村独居老年人躯体健康与心理健康程度较高，相比之下，与子女或配偶共同居住者健康相关生命质量较低。另外，有子女家人补贴的老年人 EQ - 5D 健康指数得分偏低，表明贫困地区农村老年人在社会支持代际网中处于需求方。据《中国流动人口发展报告 2016》，我国流动人口的平均年龄约

为 29.3 岁，"80 后"新生代农民工已占劳动年龄流动人口的一半。在贫困地区高流动人口和低社会支持背景下，政府和社会应积极探索贫困地区养老服务支持体系，开设多种形式的老年人社会支持机构，提高农村老年人精神支持的水平，使贫困地区农村老年人能够"老有所乐"。

（三）加强健康管理是改善贫困地区农村老年人生命质量的重要措施

本研究多元线性回归结果提示慢性病患病情况、过去 30 天有无患病和过去一年有无住院均是贫困地区农村老年人群健康相关生命质量的重要影响因素。慢性病是导致老年人健康相关生命质量下降的主要原因，且患病种类越多，生命质量越差，与既往研究结果一致。[20~21] 被调查贫困地区农村老年人慢性病患病率为 83.6%，高于以往农村地区老年人研究结果。[21~22] 洪秋妹研究认为贫困地区人群健康水平低下既是贫困造成的后果，也是贫困发生的原因。[23] 简单概括即为"因病致贫、因病返贫、因贫致病、贫病交加"的恶性循环。因此，加强贫困地区农村老年人健康管理，提高基层医疗服务水平，对于改善健康相关生命质量、实现贫困地区老年人口脱贫具有重要意义。一方面，应提高村卫生室和乡镇卫生院医疗服务与管理水平，开展地区医疗服务对口支援，继续推进县级医院标准化建设；另一方面，应积极通过图片、歌曲等通俗形式加大慢性病防治知识宣传力度，提高农村居民慢性病防治素养，实现农村老年慢性病患者早知晓、早诊断、早治疗。与此同时，政府应该积极完善老年人养老保险、医疗保险和医疗服务体系，确保贫困地区农村老年人能够"老有所医"。

（四）不同社会经济人口特征的贫困地区农村老年人健康相关生命质量差异显著

本研究测量了年龄、文化程度、就业情况、收入水平、生活条件等一系列社会经济人口学因素，结果显示，这些特征指标与贫困地区农村老年人健康相关生命质量之间存在密切关系。年龄与贫困地区农村老年人健康指数得分呈现梯度负相关，即年龄越大，健康指数得分越低，这与过去的研究结果相一致。[9~13]基于社会经济地位特征指标，贫困地区农村老年人文化程度和家庭人均年收入与健康自评得分呈梯度趋势正相关，这印证了既往研究。[24]文化程度高、经济水平高的老年人具有更高层面的健康意识和维持健康的经济优势。贫困地区中在业的农村老年人的健康指数得分和自评健康得分均较高，可能是就业情况与文化程度、身体状况等因素交织作用对健康相关生命质量形成正向或负向影响，与既往研究一致。[25]以厕所类型和做饭用水为代表的生活条件因素对老年人健康相关生命质量有显著影响，生活条件较好的老年人其健康相关生命质量较高。值得注意的是，本研究中低保/五保对象作为弱势群体呈现出"三高一低"的特点，即年龄高、非在婚率高、无业率高和文化程度低，同时，低保/五保老年人在行动能力、自我照顾和日常活动三个维度上存在问题的比例要高于非低保/五保者。不同社会经济地位的老年人健康相关生命质量的差异，即为生命晚期健康不平等的体现。这提示我国政府要进一步制定针对农村贫困老年人口的社会保障政策，缩小贫困差距，提高公平性，减少阶层分化导致的健康相关生命质量的差异，确保贫困地区农村老年人能够"老有所养"。

参考文献

[1] World Health Organization. Measuring quality of life: The development of the world health organization quality of life instrument (WHOQOL) [R] Geneva, Switzerland: "World Health Organization", 1993.

[2] 国家统计局. 2010 年第六次全国人口普查主要数据公报 [R] 北京: 2011.

[3] 杨立雄. 中国老年贫困人口规模研究 [J] 人口学刊, 2011 (04): 37~45.

[4] 中华人民共和国国民经济和社会发展第十三个五年规划纲要 [EB/OL] (2016-03-17) [2016/10/24], http://www.china.com.cn/lianghui/news/

2016 – 03/17/content_38053101. htm.

［5］王昶，王三秀. 积极老龄化理念下老年精准扶贫的困境及应对路径［J］探索，2016（02）：136～142.

［6］肖水源.《社会支持评定量表》的理论基础与研究应用［J］临床精神医学杂志，1994（2）：98～100.

［7］武轶群，刘括，唐迅，等. 采用欧洲五维健康量表测量北京郊区老年人健康效用的实证研究［J］北京大学学报（医学版），2012，44（3）：397～402.

［8］李明晖，罗南. 欧洲五维健康量表（EQ – 5D）中文版应用介绍［J］中国药物经济学，2009（01）：49～57.

［9］雷鹏. 中国居民健康相关生命质量研究［D］复旦大学硕士学位论文，2011.

［10］Tan Z., Liang Y., Liu S., et al. Health-related quality of life as measured with EQ-5D among populations with and without specific chronic conditions：a population-based survey in Shaanxi Province, China. ［J］PLoS One, 2013, 8（7）：e65958 – e65958.

［11］张耀光，徐玲. 中国居民健康相关生命质量研究［J］医学与社会，2013，26（6）：82～84.

［12］李明晖，刘国恩，马爱霞. 中国城乡居民健康相关生存质量研究［J］中国药物经济学，2010（3）：22～34.

［13］周伟，崔颖，杨丽，等. 中西部农村地区老年人健康相关生命质量及其影响因素［J］中国老年学杂志，2012，32（19）：1012～1013.

［14］Carr D. Improving the health of the world's poorest people. ［J］*Bmj Clinical Research*，2004，316（7136）：951 – 952.

［15］Wallston B. S., Alagna S. W., DeVellis B. M., et al. Social support and physical health. ［J］*Health Psychology*，1983，10（2）：367 – 391.

［16］高月霞，徐程，刘国恩，等. 社会支持对老年人健康相关生命质量影响研究——基于南通的实证［J］人口与发展，2013，19（4）：73～81.

［17］刘萍，席淑华，马静. 我国老年人社会支持现状［J］解放军护理杂志，2009，26（4）：46～47.

［18］陶裕春，申昱. 社会支持对农村老年人身心健康的影响［J］人口与经济，2014（3）：3～14.

［19］何敏媚，吴明. 北京市某城区老年人居住模式与健康状况关系初步分

析——以 EQ-5D 为健康测量量表 [J] 中国老年学杂志, 2009 (04):
478 ~ 481.

[20] 杨永梅. 咸阳市农村老年慢性病患者健康相关生命质量及影响因素分
析 [J] 医学与社会, 2015, 28 (7): 61 ~ 63.

[21] 李新辉, 巩存涛, 郑昆亮, 等. 新疆农村维吾尔族老年人生命质量及其
影响因素调查研究 [J] 中国全科医学, 2014 (16): 1884 ~ 1888.

[22] 李向云, 景睿, 韩连堂, 等. 农村老年人生命质量影响因素的多元分析
[J] 中华疾病控制杂志, 2009, 13 (5): 544 ~ 547.

[23] 洪秋妹. 健康、贫困与代际支持的理论分析 [J] 理论观察, 2014
(11): 59 ~ 61.

[24] 李侗桐, 方任飞, 谢铮. 北京市老年人生命质量的社会决定因素 [J]
北京大学学报 (医学版), 2014 (3): 450 ~ 454.

[25] 周忠良, 周志英, 厉旦, 等. 陕西省城乡居民健康相关生命质量研究:
基于 EQ - 5D 量表效用值的测算 [J] 中国卫生经济, 2015, 34 (2):
13 ~ 16.

第三篇

心理健康问题

心理健康是指一种持续且积极发展的心理状态，在这种状态下，主体能做出良好的适应，并且充分发挥其身心潜能。随着社会与经济的发展，人们的各方压力不断增长，人口心理健康面临着各种因素的影响。研究影响心理健康的因素并提出有效的干预措施，有利于提高人不断正确认识自我、调控自我、承受挫折、适应环境的能力，对其形成健康的心理品质、提高心理健康水平有重要意义。

大学生抑郁、自杀意念及影响因素的路径分析

和 红 杨 洋

摘 要：本文旨在了解高校大学生抑郁和自杀意念的现状及影响因素，为高校大学生自杀干预体系的建立提供理论依据。采用抑郁自评量表和自杀意念量表，通过分层整群随机抽样方法，于2011年11月对北京地区6所高校的1186名在校大学生进行了问卷调查，通过影响因素的路径分析对影响大学生抑郁及自杀意念的因素进行了分析。有398名大学生存在抑郁状况，占33.56%；307名大学生有自杀意念，占25.89%。路径分析结果表明，抑郁状况、心理健康服务中心、专业以及专业满意度可直接影响自杀意念；健康状况、学习成绩、宗教信仰、家庭和睦状况、心理服务利用意愿、心理健康服务中心，以及专业满意度可通过影响抑郁状况而间接影响自杀意念。北京地区高校大学生的自杀意念比例较高，高校应加强自杀预警和干预体系建设，预防大学生自杀行为的发生。

关键词：大学生；抑郁；自杀意念

自杀是危害健康的重大公共卫生问题。据世界卫生组织估计，全球自杀率为16/10万，占全球疾病总负担的1.4%。[1]自杀是我国15~34岁人群的首位死亡原因。[2]据调查，我国大学生群体的自杀死亡率达到20/10万，并呈逐年上升趋势。[3]2008年，全国大学生自杀人数有数百人，其中国家直属高校发生自杀事件63起。[4]自杀不是突然发生的，它有一个发展的过程。抑郁、自杀意念是自杀行为发展过

程中潜在的重要危险因素，对有抑郁和自杀意念的人进行早期干预，可以有效降低人群自杀率。本研究于 2011 年 11 月对北京地区 6 所高校 1186 名大学生的抑郁及自杀意念状况进行了调查，对其影响因素进行了路径分析，旨在为高校建立和实施有效的预警及干预体系提供理论依据。

一　对象与方法

（一）对象

2011 年 11 月分层整群随机抽取北京 6 所高校大一至大四学生为调查对象，每个年级随机抽取 2 个班级，共调查大学生 1272 名，回收有效问卷 1186 份，有效回收率为 93.2%。

（二）方法

采用抑郁自评量表（Self-Rating Depression Scale，SDS）对大学生的抑郁状况进行分析。SDS 共有 20 个项目，每个项目有 4 个选项，分别赋值 1~4。SDS 评定的抑郁严重度指数等于各条目累计分除以 80（最高总分），指数范围介于 0.25~1.0，指数越高，抑郁程度越高。指数与抑郁程度关系如下：指数在 0.50 以下者为无抑郁；0.50~0.59 者为轻度抑郁；0.60~0.69 者为中度抑郁；0.70 者以上为重度抑郁。[5]

采用 Beck 自杀意念量表对大学生的自杀意念进行分析。该量表由 Beck 在 1979 年编制，用来评估个体对生命和死亡的想法以及自杀意念的严重程度，该量表具有较好的信效度，均达到统计学要求。[6~7]该量表共有 19 个条目，每个条目有 3 个选项，分值分别为 0~2 分。19 个条目的总分值最低为 0 分，最高为 38 分。得分越高，自杀意念越强烈，自杀危险性越高。参考李献云等人的自杀意念程度判断方法：若第四个条目或第五个条目得分不全为 0，则认为有自杀意念；若第四个及第五个条目得分均为 0，则无自杀意念。[8]

（三）统计分析

采用 EpiData 3.0 和 SPSS 16.0 进行数据录入与分析。统计分析方法包括二分类 Logistic 回归分析以及多元线性回归分析。$P < 0.05$ 为差异有统计学意义。

二　结果

（一）大学生的基本情况

对 1186 名大学生的社会人口学特征、学业特征、学校状况、家庭状况等进行分析，结果如表 1 所示。在有效问卷中有部分项目未答者，在进行与该项目有关的统计处理时将其作为缺失值，不影响对其余项目的分析。

表 1　高校大学生的基本情况

变量	人数	百分比（%）	变量	人数	百分比（%）
年龄（岁）			非农业	852	72.82
15~20	808	69.60	有无宗教信仰		
21~25	353	30.40	有	98	8.47
性别			无	1059	91.53
男性	411	35.28	学校类型		
女性	754	64.72	综合211院校	859	72.43
民族			其他	327	27.57
汉族	1049	89.81	学习成绩		
其他	119	10.19	理想	432	37.47
年级			不理想	721	62.53
大一	364	31.16	专业类别		
大二	406	34.76	文史类	270	23.02
大三	227	19.43	理工类	353	30.09
大四	171	14.65	经管类	470	40.07
户口类型			艺体类	80	6.82
农业	318	27.18	对专业的满意程度		

变量	人数	百分比（%）	变量	人数	百分比（%）
满意	765	66.35	生活费来源		
不满意	388	33.65	父母	1082	95.67
婚恋状况			其他	49	4.33
有	384	33.10	大学是否设有心理健康服务中心		
无	776	66.90	是	906	78.85
与男女朋友关系			否	243	21.15
融洽	340	90.67	心理服务利用意愿		
一般	26	6.93	愿意	722	63.22
不融洽	9	2.40	不愿意	420	36.78
身体状况			在校平均每月生活费（元）		
健康	966	83.78	≤500	119	10.35
不健康	187	16.22	501~1000	530	46.09
独生子女状况			1001~1500	355	30.87
独生	789	68.49	≥1501	146	12.69
非独生	363	31.51	家庭形式		
家庭和睦状况			与双亲生活	1060	92.01
和睦	1086	94.27	其他	92	7.99
不和睦	66	5.73			

（二）大学生抑郁和自杀意念状况

对大学生的抑郁和自杀意念状况进行分析。抑郁严重度指数总分的最高分是 66 分，最低分是 20 分，平均分为 36.77（±7.26）分。其中，有抑郁状况的大学生为 398 人，占到了总调查人数的33.56%。自杀意念最高分为 38 分，最低分为 0。有自杀意念者有 307人，占 25.89%，平均分为 9.61（±6.48）分。无自杀意念者有 879人，占 74.11%。

（三）大学生抑郁和自杀意念影响因素的路径分析

大量研究资料表明，有些因素可直接作用于自杀意念，而有些因素并未表现出与自杀意念的相关性。前者除了可直接作用于自杀意念外，还可能通过其他因素间接地影响自杀意念，如可通过作用于抑郁状况而间接影响自杀意念；而后者虽然未表现出与自杀意念的相关性，但可能通过其他因素间接地影响自杀意念。因此，本部分将对自杀意念的影响因素进行路径分析。

1. 大学生自杀意念的多因素分析

本部分采用二元 Logistic 回归模型对北京市高校大学生自杀意念的影响因素进行分析。以是否有自杀意念为二分类因变量（无自杀意念为 0，有自杀意念为 1），结合单因素分析结果和专业，将年级、专业类别、专业满意程度、学习成绩、独生子女状况、家庭和睦状况、身体健康状况、有无宗教信仰、学校是否设有心理健康服务中心，以及心理服务利用意愿设为自变量，拟合二元 Logistic 回归方程，结果见表 2。

由表 2 结果可知，专业类别、专业满意度、独生子女状况、家庭和睦状况、身体健康状况，以及学校是否设有心理健康中心是大学生有无自杀意念的影响因素（$P < 0.05$），而年级、学习成绩、有无宗教信仰，以及心理健康服务利用意愿间的差异无统计学意义（$P \geqslant 0.05$）。

表 2　高校大学生自杀意念影响因素的二元 Logistic 回归分析

自变量	回归系数	SE	Wald 值	P 值	OR 值（OR 值 95% CI）
年级（大一）					
大二	0.020	0.185	0.012	0.914	1.020（0.710，1.466）
大三	-0.252	0.211	1.428	0.232	0.777（0.514，1.175）
大四	-0.173	0.238	0.532	0.466	0.841（0.527，1.340）
专业类别（艺体类）					
文史类	0.733	0.353	4.266	0.039	2.082（1.038，4.174）
理工类	0.582	0.348	2.779	0.096	1.790（0.903，3.549）
经管类	0.164	0.344	0.226	0.635	1.178（0.599，2.319）
专业满意程度（不满意）					
满意	-0.428	0.154	7.191	0.007	0.652（0.477，0.891）

续表

自变量	回归系数	SE	Wald 值	P 值	OR 值（OR 值 95% CI）
学习成绩（不理想）					
理想	0.183	0.163	2.794	0.095	1.201（0.969，1.489）
独生子女状况（不是）					
是	0.339	0.159	4.518	0.034	1.403（1.027，1.918）
家庭和睦状况（不和睦）					
和睦	−0.721	0.273	6.934	0.008	0.486（0.284，0.832）
身体健康状况（不健康）					
健康	−0.390	0.186	4.339	0.037	0.677（0.469，0.977）
有无宗教信仰（无宗教信仰）					
有宗教信仰	0.229	0.250	0.833	0.362	1.257（0.769，2.053）
设立心理服务中心（否）					
是	−0.524	0.181	8.374	0.004	0.592（0.415，0.844）
心理服务利用意愿（不愿意）					
愿意	−0.124	0.151	0.671	0.413	0.884（0.657，1.188）
常数项	−0.375	0.599	0.544	0.461	0.687

2. 引入抑郁变量的自杀意念的多因素分析

研究资料表明，抑郁状况与自杀意念间存在一定的相关性。因此，我们将抑郁变量引入模型，进一步分析自杀意念的影响因素，结果见表 3。

由表 3 可见，我们将抑郁自评得分引入大学生自杀意念影响因素的二元 Logistic 回归分析中。结果发现，抑郁自评得分与自杀意念显著相关（$P < 0.05$），专业类别、专业满意程度，以及学校是否设有心理健康服务中心与大学生有无自杀意念显著相关（$P < 0.05$），而独生子女状况、家庭和睦状况以及身体健康状况间的差异不再有统计学意义（$P \geq 0.05$）。

表3 引入抑郁自评得分变量的大学生自杀意念影响因素的
二元 Logistic 回归分析

自变量	回归系数	标准化回归系数	Wald 值	P 值	OR 值
抑郁自评得分	0.070	0.280	37.501	0.000	1.072
年级（大一）					
大二	−0.003	−0.001	0.000	0.990	1.003
大三	−0.344	−0.087	2.192	0.139	0.709
大四	−0.335	−0.093	1.546	0.214	0.716
专业类别（艺体类）					
文史类	0.761	0.194	4.206	0.040	2.139
理工类	0.488	0.118	1.784	0.182	1.629
经管类	0.119	0.032	0.109	0.741	1.126
专业满意程度（不满意）					
满意	−0.385	−0.102	5.404	0.020	0.680
学习成绩（不理想）					
理想	0.163	0.044	1.820	0.177	1.177
独生子女状况（不是）					
是	0.333	0.089	3.595	0.058	1.395
家庭和睦状况（不和睦）					
和睦	−0.477	−0.125	2.501	0.114	0.620
身体健康状况（不健康）					
健康	−0.158	−0.042	0.507	0.476	0.854
有无宗教信仰（无）					
有	0.183	0.050	0.413	0.520	1.201
是否设立心理健康服务中心（未设立）					
设立	−0.401	−0.105	4.011	0.045	0.670
心理服务利用意愿（不愿意）					
愿意	−0.139	−0.036	0.679	0.410	0.870
常数	−3.692	−2.141	35.679	0.000	0.025

3. 抑郁自评状况的多因素分析

为了判断这些并未表现出显著性的因素是否可能通过抑郁状况而间接起作用，我们采用多元线性回归模型对北京市高校大学生抑郁自评状况的影响因素进行分析。以抑郁自评得分为因变量，将年级、专业类别、专业满意程度、学习成绩状况、独生子女状况、家庭和睦状况、身体健康状况、宗教信仰状况、学校是否设有心理健康服务中心，以及心理服务利用意愿设为自变量，共同进入模型，拟合多元线性回归方程，结果见表4。由表4可知，专业满意程度、学习成绩、家庭和睦状况、身体健康状况、宗教信仰情况、学校是否设有心理健康服务中心，以及心理服务利用意愿与抑郁自评得分显著相关（P < 0.05）。

表 4 抑郁自评状况的多元线性回归分析

自变量	标准化系数	t 值	P 值
年级（大一）			
大二	-0.028	-0.868	0.386
大三	0.004	0.120	0.905
大四	-0.011	-0.329	0.742
专业类别（艺体类）			
文史类	-0.040	-1.149	0.251
理工类	0.012	0.193	0.847
经管类	-0.034	-1.044	0.297
专业满意度（不满意）			
满意	-0.099	-2.867	0.004
学习成绩（不理想）			
理想	-0.181	-3.802	0.000
一般	-0.131	-2.872	0.004
独生子女状况（不是）			
是独生子女	0.013	0.409	0.682
家庭和睦状况（不和睦）			
和睦	-0.123	-3.906	0.000

续表

自变量	标准化系数	t 值	P 值
身体健康状况（不健康）			
健康	－0.181	－5.440	0.000
有无宗教信仰（无）			
有	0.071	2.260	0.024
设立心理健康服务中心（未设立）			
设立	－0.093	－2.933	0.003
心理服务利用意愿（不愿意）			
愿意	－0.081	－2.508	0.012
常数项		40.794	0.000

4. 路径分析结果

由以上结果可知，影响自杀意念的直接因素包括：抑郁自评得分、是否设立健康心理服务中心、专业类别以及专业满意度；影响自杀意念的间接因素包括：健康状况、学习成绩、宗教信仰、家庭和睦状况、心理服务利用意愿、是否设立健康心理服务中心，以及专业满意度。其中，是否设立健康心理服务中心和专业满意度两个因素，对自杀意念既有直接作用也有间接作用。利用标准化回归系数，计算各因素对自杀意念效应分解的路径系数（见表5），并绘制路径分析图（见图1）。

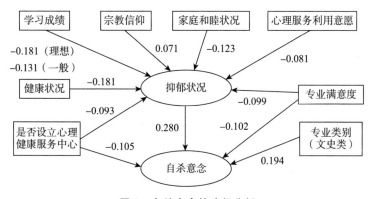

图1　自杀意念的路径分析

表5 自杀意念的影响因素效应分解

变量名称	总作用	直接作用	间接作用
抑郁自评得分	0.280	0.280	
是否设立心理健康服务中心	- 0.198	- 0.105	- 0.093
专业满意	- 0.201	- 0.102	- 0.099
文史类专业	0.194	0.194	
身体健康	- 0.181		- 0.181
学习成绩理想	- 0.181		- 0.181
学习成绩一般	- 0.131		- 0.131
有宗教信仰	0.071		0.071
家庭和睦	- 0.123		- 0.123
愿意利用心理服务	- 0.081		- 0.081

由图1可见，在高校大学生自杀意念影响因素的路径中，有十条显著的路径：一是专业类别→自杀意念；二是专业满意度→自杀意念；三是专业满意度→抑郁状况→自杀意念；四是心理服务意愿→抑郁状况→自杀意念；五是家庭和睦状况→抑郁状况→自杀意念；六是宗教信仰→抑郁状况→自杀意念；七是学习成绩→抑郁状况→自杀意念；八是健康状况→抑郁状况→自杀意念；九是是否设立心理健康服务中心→抑郁状况→自杀意念；十是设立心理健康服务中心→自杀意念。

三 讨论

19世纪末，法国社会学家涂尔干认为，自杀并不是一种简单的个人行为，而是对正在变化的社会的反应。[9]由于社会—文化的不稳定状态，破坏了对个体来说非常重要的社会支持和交往，因而削弱了人们生存的能力、信心和意志，这时往往自杀率明显增高。本文研究结果显示，有25.89%的大学生存在自杀意念，这与上海杨浦区精神卫生中心在2009年对大学生自杀意念调查的结果相一致；[10]但要高于以往的部分研究结果，这可能与调查的人群、时间地点以及季节不同有关。[11~14]虽然以上不同研究得出的自杀意念的数值有所不同，但均处于较高的水平，凸显出自杀问题的普遍性，值得重视。

导致大学生产生自杀意念的影响因素是多方面的。自杀意念影响因素路径分析结果显示，抑郁自评得分、设立健康心理服务中心、专业类别以及专业满意度可直接影响自杀意念。（1）抑郁自评得分越高，自杀意念也越高。而且在所有影响因素中，抑郁自评得分影响程度最高，是自杀的主要影响因素。进入大学后，学生可能会面临很多问题，如失落、与同学的人际关系紧张、孤独、学业压力、焦虑等均可能导致抑郁症情绪，但很多有抑郁症情绪的学生并没有进行治疗或者没有进行合适的治疗，长期发展就成为影响大学生自杀意念的一个不断增长的因素。[15]（2）设立健康心理服务中心的高校，其大学生自杀意念降低，这表明在高校中设立健康心理服务中心对大学生缓解心理压力具有一定的作用。同时我们看到，该因素对自杀意念的直接作用（0.105）大于通过抑郁状况的间接作用（0.093），说明设立心理健康服务中心是降低大学生自杀意念的重要因素。但北京市高校心理健康服务中心的服务机制仍不健全，高达21.1%的调查对象表示不清楚或认为学校未设立心理健康服务中心。（3）文史类专业的大学生和对专业满意度低的大学生，自杀意念较高。其中，专业满意度对自杀意念的直接作用（0.102）大于通过抑郁状况的间接作用（0.099），说明提高专业满意度在降低大学生自杀意念方面也是起重要作用的因素。因此，在子女高考选择专业方面，家长应尽可能提供参考意见，不能强加于学生，否则对子女的身心健康不利。健康状况、学习成绩（理想和一般）、宗教信仰、家庭和睦状况，以及心理服务利用意愿这五个因素是通过抑郁状况间接影响自杀意念的。按照路径系数绝对值从大到小排序，影响程度由高到低依次是：身体健康＝学习成绩理想＞学习成绩一般＞家庭和睦＞愿意利用心理服务＞有宗教信仰。

自杀的发生是生物、心理和社会多因素共同作用的结果，对自杀的干预也应从多环节、多途径入手。高校应建立健全完善的自杀干预体系，加强对抑郁状况的识别和对自杀意念的监测，限制致死工具的易得性，提供心理咨询服务；开展生命教育，限制媒体对自杀事件的详细报道，以防止自杀事件的传染性；加强学校与家庭的定期沟通，建立对学生进行关心和支持的社会网络，提供社会支持，预防和缓解抑郁及自杀的发生。

参考文献

[1] Suicide. org. Suicide on the Rise in South Africa [J] http://www. suicide. org/suicide-on-the-rise-in-south-africa. html 2013 – 11 – 12.

[2] 北京心理危机研究与干预中心. 全国自杀死亡率的分析 [J] http://www. crisis. org. cn/Pro/SuicideResearchStatusView. aspx? ProjectID = 15&ProjectType = 1 2009 – 2 – 4.

[3] 周德新. 大学生自杀现象的社会学解读 [J] 湖南文理学院学报（社会科学版），2006，31（5）：60～62.

[4] 邱桂平，张丽锦. 普通高校毕业生就业压力状况研究 [J] 教育理论与实践，2009，29（5）：6～8.

[5] ZUNG. 抑郁自评量表：行为医学量表手册 [M] 北京：中华医学会，2005：228～229.

[6] Beck A. T., Kovacs M., Weissman A. Assessment of suicidal intention：The Scale for Suicide Ideation [J] *Journal of Consulting and Clinical Psychology*，1979，47（2）：343 – 352.

[7] 李献云，费立鹏，童永胜，等. Beck 自杀意念量表中文版在社区成年人群中应用的信效度 [J] 中国心理卫生，2010，24（4）：250～255.

[8] 李献云，费立鹏，张亚利，等. Beck 自杀意念量表中文版在大学学生中应用的信效度 [J] 中国心理卫生杂志，2011，25（11）：862～866.

[9] 赵军. 大学生自杀的社会因素分析——以涂尔干的自杀社会因素理论为视角 [J] 北京青年政治学院学报，2011，20（1）：25～28.

[10] 郑晓娜，金日明. 大学生自杀的客观因素分析 [J] 长春工业大学学报（高教研究版），2010，31（4）：137～139.

[11] 曾琳娜，陈振业. 广州市大学生自杀倾向现状研究 [J] 中国学校卫生，2006，27（10）：863～864.

[12] 王冰蔚. 自杀意念新生心理健康状况及影响因素分析 [J] 中国公共卫生，2012，28（8）：1086～1088.

［13］李艳兰. 大学生自我和谐、心理健康与自杀意念关系［J］中国公共卫生, 2010, 26（2）: 139～140.

［14］王君, 张洪波, 王莉娜, 等. 安徽省大学生抑郁症状与人格特征和家庭环境的关系［J］中国学校卫生, 2009, 30（1）: 32～33.

［15］Steven J. Garlow, Jill Rosenberg L. C. S. W. , J. David Moore, et al. Depression, desperation, and suicidal ideation in college students: results from the American Foundation for Suicide Prevention College Screening Project at Emory University［J］*Depression and Anxiety 2008*, 25（6）: 482－488.

农民工文化适应与心理健康研究
——新生代和老一代的对比分析

程　菲　李树茁　悦中山

摘　要： 本文借鉴国际移民相关研究，比较了新生代和老一代农民工的文化适应状况，考察了文化适应的态度、行为及心理三个维度对两群体心理健康影响作用的差异。结果表明，农民工的文化适应状况存在代际差异：与老一代相比，新生代农民工呈现出"三低一高"的特点，即文化接纳程度低、社会交往水平低、文化认同感低，方言掌握程度高。文化适应对两群体心理健康的影响方式也不同：对新生代农民工更偏向于内在"隐性"的影响方式，即从主观思想和态度偏好上作用于心理健康；而对老一代农民工更偏向于外在"显性"的影响方式，即从行为方式和生活习惯上作用于心理健康。

关键词： 文化适应；新生代农民工；心理健康

一　引言

在中国二元社会结构下，农民工被排斥在城市的主流生活、社交圈和文化活动之外，遭受到当地市民的歧视与贬损，[1]极易产生各种不良情绪和心理问题。多数研究表明农民工的心理健康水平低于全国平均水平，其心理健康状况不容忽视。[2~4]文化适应（Acculturation）伴随着农民工的社会融合过程而发生、展开并贯穿始终，对其心理健康水平产生重要影响。在跨国迁移研究中，文化适应被认为是影响移民心理健康的主要因素，其研究发现与结论对国内农民工同样适用。[5]以多样性、开放性和创新性为特征的城市文化与相对保守、封闭和落后的农村文化形成鲜明对比，农民工面临着思维方式、价值观念、风俗习惯等方面的巨大差异，如果农民工不能有效地应对文化适应压力，及时进行心态调整和行为调节，有可能产生严重的心理问题。

有学者借鉴国际移民文化适应的理论成果来构建农民工社会融合的分析框架，其中包括文化融合对农民工心理健康影响的分析，[6~7]其基本理念和模型构建为本文提供了最为直接和重要的启示。但是着眼于农民工整体的研究并不能很好地揭示文化适应与心理健康之间的关系。农民工群体具有异质性特征，其内部已经开始分化，[8]其中一个重要表现就是新生代农民工已逐渐成为农民工主体。2010 年，新生代农民工为 8487 万人，占外出农民工总数的 58.4%。[9]新生代农民工在受教育程度、职业规划、留城意愿、价值取向和行为规则等方面已发生很大变化，[10~13]其文化适应状况及心理健康问题具有一定的特殊性。基于代际差异，将农民工划分为新生代和老一代来进行对比研究，一方面可以继续检验和论证文化适应理论及模型，探索农民工两群体文化适应的各自表现形式及其对心理健康的影响，具有一定的理论意义；另一方面便于为制定正确有效的心理疏导机制和公共政策，改善农民工的生活福利，推动城市的经济建设和社会发展提供依据，具有一定的政策意义。

综上所述，本文借鉴国际移民的相关研究分析以下三个问题：第一，农民工文化适应的代际差异；第二，文化适应对农民工心理健康的影响；第三，文化适应对新生代和老一代农民工心理健康影响的差异。

二 文献评述

1. 文化适应

文化适应是指两个或两个以上文化群体及其成员在交往接触后所

产生的文化变化和心理变化的双向过程。[14]在实证研究中研究者将其划分为态度文化适应（Attitudinal Acculturation/Acculturation Attitudes）、行为文化适应（Behavioral Acculturation/Acculturation Behaviors）和心理文化适应（Psychological Acculturation/Cultural Identity）三个方面。[15~17]态度文化适应涉及移民对迁入地文化的接纳程度和对原有文化的保持程度两个基本问题。[18~19]双向模型认为以上两个方面是内涵不同且相互独立的概念，即个体对迁入地文化的接纳和对原有文化的保持并不是此消彼长的关系，而是一个两维度的非线性过程。在此基础之上，态度文化适应可分为融合型（Integration）、同化型（Assimilation）、分离型（Separation）和边缘型（Marginalization）四种策略。其中，融合型最优，对移民心理健康起到积极作用，而边缘型最差，不利于移民心理健康水平的提高。[20~21]个体的行为及行为偏好一直是学者们研究文化适应的重要测量维度，[22]通常代表适应新文化的一种工具符号，积极的行为或行为偏好有利于移民在迁入地的生活情境中与人沟通交流，发挥出自身的优点和作用，促进其学习成绩或工作成就的提高。[23]语言和社会交往（包括迁入地人群和迁出地人群）也是学者们经常使用的两个指标。心理文化适应，也称为文化认同，是指处于新文化系统内的个体在参与互动过程中所产生的心理文化取向的变化，[24]包括个体对某一文化群体的肯定、认同、归属感和自豪感等方面，[24~25]常采用族群认同和迁入地认同等指标进行测量。心理文化适应是文化适应过程的一个重要方面，因为它关注移民对原有文化和迁入地文化的情感依赖，[26~28]是个体融入新文化过程的终止点。[29]

2. 文化适应与心理健康

国内现有的农民工心理健康研究比较有限。对于农民工心理健康的现状，学者们通过 SCL-90 量表发现农民工心理卫生问题主要为焦虑、抑郁等[30]，其 SCL-90 总分显著高于全国常模，心理健康总体水平低于一般人群，心理健康问题较为突出。[31~32]对于农民工心理健康影响因素的分析，学者们主要集中在个人特征、社会支持和政策制度等客观因素或环境因素，而对农民工自身的主观因素探讨较少。农民工从相对封闭的农村进入相对开放的城市，现代化的工业文明对其原有的生活习惯形成了巨大的文化冲击，使其容易产生心理不平衡感。[31]因此，适应城市的价值观念、生活方式并获得心理认同和情感归宿，对农民工心理健康具有重要的影响。[33]

文化适应对个体心理健康的预测和解释作用最早源于行为模型或生活方式模型。[34]该模型认为基于文化基础之上的知识、态度和信念会引导人们做出对某种行为方式的选择或拒绝，而这种行为选择是影响人们健康状况的重要因素。[35]当个体进入新的文化环境中，由于原先文化习惯的改变或丧失，个体可能会遭受一定程度的文化冲击，产生沮丧、焦躁的情绪甚至抑郁的心理状态。[36]另外，由于文化适应与家庭支持的减少相联系，[37]并且两种相互冲击的文化可能造成压力增加和矛盾激化，[38]因此移民的文化适应程度越高，其心理健康水平就可能越低。相反地，压力模型认为个体面临文化冲突的最初心理反应会降低其心理健康水平，但随着文化适应的开展与完成，个体的心理健康状况会有所改善。[39]再加上文化适应增强了个体的日常社会互动能力，[40]有利于提升个体在迁入地的生存发展水平，因此移民的文化适应程度越高，其心理健康水平反而可能越高。在实证研究中，对文化适应与心理健康的关系也并没有得出一致的结论，有的研究结果发现二者之间是正向关系，有的发现二者之间是负向关系，还有的发现二者之间没有关系。[16]

国内关于农民工文化适应对其心理健康影响的直接研究较少。悦中山通过调查研究发现文化融合是农民工心理健康的重要预测变量，其对农民工生活满意度的影响显著，对农民工抑郁度的影响有限。[6]李树苗、悦中山通过进一步检验文化融合的双向模型发现，社会"融入"并不必然对农民工心理健康起提升作用，而社会"融合"比"融入"更能有效地解释农民工心理健康的差异性。[7]

3. 文化适应与心理健康的代际差异

关于国际移民文化适应与心理健康的研究不仅关注移民整体，而且扩展到儿童和青少年移民。这一方面是因为这类群体的数量不断增加，规模不断扩大，构成了移民的重要组成部分；另一方面是因为他们在文化适应过程中具有容易遭受心理风险的特征，其社会适应和情感调整状况与成年移民有显著差别，因此应该将其单独作为研究对象以便更好地制定和完善预防移民心理健康问题的干预政策。[41]在态度文化适应上，成年移民家长更倾向于原有文化，而移民儿童群体更倾向于迁入地文化。[42]在心理文化适应上，第二代移民对迁入地文化的关注和认同程度比第一代移民高，但对原有文化的认同程度和第一代移民相同。[17]综合文化适应的态度、行为及心理三个维度，青年移民的文化适应类型可分为融合型（Integration）、族群型（Ethnic）、迁入地型（National）和弥散型（Diffuse）。[15]其中，融合型青年移民的个体心理健康水平最高，而弥散型青年移民的个体心理健康水平最低。

农民工群体内部的文化适应状况也存在代际差异，但学者们对新生代农民工的文化倾向并没有得出一致结论。有的学者认为老一代农民工"内卷化"的倾向明显，新生代农民工则模糊甚至褪去了"乡土文化"而逐步向城市文化靠拢；[43]有的学者认为新生代农民工更倾向于保留/保持原有的农村文化，对城市文化则表现出不适应，甚至持排斥和拒绝态度。[44]

三　数据与方法

1. 数据来源

本文的分析数据来自西安交通大学人口与发展研究所于 2009 年11 月实施的 X 市农民工调查。此次调查对象为 X 市中 15 周岁以上、持有农业户籍的流动人口。由于没有可用的抽样框，调查采用宽松的配额抽样方法，试图覆盖农民工所从事的典型行业，预定样本量为1500 个，每类农民工最低样本为 200 个。调查在社区和单位同时进行，其中 1/3 的问卷调查在单位实施（500 个预定样本），选取了服装厂、电子厂、机械制造厂、健身器材制造厂、建筑工地和娱乐中心这 6 个单位作为调查地点，共获得有效样本 489 个。其中，17% 的样本来自服务业，55% 来自制造业，28% 来自建筑业；男性农民工比例为 60%。剩下 2/3 的问卷调查在社区实施，1000 个预定样本量被平均分配到 5 个街道 15 个社区，实际共获得有效样本 1018 个。最终，调查总计获得 1507 个样本，其中 6% 为自雇就业，37% 从事制造业，32% 从事服务业，9% 从事建筑业，6% 为其他情况就业。此外，年龄在 16 ~ 35 岁的农民工占到样本总数的 80% 以上。[①]

X 市属福建省，是中国最早的经济特区之一，吸引了大批的外来人口前来务工置业。Y 区作为 X 市的商业和文化中心，是福建省流动人口比例较高的地区。2008 年，Y 区总人口数为 70.98 万，其中非户籍人口有 51.40 万，占全区总人口的 72.41%。因此，选择 X 市 Y 区作为农民工调查地较为理想。本文的研究对象是新生代和老一代农民工。学者们一般将 1980 年作为两代农民工的分界线，[13][45]本文也将出生在 1980 年以后持有农业户籍的乡—城流动人口视为新生代农民工。调查样本中新生代农民工共 889 人，占样本总数的 59.0%；老一代农民工 614 人，占样本总数的 40.9%。具体样本信息见表 1。

2. 变量设置

（1）因变量

本文因变量为心理健康，通过生活满意度来测量。生活满意度是个体对当前生活质量的感知和判断，体现了一种积极的心态和正面的情绪，是衡量心理福利的重要维度之一。[46~47]它作为文化适应后果中心理健康的衡量指标在国际移民研究中被采纳，[15]在国内农民工研究中也得到广泛使用。[5~7]本文采用生活满意度量表（SWLS量表）测量，备择答案采用 5 级李克特量表，同时进行正向赋值（从"非常不同意"= 1 到"非常同意"= 5），最终将 5 个题项加总后的均值作为生活满意度的指标，分值越高，农民工的生活满意度越高。

---

① 有关数据收集的具体工作详见参考文献［55 ~ 56］。

（2）自变量

本文自变量为文化适应。参照贝里（Berry）对青年移民文化适应的调查研究，[15]本文对农民工文化适应的三个维度设置如下：将态度文化适应用农民工对农村文化的偏好程度和对城市文化的接纳程度来表示，分别通过"家乡文化保持"量表和"现代性"量表进行测量，并以上述两项指标的均值作为分界线构建双向模型。[54]将行为文化适应用农民工的方言掌握、市民交往和老乡交往情况来表示，其中方言掌握用题项"是否会说本地话"来测量，市民交往用题项"您过去几个月由于私事经常联系的市民有几个人"来测量，老乡交往用题项"您过去几个月由于私事联系的老乡有几个人"来测量。在农民工的心理适应方面，由于数据的限制，本文无法直接测量农民工对城市或农村文化群体的认同，而用较为宽泛的城市认同和农村认同来代替。农民工对城市和农村整体的认同在一定程度上也代表他们对其文化群体的认同。城市认同量表包括归属感和情感依赖两个部分，共6个题项：（1）我感觉自己是属于城市的；（2）我觉得我是城市的成员；（3）我把自己看作城市的一部分；（4）我对城市充满感情；（5）居住在城市令我感到高兴；（6）与农村相比，我更喜欢生活在城市。每题备择答案采用5级李克特量表并进行正向赋值，最终将6个题项加总后的均值作为城市认同的指标。农村认同用题项"您觉得自己是不是农民"来测量。

（3）控制变量

控制变量包括农民工的人口、社会、经济地位特征，涉及性别、年龄、受教育程度、婚姻状况、收入和职业，还包括流动特征，涉及流动范围、流动时间、工作份数和返乡次数。另外，在社会心理学中，群体间的相互态度存在"互惠主义"，即一方会以相同的方式回报另一方的喜欢或排斥态度，[48]因此受歧视经历会对移民的心理适应后果产生消极作用。而邻里作为族群构成之一也会对移民的文化适应方式及其后果产生重要影响，主要通过邻居来自不同族群的多样性来测量。[15]所以，本文将受歧视经历和邻里关系也作为控制变量纳入模型。具体定义及操作见表1。

表 1 变量设置与样本情况

变量	赋值	全体			新生代农民工			老一代农民工		
		$\bar{x}$	s	n	$\bar{x}$	s	n	$\bar{x}$	s	n
代际	1 = 新生代 0 = 老一代	0.592	——	1503						
态度文化适应（单向指标）										
家乡文化保持	该量表题项的均值	3.498	0.629	1495	3.412	0.633	832	3.607	0.589	565
现代性	该量表题项的均值	2.407	0.314	1458	2.394	0.308	815	2.426	0.326	551
（双向模型）										
融合型	1 = 融合型 0 = 其他型	0.575	——	1507	0.535	——	889	0.630	——	614
同化型	1 = 同化型 0 = 其他型	0.229	——	1507	0.264	——	889	0.179	——	614
分离型	1 = 分离型 0 = 其他型	0.117	——	1507	0.119	——	889	0.114	——	614
边缘型	1 = 边缘型 0 = 其他型	0.039	——	1507	0.051	——	889	0.021	——	614
行为文化适应										
方言掌握	1 = 会说本地话 0 = 不会说	0.289	——	1506	0.312	——	889	0.258	——	613
市民交往	1 = 有市民朋友 0 = 无市民朋友	0.469	——	1489	0.447	——	879	0.500	——	606
老乡交往	1 = 老乡数 大于等于均值 0 = 老乡数小于均值	0.330	——	1489	0.286	——	881	0.394	——	604
心理文化适应										
城市认同	该量表题项的均值	3.687	0.583	1503	3.647	0.577	888	3.741	0.584	611
农村认同	1 = 自认为是农民 0 = 自认为不是	0.575	——	1503	0.524	——	888	0.650	——	611
人口经济特征										
性别	1 = 男性 0 = 女性	0.597	——	1507	0.548	——	889	0.666	——	614
年龄	周岁	——	——	——	23.42	3.648	836	36.43	5.832	537
小学及以下	1 = 小学及以下 0 = 其他	0.089	——	1507	0.023	——	889	0.184	——	614

变量	赋值	全体			新生代农民工			老一代农民工		
		x̄	s	n	x̄	s	n	x̄	s	n
初中	1 = 初中 0 = 其他	0.496	——	1507	0.494	——	889	0.502	——	614
高中	1 = 高中 0 = 其他	0.316	——	1507	0.367	——	889	0.239	——	614
大专及以上	1 = 大专及以上 0 = 其他	0.099	——	1507	0.116	——	889	0.075	——	614
在婚	1 = 初婚或再婚 0 = 其他	0.464	——	1505	0.243	——	888	0.798	——	613
收入	Lg（月收入 + 1）	3.164	0.575	1492	3.152	0.532	826	3.180	0.633	568
非体力劳动者	1 = 非体力劳动者 0 = 其他	0.086	——	1424	0.085	——	846	0.087	——	574
流动特征										
流动范围	1 = 跨省流动 0 = 省内流动	0.442	——	1501	0.382	——	885	0.526	——	612
流动时间	Lg（流入年数 + 1）	0.624	0.398	1503	0.437	0.456	834	0.889	0.366	571
工作份数	从事过的工作份数	1.850	1.543	1480	1.842	1.429	823	1.857	1.750	562
经常返乡	1 = 每年回家 4 次及以上 0 = 每年回家 少于 4 次	0.197	——	1501	0.228	——	885	0.152	——	612
受歧视经历	1 = 有受歧视经历 0 = 没有受歧视经历	0.231	——	1506	0.191	——	889	0.287	——	613
邻里交往	1 = 邻居有市民 0 = 邻居只有外地人	0.388	——	1502	0.407	——	887	0.360	——	611

注：①在回归分析中，态度文化适应的双向模型以融合型策略为参照组，受教育程度以小学及以下为参照组；非体力劳动者指私营企业主、办事人员、专业技术人员、企业或商业负责人、军人、党政机关或事业单位负责人。

②部分变量有缺失值。

（4）分析策略

本文先比较新生代和老一代农民工的文化适应状况，然后利用 OLS 回归建立全模型和分模型来研究文化适应对农民工心理健康的影响差异。在回归分析的代际划分中，本文按照 1970～1980 年的 11 条年份分界线依次进行影响因素分析以降低结果的随意性，然后将模型中方向相同和显著性水平在 0.1 及以上的结果进行分析和讨论。[49]另外，贝里提出的态度文化适应双向模型是在两个单向指标基础上的进一步深化，更能体现个体在文化适应过程中的态度倾向，因此本文在分析过程中先对态度文化适应的单个指标进行讨论，然后用双向模型加以考查，在回归分析中以融合型为参照组，其他变量保持不变。

四　结果与分析

1. 两代农民工文化适应与心理健康的比较分析

在态度文化适应上，新生代农民工的家乡文化保持得分和现代性得分较低。采用双向模型后，两代农民工的态度文化适应策略分布状况一致，比重从高到低依次为融合型、同化型、分离型和边缘型。新生代农民工的融合型比例比老一代农民工低 9.5 个百分点，但其同化型比例比老一代农民工高 8.5 个百分点。由此可以看出与老一代农民工相比，新生代农民工在文化适应的过程中倾向于吸纳城市文化，但并不会完全放弃原先的农村文化。在行为文化适应上，新生代农民工会说本地话的比例高于老一代农民工，但老一代农民工在社会交往方面具有优势，有市民朋友和较多老乡的比例较高。在心理文化适应上，新生代农民工的城市认同和农村认同都低于老一代农民工（见表 1）。

两代群体的心理健康水平也存在差异，老一代农民工的生活满意度（2.834）比新生代农民工（2.549）高。从文化适应的角度来看，除方言掌握外，新生代农民工其他文化适应指标均低于老一代农民工。虽然新生代农民工受现代化教育影响深刻，容易学说本地方言，适应城市文化的能力强、速度快，但新生代农民工在态度上对城市文化的接纳程度较低，在行为上与当地市民的社会交往有限，在心理上出现了文化认同模糊的现象，即在农村认同淡漠的同时还没有完全形成城市认同，面临着社会认同丧失和重构的双重困境。[50]因此，这种文化适应的代际差异可能是造成新生代农民工心理健康水平低于老一代农民工的重要原因。

2. 文化适应对农民工心理健康的影响分析

在全样本模型中，态度文化适应对农民工的心理健康有显著影响，其中乡土文化的保持起到保护作用而现代性起到阻碍作用；行为文化适应中的方言掌握可以改善农民工的心理健康但对社会交往无显著影响；心理文化适应中的城市认同有利于心理健康水平的提升但对农村认同无显著影响（见表2）。这在一定程度上说明了为什么在解释文化适应与心理健康关系的问题上学者们并没有得出一致的研究结果，除了测量方式不同之外，还可能因为文化适应本身就是一个复杂的过程，其各个维度对心理健康的影响不是简单的单一作用。在态度文化适应的双向模型下，由于其他变量的作用方式及整体模型的拟合程度变化不大，此处为节省空间只列出态度文化适应的数据结果加以考察（见表3）。分离型农民工的心理健康水平显著高于融合型农民工，而融合型农民工的心理健康水平又高于同化型和边缘型农民工（尽管不显著）。虽然融合并不是提高农民工心理健康水平的最佳策略，但仍然是一种较优策略，基本与已有研究结论一致。

代际变量是影响农民工心理健康的重要因素之一，新生代农民工的生活满意度显著低于老一代农民工，与描述性分析结果一致。新生代农民工的受教育程度高、职业期望高、享受要求高但工作耐受力低，[4]其进城务工后所产生的相对剥夺感和游民化心理要比老一代农民工明显，容易出现心理问题。所以，将农民工划分为新生代和老一代农民工分别探讨文化适应对其心理健康的影响具有一定的必要性。此外，性别、受教育程度、婚姻状况、流动范围、工作份数、返乡次数、受歧视经历和邻里交往都对农民工心理健康有显著影响。

表 2 文化适应对农民工心理健康的回归分析

变量	全部样本		新生代		老一代	
	系数	标准差	系数	标准差	系数	标准差
新生代农民工	**−0.126**[*]	0.049				
家乡文化保持	**0.099**[**]	0.03	**0.114**[**]	0.038	0.062	0.05
现代性	**−0.128**[*]	0.06	**−0.232**[** a]	0.079	0.025	0.094
方言掌握	**0.099**[*]	0.049	−0.016	0.061	**0.275**[**]	0.082
市民交往	0.029	0.039	0.089[+]	0.050	−0.057	0.064
老乡交往	−0.057	0.041	−0.074	0.053	−0.028	0.063
城市认同	**0.137**[***]	0.027	**0.136**[***]	0.036	**0.118**[** b]	0.043
农村认同	0.035	0.039	0.009	0.048	0.077	0.064
男性	**−0.103**[*]	0.041	**−0.152**[**]	0.052	−0.072	0.072
年龄	——	——	−0.002	0.008	**0.018**[**]	0.006
初中	**−0.201**[**]	0.071	**−0.480**[**]	0.16	−0.095	0.083
高中	**−0.304**[***]	0.076	**−0.591**[***]	0.162	−0.136	0.097
大专及以上	**−0.495**[***]	0.097	**−0.742**[***]	0.177	**−0.432**[**]	0.144
在婚	**0.174**[***]	0.048	0.096	0.066	**0.247**[**]	0.081
收入	0.083	0.068	0.066	0.080	0.172	0.131
非体力劳动	−0.015	0.072	0.075	0.091	−0.163	0.118
跨省流动	**0.091**[*]	0.045	0.018	0.058	**0.192**[**]	0.072
流动时间	0.023	0.048	0.073	0.063	−0.049	0.087
工作份数	**−0.031**[*]	0.012	−0.025	0.017	**−0.035**[+]	0.018
经常返乡	**0.144**[**]	0.052	**0.165**[*]	0.064	0.177[+]	0.092
有受歧视经历	**−0.108**[*]	0.045	−0.061	0.06	**−0.147**[*]	0.067
有市民邻居	**0.093**[*]	0.038	0.065	0.048	**0.158**[*]	0.063
调整后 R^2	0.145		0.106		0.160	
F 值	11.578[***]		5.483[***]		5.670[***]	
样本量	1306		792		514	

注：代际划分年份为 1980；粗体字系数表示在 11 个模型中方向一致和显著性水平在 0.1 及以上的回归结果；a. 现代性只有在 1971 年和 1972 年分模型中的显著性水平为 0.15，在其余年份中显著性水平都为 0.1；b. 归属感只有在 1974 年分模型中的显著性水平为 0.15，在其余年份中显著性水平都为 0.1；*** $p < 0.001$，** $p < 0.01$，* $p < 0.05$，+ $p < 0.1$。

表 3 文化适应对农民工心理健康的回归分析（态度文化适应的双向模型）

变量	全部样本		新生代		老一代	
	系数	标准差	系数	标准差	系数	标准差
同化型	− 0.052	0.045	− 0.093[+]	0.055	0.036	0.076
分离型	**0.160**[**]	0.058	**0.136**[+]	0.075	0.182[+]	0.092
边缘型	− 0.097	0.095	− 0.099	0.109	− 0.097	0.193
调整后 R^2	0.140		0.092		0.170	
F 值	10.990[***]		4.725[***]		5.965[***]	
样本量	1347		811		536	

注：代际划分年份为 1980 年；粗体字系数表示在 11 个模型中方向一致和显著性水平在 0.1 及以上的回归结果；其他变量未给出；[***] $p < 0.001$，[**] $p < 0.01$，[*] $p < 0.05$，[+] $p < 0.1$。

在分模型中，态度文化适应只对新生代农民工影响显著。家乡文化的保持程度越高，生活满意度越高；现代性水平越高，生活满意度越低。对此可能的解释为：老一代农民工尽管能够感受到城市文化的冲击，但由于其乡土观念较为强烈，这种主观体验并不能深刻地触动其思想和心理，其外出务工动机仅仅是改善家庭生活质量以满足基本的物质需求，因此文化适应过程中的态度倾向对其心理健康无显著影响。而新生代农民工的生活逻辑已经从"寻求生存"向"寻求发展"转变，[12]他们的受教育程度较高，务工经验较少，希望能够真正融入城市社会，因此对城市文化与农村文化之间的感知、权衡会对其心理产生重要影响。在城乡发展失衡的社会环境下，城市文化相对强势，其带有的傲慢与偏见会增加新生代农民工的文化自卑感。[51]在这种情况下，个体对自身文化传统的遵从和认同有利于其心理健康水平的提高。[52]因此农村文化的保持能对新生代心理健康起到保护作用，而城市文化的接纳则起到阻碍作用。在双向模型中，分离型优于融合型，对新生代农民工的心理健康有提升作用。现代化的工业文明和传统的农业文明之间存在巨大差异，如果二者同时保持较高的水平容易产生强烈的排斥和冲击，导致新生代农民工陷入矛盾的认知状态，产生不协调的心理感受。而分离型策略则较为缓和，更符合农民工的认知能力和适应过程，对其造成的文化冲击力小于融合型策略，有利于促进新生代农民工的心理健康。

在行为文化适应方面，社会交往对两群体的心理健康都没有显著影响。方言掌握只对老一代农民工影响显著，会说本地话的农民工比不会说的生活满意度高。个体获取在迁入地文化群体中便于发挥作用的社会技能可以促进其心理健康状况的改善。[52]而方言作为地方文化的重要载体，是与当地居民沟通交流的重要社会技能与语言工具。会说当地方言可以拉近人与人之间的距离，增进相互的感情和往来，有助于提高农民工的心理健康水平。老一代农民工的语言习惯较难改变，并且普通话水平较低，在与市民的沟通过程中容易出现问题和障碍，因此掌握当地方言对老一代农民工来说更具意义，有利于其心理健康状况的改善。

在心理文化适应方面，城市认同对两群体都有显著影响，农民工的城市认同水平越高，其生活满意度越高，并且城市认同对新生代农民工心理健康影响更显著。与老一代农民工相比，新生代农民工的乡土意识淡薄，认为自己是农民的比例较低。同时，他们对城市居民与农民之间的社会地位等级问题也非常敏感，不愿意向外界透露自己的农民身份。[53]但由于在城乡二元体制下完全融入城市社会还存在许多困难，新生代农民工对城市的认同也较低。这种趋于模糊化、不确定化和不稳定化的认同意味着新生代农民工处于一种半城市化和被边缘化状态。[10]因此，提高对城市文化的归属感和情感依赖对于提升新生代农民工心理健康水平有更深刻的作用。

对比其他因素对两代农民工心理健康的影响发现，性别、受教育程度和返乡次数仅对新生代农民工产生影响。男性新生代农民工比女性的心理健康水平低。女性新生代农民工的外倾型社交方式使其拥有较好的心理疏导机制，而男性新生代农民工在心理诉说和社会帮助等方面劣于女性，因此男性新生代农民工的心理压力更容易引发心理健康问题和心理过激事件。[54]受教育程度越高，新生代农民工的心理健康水平越低。大多数新生代农民工接受过良好的学校教育，一毕业就进入城市生活和工作，其受教育程度越高，对物质和精神需求方面的期望也越高，生活满意度则随之越低。经常返乡的新生代农民工比不常返乡的心理健康水平高，这可能一方面是因为农民工返乡后的参照群体由城市居民转向农村居民，容易获得满足感和成就感；另一方面是因为与家人亲戚的交流联系可以为其提供精神支持和感情依靠，这也在一定程度上与家乡文化保持对新生代农民工心理健康的影响相呼应。流动范围仅对老一代农民工产生影响，跨省流动的比省内流动的心理健康水平高。

五 总结

本文借鉴国际移民的相关研究，比较了新生代和老一代农民工的文化适应状况，通过考察态度、行为及心理三个维度，分析文化适应对两群体心理健康影响的差异。新生代农民工的文化适应具有"三低一高"的特点，即文化接纳程度低、社会交往水平低、文化群体认同感低，方言掌握程度高。基于这种代际差异，文化适应对两群体心理健康的影响方式也不同。文化适应对新生代农民工更偏向于内在的"隐性"的影响方式，即从主观思想和态度偏好上作用于心理健康，具体表现为在文化适应过程中，态度上的家乡文化偏好对新生代农民工心理健康起促进作用，而城市文化接纳对新生代农民工心理健康起到阻碍作用；同时心理上的城市文化群体认同对于提高新生代农民工心理健康水平具有更显著的影响。文化适应对老一代农民工则更偏向于外在的"显性"的影响方式，即从行为方式和生活习惯上作用于心理健康，具体表现为在文化适应过程中，行为上的方言掌握有利于老一代农民工心理健康水平的提高。

以上发现具有一定的政策启示意义。文化适应作为农民工心理健康的影响因素之一，关系到农民工在城市的生存和发展。对新生代农民工来说，其文化适应各维度的发展并不均衡，"快速"适应城市社会只是流于表面化，他们并没有真正融入当地文化群体之中，这可能是导致其心理健康水平低于老一代农民工的重要原因之一。基于文化适应对新生代农民工心理健康产生的内在"隐性"影响，做到完全"城市化"对新生代农民工来说可能并不是最佳的适应策略，而做到真正"市民化",在保持一定家乡文化水平的基础上增强其城市归属感和认同感,促使新生代农民工逐渐从"外来客"发展成为"新市民",可能更有利于其身心发展。而对于老一代农民工来说,基于文化适应对其心理健康产生的外在"显性"影响,通过社会舆情和大众传媒加强对当地风俗习惯的宣传,组织各种形式的社区文体活动,进一步加强和落实公共文化和体育的基本公共服务均等化工作,促进老一代农民工与市民的沟通与交流,对其心理状况的改善可能更具深远意义。本文还存在一定的局限性:首先,对农民工文化适应的部分测量还存在问题,没有使用和发展国际移民研究中较为成熟的量表,仅用单个题项来操作;其次,由于全国数据的获取存在困难,本文的数据来源仅限于 X 市,限制了研究结论在全国范围的推广和应用。

参考文献

[1] 王春光. 农村流动人口的"半城市化"问题研究 [J] 社会学研究,2006,5 (7):107~122.

[2] 蒋善,张璐,王卫红. 重庆市农民工心理健康状况调查 [J] 心理科学,2007 (01):216~218.

[3] 章芳,李祚山,卢淋淋,王思阳. 重庆市农民工心理健康状况的调查研究 [J] 中国卫生事业管理,2011 (11):864~867.

[4] 闫凤武. 齐齐哈尔市新生代农民工心理健康状况调查 [J] 中国健康心理学杂志,2011,19 (8):937~939.

[5] Gui Y., Berry J. W., Zheng Y.. Migrant worker acculturation in China [J] *International Journal of Intercultural Relations*, 2012, 36 (4):598-610.

[6] 悦中山,李树茁,费尔德曼. 农民工的社会融合研究:现状、影响因素与后果 [M] 社会科学文献出版社,2011:127~152.

[7] 李树茁,悦中山. 融入还是融合:农民工的社会融合研究 [J] 复旦公共行政评论,2012 (9):21~42.

[8] 唐灿,冯小双. "河南村"流动农民的分化 3 [J] 社会学研究,2000 (4):72~85.

[9] 新生代农民工基本情况研究课题组. 新生代农民工的数量、结构和特点

［J］数据，2011（04）：68～70.

［10］王春光. 新生代农村流动人口的社会认同与城乡融合的关系［J］社会学研究，2001，3（1）：63～76.

［11］王正中. "民工荒"现象与新生代农民工的理性选择［J］理论学刊，2006（9）：75～76.

［12］悦中山，李树苗，杜海峰. 徘徊在"三岔路口"：两代农民工发展意愿的比较研究［J］人口与经济，2009（6）：58～66.

［13］李培林，田丰. 中国新生代农民工：社会态度和行为选择［J］社会，2011，31（3）：1～23.

［14］Berry J. W. Acculturation：Living successfully in two cultures ［J］ *International journal of intercultural relations*, 2005, 29（6）: 697 – 712.

［15］Berry J. W. , Phinney J. S. , Sam D. L. , et al. Immigrant youth：Acculturation, identity, and adaptation ［J］ *Applied psychology*, 2006, 55（3）: 303 – 332.

［16］Koneru V. K. , Weisman de Mamani A. G. , Flynn P. M. , et al. Acculturation and mental health：Current findings and recommendations for future research ［J］ *Applied and Preventive Psychology*, 2007, 12（2）: 76 – 96.

［17］Stevens G. W. J. M. , Pels T. V. M. , Vollebergh W. A. M. , et al. Patterns of psychological acculturation in adult and adolescent Moroccan immigrants living in the Netherlands ［J］ *Journal of Cross-Cultural Psychology*, 2004, 35（6）: 689 – 704.

［18］Bourhis R. Y. , Moise L. C. , Perreault S. , et al. Towards an interactive acculturation model：A social psychological approach ［J］ *International journal of psychology*, 1997, 32（6）: 369 – 386.

［19］Phinney J. S. , Horenczyk G. , Liebkind K. , et al. Ethnic identity, immigration, and well – being：An interactional perspective ［J］ *Journal of social issues*, 2001, 57（3）: 493 – 510.

［20］Berry J. W. Acculturation as varieties of adaptation ［J］ *Acculturation：Theory, models and some new findings*, 1980: 9 – 25.

［21］Berry J. W. Immigration, acculturation, and adaptation ［J］ *Applied psychology*, 1997, 46（1）: 5 – 34.

［22］Szapocznik J. , Kurtines W. M. , Fernandez T. Bicultural involvement and adjustment in Hispanic-American youths ［J］ *International Journal of inter-*

cultural relations, 1980, 4（3）: 353 – 365.

［23］ Birman D. Acculturation and human diversity in a multicultural society ［M］ Human Diversity: Perspectives on People in Context. 1994: 261 – 284.

［24］ Tropp L. R. , Erkut S. , Coll C. G. , et al. Psychological acculturation: Development of a new measure for Puerto Ricans on the US mainland ［J］ *Educational and Psychological Measurement*, 1999, 59（2）: 351 – 367.

［25］ Arcia E. , Skinner M. , Bailey D. , et al. Models of acculturation and health behaviors among Latino immigrants to the US ［J］ *Social Science & Medicine*, 2001, 53（1）: 41 – 53.

［26］ Betancourt H. , Lopez S. R. The study of culture, ethnicity, and race in American psychology ［J］ *American Psychologist*, 1993, 48（6）: 627 – 337.

［27］ Estrada L. F. Family influences on demographic trends in Hispanic ethnic identification and labeling ［J］ *Ethnic identity: Formation and transmission among Hispanics and other minorities*, 1993: 163 – 180.

［28］ Rogler L. H. International migrations: A framework for directing research ［J］ *American Psychologist*, 1994, 49（8）: 701 – 708.

［29］ Gordon M. M. Assimilation In American Life: The Role of Race, Religion And National Origins ［J］ American Journal of Sociology, 1964.

［30］ 孙建中, 吴兰兰. 安徽民工心理卫生调查 ［J］ 中国健康心理学杂志, 1999, 7（1）: 80~81.

［31］ 胡荣华, 葛明贵. 对408名城市农民工心理健康状况的调查 ［J］ 中国卫生事业管理, 2008, 25（3）: 196~198.

［32］ 钱胜, 王文霞, 王瑶. 232名河南省农民工心理健康状况及影响因素 ［J］ 中国健康心理学杂志, 2008（4）: 459~461.

［33］ 陈柯柯. 城市农民工心理健康透视及对策研究 ［J］ 卫生软科学, 2007, 21（5）: 398~401.

［34］ Hunt L. M. , Schneider S. , Comer B. Should "acculturation" be a variable in health research? A critical review of research on US Hispanics ［J］ *Social science & medicine*, 2004, 59（5）: 973 – 986.

［35］ Dressler W. W. Health in the African American community: accounting for health inequalities ［J］ *Medical Anthropology Quarterly*, 1993, 7（4）: 325 – 345.

［36］ Oberg K. Cultural shock: Adjustment to new cultural environments ［J］

Practical anthropology, 1960, 7 (4), 177 – 182.

[37] Gil A. G. , Wagner E. F. , Vega W. A. Acculturation, familism, and alcohol use among Latino adolescent males: Longitudinal relations [J] *Journal of Community Psychology*, 2000, 28 (4): 443 – 458.

[38] Nguyen L. , Peterson C. Depressive symptoms among Vietnamese-American college students [J] *The Journal of social psychology*, 1993, 133 (1): 65 – 71.

[39] Berry J. W. Acculturation as varieties of adaptation [J] *Acculturation: Theory, models and some new findings*, 1980: 9 – 25.

[40] Organista P. B. , Organista K. C. , Kurasaki K. The relationship between acculturation and ethnic minority health [R] In Acculturation: Advances in Theory, Measurement, and Applied Research. 2003: 139 – 161.

[41] Aronowitz M. The social and emotional adjustment of immigrant children: A review of the literature [J] *International Migration Review*, 1984, 18 (2): 237 – 257.

[42] Pawliuk N. , Grizenko N. , Chan-Yip A. , et al. Acculturation style and psychological functioning in children of immigrants [J] *American Journal of Orthopsychiatry*, 1996, 66 (1), 111 – 121.

[43] 汪国华. 两群体文化适应的逻辑比较与实证研究 [J] 西北人口. 2009 (05): 47 ~ 50.

[44] 邵东珂, 范叶超. 新生代农民工文化适应调查研究 [J] 集美大学学报: 哲学社会科学版, 2011, 14 (2): 114 ~ 119.

[45] Wang X. An investigation into intergenerational differences between two generations of migrant workers [J] *Social Sciences in China*, 2008, 29 (3): 136 – 156.

[46] Silverstein M. , Cong Z. , Li S. Intergenerational transfers and living arrangements of older people in rural China: Consequences for psychological well-being [J] *The Journals of Gerontology Series B: Psychological Sciences and Social Sciences*, 2006, 61 (5): S256 – S266.

[47] 李艳, 李树苗, 彭邕. 农村大龄未婚男性与已婚男性心理福利的比较研究 [J] 人口与发展, 2009 (4): 2 ~ 12.

[48] Kalin R. , Berry J. W. . Interethnic attitudes in Canada: Ethnocentrism, consensual hierarchy and reciprocity [J] *Canadian Journal of Behavioural Sci-*

ence/Revue canadienne des sciences du comportement, 1996, 28（4）: 253.

［49］ Yue Z. , Li S. , Feldman M. W. , et al. Floating choices: A generational perspective on intentions of rural-urban migrants in China ［J］*Environment & planning A*, 2010, 42（3）: 545 – 562.

［50］ 王春光. 新生代农民工城市融入进程及问题的社会学分析 ［J］青年探索, 2010（3）: 5 ~ 15.

［51］ 陈占江. 新生代农民工的文化认同及重塑 ［J］理论研究, 2011（4）: 41 ~ 43.

［52］ Knipscheer J. W. , Kleber R. J. The relative contribution of posttraumatic and acculturative stress to subjective mental health among Bosnian refugees ［J］*Journal of clinical psychology*, 2006, 62（3）: 339 – 353.

［53］ 王春光. 农村流动人口的"半城市化"问题研究 ［J］社会学研究, 2006, 5（7）: 107 ~ 122.

［54］ 胡宏伟, 曹杨, 吕伟. 心理压力, 城市适应, 倾诉渠道与性别差异——女性并不比男性新生代农民工心理问题更严重 ［J］青年研究, 2011（3）: 76 ~ 86.

［55］ Yue Z. , Li S. , Jin X. , et al. The Role of Social Networks in the Integration of Chinese Rural-Urban Migrants: A Migrant-Resident Tie Perspective ［J］*Urban Studies*, 2013, 50（9）: 1704 – 1723.

［56］ 悦中山, 李树茁, 靳小怡. 从"先赋"到"后致": 农民工的社会网络与社会融合 ［J］社会, 2012, 31（6）: 130 ~ 152.

居住安排与老年人精神健康

原　新　穆滢潭

在宏观层面的快速老龄化与微观层面剧烈的家庭结构变迁背景下，我国老年人与子女之间的居住安排，无论是居住形态、居住距离还是赡养关系（变量）等，都在发生着前所未有的急剧变化，不断侵蚀老年人传统照顾模式的家庭基础。居住安排变迁使曾经是心理学关注对象的老年人精神健康问题逐渐也变为社会学、人口学研究的重点领域，尤其受到家庭社会学和老年人口学的重视。

一　国内外研究综述

居住安排是影响老年人健康水平的重要社会因素。已有文献主要有如下观点。

首先，居住安排与老年人精神健康水平之间有因果关系。一是健康选择论，认为老年人的健康状况是影响居住安排的重要筛选机制之一，老年人在健康和经济状况较好的情况下倾向于与子女分开居住，只有在自理能力下降或丧失自理能力后才会选择与子女同住以便获取照料资源。二是社会因果论，认为老年人的居住安排决定了他们的健康水平，居住安排上的不利处境降低了老年人的资源获取机会和心理满足感。显然，社会因果论和健康选择论的因果关系正好相反，但是居住安排与老年人精神健康之间必定存在关联性。

第二，老年人与子女同住对老年精神健康的影响。大量研究证明与子女共同居住提高了老年人的身心健康水平（Burnette and Mui，1996；Garcia et al.，2005；Hall and Havens，2001；Kharicha et al.，

2007）。空巢老年人往往被描绘成需要特殊照顾和身心健康存在高风险的群体（Barnes et al.，2006；Kharicha et al.，2007），空巢容易导致老年人身体健康水平下降、认知功能障碍以及精神健康受损。为什么会这样？研究认为与子女同住可以使老年人获得各种社会资源，提高他们行为的社会控制程度，促进社会整合，从而有利于老年人身心健康（Hughes and Waite，2002；Murphy et al.，2007；Pillemar et al.，2000）。在中国，老年人与成年子女共同居住是传统的养老模式，老年人在身体健康水平下降、生活困难时能与子女共同居住获得照顾被看作老年人最大的福祉。儒家的"孝"文化背景和养老保障制度尚未健全的社会现实也在一定程度上放大了居住安排对老年人精神健康的影响。当然，也有持不同观点的研究成果，Michael，Berkman 和 Colditz 等（2001）分别从老年人认知水平、功能状态和社会排斥三个角度对居住安排与老年人健康的关系进行了研究，认为独居对老年人健康具有积极影响。国内研究中，任强、唐启明（2014）发现与子女同住的老年人生活满意度较低，抑郁水平较高，认为与子女同住会降低老年人的精神健康。原因是与子女共同居住很可能会增加两代人之间的冲突，使家庭关系紧张，从而危害老年人精神健康，空巢反而会使老年人健康受益（Lawton et al.，1984；Magaziner，Cadigan，Hebel & Parry，1988；Magaziner，Yuhas & Day，1986）。

第三，评价居住安排与老年人精神健康关系需要综合考虑社会文化情境因素的影响。不同地区或群体在文化规范和老年人角色期望等方面存在差异，这意味着同一种居住安排的精神健康效应可能不同甚至出现截然相反的情形（Krause & Liang，1993）。如在美国，大多数老年人偏爱独居或仅与配偶居住，而且独居也确实对老年人的精神健康产生了积极作用。在国内，居住安排对老年人精神健康影响的差异主要体现为城乡差异，例如城市老年人的精神健康水平首先取决于自身的经济保障能力以及健康状况，其次才是家庭因素（熊跃根，1999），而影响农村老年人精神健康水平的关键因素更可能是居住安排、代际关系等家庭因素（胡军生，2006）。

二 分析框架与假设

（一）分析框架

居住安排对老年人的精神健康存在直接影响，并且居住安排—精神健康关系受到文化情境因素（通过群体差异表现出来：居住地和婚姻状况等）的调节和影响，同时这些影响路径都依赖于老年人的年龄。据此，本文构建生命历程视角下的居住安排—文化情境—老年人精神健康分析框架（见图1）。

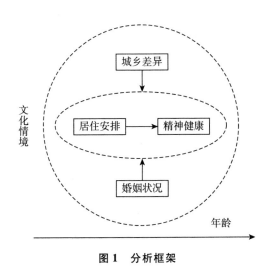

图1　分析框架

（二）研究假设

1. 居住安排对老年人精神健康的直接影响

住房状况、居住安排、子女构成、代际支持等家庭因素对老年人精神健康存在显著影响，其中，成年子女与父母共同居住的安排具有双重功能：既便于老年人获取社会资源，在一定程度上缓解老年人生活压力，又具有"子女孝顺"的象征意义。因此，与子女共同居住能够让老年人精神健康获益较多。网络家庭①也会为老年人精神健康增益。空巢老年人精神健康状况最差。据此逻辑本文提出假设如下。

假设1a，与子女同住和网络家庭对老年人精神健康具有显著的积极影响。

假设1b，与子女同住和网络家庭对老年人精神健康的积极影响会随着年龄增长被放大。

2. 文化规范对居住安排—老年人精神健康的调节作用

家庭养老作为中国传统老年人照顾方式有其存在的社会文化背景。传统的儒家"孝"文化要求父母抚养子女，成年子女有反哺父母的赡养义务，"养儿防老，积谷防饥"即为孝道的伦理基础。《中华人民共和国宪法》明确提出："父母有抚养教育未成年子女的义务，成年子女有赡养扶助父母的义务。"②居住安排是家庭范围内养老资源互助和代际交换的保障。城乡分割的二元养老保障体系和经济状况差异导致居住安排对老年人精神健康的影响在城乡之间存在差异。2010年全国人口普查资料显示，城市老人以离退休养老金为主要生活来源的比例为66.3%，农村老人则主要依靠家庭其他成员供养（占47.7%）和老人自己的劳动收入（占41.2%）。因此，居住安排对农村老年人心理健康水平的影响相对较大。

假设2a，居住地为城市降低了居住安排对老年人精神健康的积极影响。

假设2b，居住地对居住安排—精神健康关系的调节效应随着年龄增大而逐渐减小。

----

① 网络家庭，国外有学者称之为扩展家庭。默多克在《社会结构》中指出：由两个以上的核心家庭构成，这些核心家庭通过双亲与子女关系的延伸而结合在一起。……即把已婚的成年子女的核心家庭与其家长的核心家庭结合起来。本文所指的网络家庭就是这样一种结构类型：它以亲子关系为纽带，由两个以上家庭组成，其中包括一个亲代家庭和一个以上的子代家庭，"分而不离"。

② 中华人民共和国宪法.法律出版社，2011.

3. 婚姻状况是影响老年人居住安排—精神健康关系的重要因素。

无配偶老年人更容易产生孤独感，更需要子女在身边给予精神慰藉和贴身照顾，无配偶老年人与子女同住更符合社会对老年人的角色期望。

假设 3a，无配偶增强/放大了居住安排对老年人精神健康的积极影响。

假设 3b，婚姻状况对居住安排—精神健康关系的调节作用随年龄增大而逐渐降低。

三 研究设计

（一）研究方法

对数据的处理，采用 Watson、Clark 和 Tellegen（1988）开发的积极与消极量表（PANAS）对老年人的精神健康状况进行评价。[①]根据数据资料，本文选择 PANAS 量表中的 8 项指标进行测试分析，根据老年人对问题的回答分别赋值为 1~5，对存在缺失值的样本采取了样本均值替代的方法，然后采用主成分法进行因子分析，得到衡量老年人精神健康状况的两个维度，并利用旋转后的因子载荷计算因子分。在此基础上，采用 OLS 回归方法研究居住安排对老年人精神健康的主效应，再通过引入交互项的方法分别确定性别和居住地（城乡）对居住安排—精神健康关系的调节作用，从不同层次检验三个基本假设。

（二）数据来源

运用北京大学老年健康与家庭研究中心的"中国老年人健康长寿

---

① 随着情绪和主观幸福感研究的发展，研究者在关于情感幸福感的结构和测量的争论中已经达成了共识：由积极情感和消极情感两个独立维度构成的二维结构空间。PANAS 是对情感幸福感的有效和可靠的测量工具。

影响因素调查数据库（CLHLS）"，包括 1998 年、2000 年、2002 年、2005 年、2008 年和 2011 年六次老年人结构式问卷调查，该调查覆盖 22 个省、直辖市和自治区，调查信息包括人口特征、家庭与家庭户特征、居住安排、生活满意度以及日常生活中的器具性活动（IADL）和日常生活活动能力（ADL）等健康信息。CLHLS 数据的系统评估结果显示，数据在年龄报告的精确度、自认磨损的随机性和很多测量方法的可靠性、有效性和一致性上具有较高质量（Gu，2008；Gu & Dupre，2008；Zeng & Gu，2008）。本文对 2008 年和 2011 年截面数据进行合并，删除变量值存在缺失的样本，共获得 23115 个有效样本。

（三）模型建构

1. 因变量

因变量为老年人的精神健康状况，包括提升积极情绪和降低抑郁水平两个维度，二者之间不存在此升彼降的必然关系。本文将心理健康用生活满意度（PA）和抑郁程度（NA）两个指标来衡量。

2. 自变量

核心自变量为居住安排，根据婚姻状况和子女居住情况划分为：a 独居；b 与配偶同住；c 与子女和孙子女（包括配偶）同住；d 其他居住安排。考虑到网络家庭在中国传统社会中的重要作用，既保持亲代和子代家庭的独立性，又方便代际资源流动，将老年人居住安排分为三个维度：与子女同住、网络家庭和空巢家庭。本文把网络家庭定义为双系网络家庭，已婚儿子和已婚女儿都被纳入网络家庭的范畴中。

3. 控制变量

选择老年人年龄、受教育程度、经济状况、身体健康水平、子女构成为控制变量。（1）受教育程度是连续变量，询问受访老年人的受教育年限，范围为 0～23。（2）经济状况是二分变量，根据经济来源是否够用，编码为"1"和"0"。（3）子女构成为分类变量，考虑到中国传统家庭养老文化中存在的性别分工模式,老年人子女构成被划分为:无子女、1个儿子、1个女儿、2个及以上儿子、2个及以上女儿、2~3个混合以及4个以上混合等七种模式。(4)身体健康状况根据 IADL 和 ADL 得分分为三类:二者都不存在障碍为自理,二者其中一项存在障碍为半自理,其他属于不能自理。(5)年龄是影响健康的主要因素,把年龄的平方也纳入控制变量。

4. 模型设定

采用 OLS 回归模型分析居住安排—精神健康关系,估计模型为:

$$Y_i = \beta_1 X_i + \beta_2 X_j + \beta_3 X_k \cdots \beta_4 X_m + \sum \beta_5 X_n + \mu_i$$

其中,Y_i 为因变量,代表老年人精神健康水平两个维度(PA 和 NA)的因子分;X_i 为关键自变量居住安排,X_j 和 X_k 分别为代表文化情境因素的居住地和婚姻状况;X_n 表示年龄、受教育程度、经济状况和身体健康水平等控制变量。

居住安排与老年人精神健康的关系是嵌入特定文化情境中的,如果居住安排对老年人精神健康的作用效果会因为文化情境不同而有所差异,则居住安排与文化情境之间就存在现实的交互效应(Interaction Effects)。影响老年人精神健康状况的各变量并不一定孤立地发挥作用,任何一个变量变化都可能引起其他变量发生变化,即存在交互影响。加入交互效应的估计模型为:

$$Y_i = \beta_1 X_i + \beta_2 X_j + \beta_3 X_k \cdots \beta_4 X_m + \sum \beta_5 X_n + \beta_6 X_i X_j + \beta_7 X_i X_k + \mu_i$$

四 实证分析

(一)老年人精神健康的两个维度

8个测试项的因子分析结果显示,选取积极维度(PA)和消极维度(NA)2个公因子比较合理(见表1)。因为"事务自主性"和"跟年轻时一样快乐"2项测试在 PA 和 NA 两个维度上的载荷都低于

0.5，不满足因子分析条件，故舍弃。经检验，剩余 6 项测试的 Cronbach's alphas 值为 0.67，适合因子分析。利用旋转后的因子载荷矩阵计算因子分，以此作为测量老年人精神健康积极维度（PA）和消极维度（NA）的操作化方法。以因子分作为老年人精神健康状况测量方法的一个主要派生问题就是 PA 公因子和 NA 公因子之间存在显著的正相关关系。

表 1　因子分析

测试项	因子	
	积极	消极
生活满意程度	0.6888	− 0.1946
遇事想得开	0.7195	− 0.2162
把东西弄得干净、整洁	0.7516	0.0157
经常感到紧张、害怕	− 0.0654	0.7838
经常觉得孤独	− 0.1438	0.8128
越老越不中用	− 0.1307	0.6672

注：两个公因子（PA 和 NA）共解释了总方差的 57%，因子载荷全部在 0.65 以上。

（二）描述统计

（1）性别方面，男女老年人群体除了在"有 2 个及以上儿子"的比例上不存在显著差异外，在年龄、受教育程度、生活满意度得分（PA）和抑郁水平（NA）等方面均有显著差异。男性老年人的生活满意度和抑郁水平分别高出女性大约 0.315（$p < 0.001$）和 0.113（$p < 0.001$）。男性老年人的社会经济状况明显存在优势，受教育年限大约比女性多了 2.76 年，经济收入感觉"足够用"的比例为 80.2%，高于女性老年人的 77.8%（见表 2）。

（2）子女构成方面，男女老年人群体并不存在明显差异。女性老年人在居住安排上优势明显，与子女同住的比例超过 50%，而男性老年人这一比例不足 40%。

（3）城乡比较，城镇老年人的心理健康状况优势明显：生活满意度得分（PA）高于农村老年人，而抑郁水平（NA）低于农村老年人。居住安排上，城乡老年人与子女同住的比例没有明显差异，有将近一半的老年人与至少 1 个成年子女同住，但是，城市独居老年人比例高于农村约 12 个百分点。农村老年人的经济状况虽然较差，但是在子女构成方面的优势有利于提高他们的精神健康水平。

表 2　样本描述统计：分城镇和性别（N = 23115）

	男性	女性	差异	城镇	农村	差异
PA 得分	0.177	- 0.138	0.3145***	0.089	- 0.066	0.1540**
NA 得分	0.064	- 0.049	0.1128***	- 0.098	0.072	- 0.170
年龄	83.562	88.569	- 5.0066**	86.296	86.440	- 0.143
受教育年限	3.706	0.947	2.7596***	2.871	1.623	1.2487**
生活来源	0.802	0.778	0.0236***	0.821	0.764	0.0570*
无子女	0.038	0.042	- 0.0046*	0.045	0.037	0.0085***
1 儿子	0.055	0.067	- 0.0121**	0.063	0.061	0.0021**
1 女儿	0.033	0.046	- 0.0133**	0.050	0.033	0.0172**
2 + 儿子	0.042	0.045	- 0.003	0.047	0.041	0.0065**
2 + 女儿	0.020	0.029	- 0.0088***	0.029	0.022	0.0072**
2 ~ 3 混合	0.260	0.247	0.0132**	0.264	0.245	0.0185**
4 + 混合	0.552	0.523	0.0287***	0.501	0.561	- 0.0599***
自理	0.450	0.231	0.2190**	0.338	0.318	0.0195***
半自理	0.390	0.498	- 0.1072**	0.409	0.482	- 0.0732***
失能	0.160	0.272	- 0.1118***	0.254	0.200	0.0537***
同住	0.398	0.547	- 0.1494**	0.486	0.479	0.0061***
附近	0.352	0.253	0.0981**	0.222	0.351	- 0.1291***
独居	0.251	0.199	0.0514***	0.292	0.169	0.1230***

注：* p < 0.05，** p < 0.01，*** p < 0.001。

（三）回归分析

模型一只估计居住安排效应，不考虑交互效应；模型二加入了除家庭情境以外的控制变量估计居住安排效应；模型三和模型四分别加入老年人子女构成和婚姻状况变量考察其他家庭因素对居住安排的替代效应；模型五重点考察居住安排与婚姻状况、居住地之间的交互效应。

1. 居住安排的主效应

（1）与子女同住对老年人的精神健康有积极影响，但网络家庭在对生活满意度存在积极影响的同时也提升了老年人的抑郁程度。

模型一中，第一，在 0.01 的显著性水平上，与子女同住和网络家庭对老年人生活满意度（PA）的主效应显著，与子女同住对抑郁水平（NA）的主效应在统计上不显著。其中，与子女同住对老年人生活满意度的影响为负，网络家庭对精神健康的两个维度都存在正向影响。第二，在控制了人口因素、社会经济地位等因素之后，在 0.01 的显著性水平上，与子女同住和网络家庭对老年人生活满意度（PA）的作用力得到了明显提升且与子女同住具有正向影响。与子女同住还显著降低了老年人的抑郁水平，同时网络家庭对老年人抑郁水平的正向影响被大大降低了。这说明，社会选择论对居住安排—老年人精神健康具有一定的解释力，身体健康状况、经济状况较差的老年人往往精神健康状况也较差，这些不利因素迫使他们更倾向于与子女同住或者形成网络家庭。

模型二的结果显示，与子女同住可以使老年人精神健康受益，既降低了抑郁水平又提高了生活满意度。居住安排上的优势提高了老年人生活满意度这一结论表明，社会因果论对于居住安排—老年人精神健康关系也有较强的解释力，假设 1a 得到支持。但是，网络家庭反而显著加深了老年人的抑郁程度，假设 1b 被否定。

（2）与子女同住对老年人精神健康的积极效应与年龄呈显著正相关，网络家庭对老年人精神健康的积极效应逐渐下降，消极影响呈现逐渐上升的趋势。

从居住安排对老年人生活满意度和抑郁水平的影响与年龄之间的关系不难看出（见图 2、图 3），与子女共同居住或就近居住对任何年龄段老年人的生活满意度都具有正向影响。第一，与子女共同居住和网络家庭的作用力呈现截然相反的发展趋势，前者随着年龄而逐渐增大，后者逐渐缩小。80岁及以下的中低龄老年人，子女在附近居住对于提升老年人的生活满意度的影响最大，达到0.1左右，身体健康状况较好的老年人在大多数情况下不需要子女照料而倾向于独立生活。80岁以上的高龄老人与子女同住显然更有利于改善生活满意度。第二，与子女同住和网络家庭与抑郁水平的关系也表现出相反的发展趋势。在中、低龄老人群体中，二者显著提升了老年人的抑郁水平，而高龄老人与子女共同居住对抑郁水平有负向影响，即随年龄增加，与子女同住对降低老年人抑郁水平的作用逐渐增大。

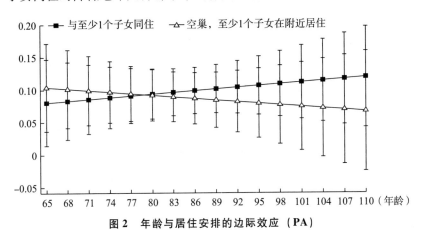

图2 年龄与居住安排的边际效应（PA）

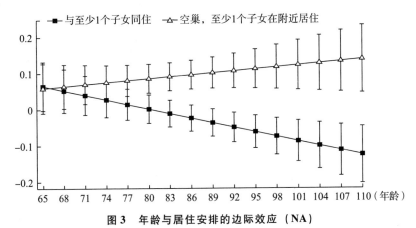

图3 年龄与居住安排的边际效应（NA）

2. 文化情境的调节效应

从交互效应看，生活满意度（PA）模型中，网络家庭和居住地之间、与子女同住和婚姻状况之间存在显著的负向交互作用，其他两个交互作用不显著；抑郁水平（NA）模型中，除网络家庭与有配偶的交互项不显著外，其他三个交互项均存在显著的正向作用。基本证实了文化情境对居住安排—老年人精神健康关系的调节作用（假设2a和假设3a）。

（1）居住地为城市显著降低了网络家庭对老年人精神健康的积极影响，虽然也在一定程度上削弱了与子女同住的影响，但是不显著。伴随着人口结构与社会经济的转型，我国老年人居住安排的偏好和期望在潜移默化中发生着变迁，城市地区尤其如此。根据 Logan 和 Bian 20 世纪 90 年代在中国大城市的调查，大多数老年人希望与成年已婚子女居住在一起。2000 年，65 岁及以上老年人中与成年子女同住的比例超过了 60%（Zeng & Wang，2003）。根据中国老年人健康长寿影响因素调查数据库（CLHLS），2011 年无论在农村还是城市与成年子女共同居住的老年人比例均在 50% 以下，期望与成年子女共同居住的比例也降到了 60% 以下，其中城市仅为 55%，考虑到样本中高龄老年人占比较高，实际与子女同住比例可能更低。虽然在与子女同住方面城乡之间并不存在明显差异，但是城市中老年人独居比例较高，高出后者约 13 个百分点。根据文化情境理论，居住安排与精神健康之间的关系受到社会文化规范的调节作用，在农村和无配偶老年人群体中与子女同住的比例较高，与子女同住也符合文化规范中对老年人居住安排的期望，因此与子女同住对老年人精神健康的积极效应得以显现。这也就不难理解为何网络家庭对城镇老年人的生活满意度存在显著的负向影响，而对抑郁水平的影响显著为正。

（2）居住地对居住安排—老年人精神健康的调节作用与年龄之间不存在明显关系，交互作用在各年龄段保持了相对稳定。

（3）老年人婚姻状况对与子女同住的影响效果存在明显的调节作用，且随年龄增长呈现逐渐增大的趋势，但是对网络家庭的调节作用不明显。在老年人的整个生命历程之中，与子女同住对老年人生活满意度（PA）均存在正向影响，但作用力与年龄呈负相关；与子女同住降低了无配偶老年人的抑郁水平，却对有配偶老年人存在正向影响。

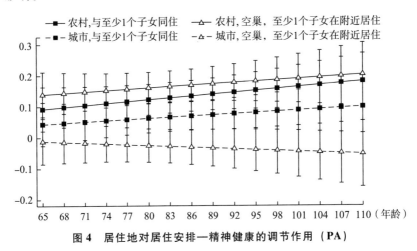

图 4　居住地对居住安排—精神健康的调节作用（PA）

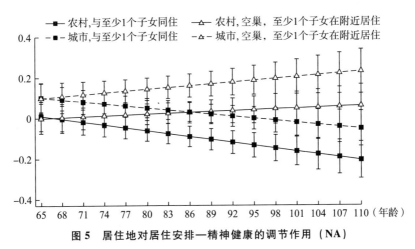

图 5　居住地对居住安排—精神健康的调节作用（NA）

3. 控制变量的影响

（1）人口学因素对老年人精神健康的影响与国外研究结论基本相同：年龄对精神健康水平有明显的消极作用，"U 型"变化规律得到支持，男性精神健康处于不利境地。结果显示，第一，年龄对老年人生活满意度始终存在负向影响，在控制了婚姻状况后年龄的作用力明显下降，因为婚姻状况是影响老年人精神健康的重要因素，相濡以沫的"老伴效应"是老年期的最大精神支柱，而高龄老人丧偶的概率明显高于中低龄老人，因此，未考虑老年人婚姻状况导致高估了年龄对生活满意度的消极影响。第二，年龄的二次项系数显著为正，说明随着年龄的增加，老年人生活满意度经历了一个先降后增的过程。抑郁水平模型中年龄的影响较为稳定，随着年龄增加，抑郁水平呈上升趋势。年龄二次方的系数为负，说明抑郁水平经历了一个先升后降的过程。精神健康状况自评反映的是老年人客观状况与主观期待之间差距所产生的主观感受。一般而言，中低龄老年人保持着良好的身体健康水平、经济状况等，因此精神健康水平自然较高，当步入高龄后上述各方面开始呈下降趋势，而老年人未能及时调整心态适应变化了的生活状况，因此精神健康水平下降，当他们成功调整心态后精神健康水平又有小幅回升。

（2）社会经济地位（SES）因素对老年人的精神健康的影响稳定。受教育年限、收入状况、居住地为城市等变量与老年人的精神健康状况成正比。

（3）老年人子女结构和婚姻状况等家庭因素对居住安排具有明显的替代效应。模型四中加入老年人的子女结构，居住安排对老年人生活满意度的影响减小，说明子女结构对居住安排存在替代效应，即与子女同住和网络家庭可以增进代际交流与互动，但多子女老年人可以在不改变居住安排的情况下获得同样数量与质量的代际支持。模型五中加入了老年人的婚姻状况作为控制变量，与子女同住对老年人精神健康的积极作用进一步显现。

五　结论与讨论

（一）结论

第一，在居住安排—老年人精神健康模型中，不同居住安排方式对精神健康各维度的影响不一致。与子女同住对老年人精神健康的两个维度具有积极效应，网络家庭虽然对老年人的生活满意度有正向作用，但同时也显著提高了抑郁水平。

第二，居住安排—精神健康路径关系受到居住地和婚姻状况的调节和影响。通常的观点认为，与子女临近居住可以使老年人精神健康获益。研究结论表明，"居住安排与子女空间上的临近"并非绝对的、无条件成立的。对于城市中低龄老年人而言，他们的身体健康状况和经济状况较好，与子女同住并不能有效地改善精神健康状况；相反，对于农村大部分老年人和城市高龄老年人来说，他们的身体健康和经济状况较差，与子女同住可以有效地促进精神健康，即居住安排—精神健康路径关系也是有前提的。不同前提下，同一方式的居住安排的作用可能迥异。网络家庭对农村老年人生活满意度的积极作用甚至超过了与子女同住，而对城市老年人却具有明显的负效应。这可以从居住环境和文化规范两个方面进行解释：无论在城市还是农村，传统家庭养老模式开始受到冲击，伴随着老年人观念和生活方式的转变，越来越多的老年人倾向于与子女分居生活，在保障经济独立和生活水平的同时，不给子女增加负担，在感情上则还需要下一代的慰藉，这也加快了传统家庭养老模式的解体。受传统宗族和血亲观念影响，农村大多聚族而居、聚亲而居，虽然彼此独立，但保持着密切的互动关系，老年人虽然独立居住，但是随时可以从居住在附近的子女和亲属处获得资源，同时又减少了代际冲突。对于城市中的老年人而言，网络家庭很可能是一种他们在自身需求驱动下做出的迫不得已的选择，与子女之间的互动减少了，同时又没有从其他亲属那里获得补充性资源。

第三，一个隐含的结论是，独居可以有效降低城市中低龄老年人的抑郁水平。家庭结构小型化、空巢化是经济社会发展的结果之一，城市中空巢老年家庭的出现有其积极作用。因为，老年空巢家庭能够最大限度地满足个人主义和平等价值观念，其中所蕴含的独立、自由观念是与现代化趋势相吻合的。

第四，在子女构成方面，分析结果不仅证实了以往子女对老年人的心理健康状况具有显著影响的研究结论（郭晋武，1992；王萍、李树茁，2010；吴振云等，2003；同钰莹，2000），而且发现子女性别对应着心理健康的不同维度。有 1 个及以上儿子能够显著提升老年人的生活满意度，却不能有效降低老年人的负面情绪，而有 2 个及以上女儿可以在一定程度上消除老年人的负面情绪，却无益于提升老年人的生活满意度。考虑到中国传统养老方式中存在的性别分工，子代提供代际支持时表现出不同的行为模式，往往是儿子为老年人提供最基本的社会支持（Yang, H., 1996），主要包括经济支持和日常照料（张文娟、李树茁，2004；Hermalin, A. L. et al., 1992；Yang, H., 1996），女儿的社会支持主要集中在情感慰藉和日常照料等方面（Litwark, E. et al., 1987；Sun, R., 2002）。中国传统社会中"有儿有女"的生育意愿在精神健康方面得到佐证，多子女家庭结构中，兄弟姐妹既可以轮流承担照顾老年父母的责任，又可以彼此分工，无形中提高了老年人的生活质量。

（二）对策建议

第一，社会转型期，社会经济和家庭结构的急剧变迁改变了居住模式的文化情境，与子女同住也不再是增进老年人福祉的"黄金法则"。在社会转型进程较快的城市地区，家庭结构—老年人精神健康关系的文化情境已不同于农村，"独立""自主"的观念已经得到了广泛认同，对于经济和身体健康状况较好的中低龄老人而言，与子女同住很可能并非明智的选择。与子女同住对老年赡养而言是最好的居住模式，方便子女体贴、照顾老年人，但与子女同住的负面影响也很大，即代际接触过多容易侵犯对方的隐私，容易发生代际关系紧张甚至冲突的问题，从而对老年人的精神健康产生影响。由于文化情境上的差异，与子女同住带给农村老年人的是积极影响，却会损害城市中自立能力较强老年人的精神健康。从延续家庭结构着手加强家庭养老功能曾经被认为是既在政府财力承受范围之内又能使老年人受益最大化的双赢举措。事实证明，社会转型期的居住安排是把双刃剑，既可以促进代际互动，增强代际支持，也可能会损害老年人"独立"，破坏老年人对自己实际健康状况和自我效用的评价，带来无能感，给其精神健康蒙上一层阴影。在政策制定过程中应该充分考虑到文化情境的重要作用，例如，应鼓励有条件的城市中低龄老年人自我养老，强调老年人对自身资源的挖掘和利用，降低他们对家庭与社会资源的依赖程度。

第二，居住安排的变化与农村人口老龄化对老年人精神健康形成了挑战。农村老年人对传统家庭养老模式的依赖程度相对较高，近几年，农村老年人空巢家庭比例上升得非常快，达到了38.3%，空巢老人的增多使代际生活照顾关系趋于弱化，对老人生活照料的不周到、不周全，势必会影响老年人的精神健康。

参考文献

［1］Burnette, D. and Mui, A. C. （1996）Psychological well-being among three successive cohorts of older American women who live alone, *Journal of Women & Aging*, 8 （1）, 63 – 80.

［2］Hughes, M. E. and Waite, L. J. （2002）Health in household context: living arrangements and health in late middle age, *Journal of Health and Social Behavior*, 43 （1）: 1 – 21.

［3］Garcia, E. L., Banegas, J. R., Perez-Regadera, A. G., Cabrera, R. and Rodriguez-Artalejo, F. （2005）Social network and health-related quality of life in older adults: A population-based study in Spain. *Quality of Life Research*, 14 （2）: 511 – 520.

［4］Hall, M. and Havens, B. （2001）The Effects of Social Isolation and Loneliness on the Health of Older Women, Centres of Excellence for Women's Health, Winnipeg.

［5］Kharicha, K., Iliffe, S., Harari, D., Swift, C., Gillmann, G. and Stuck, A. （2007）Health risk appraisal in older people 1: are older people living alone an at-risk group? *British Journal of General Practice*, 57: 271 – 276.

［6］Murphy, M., Grundy, E. and Kalogirou, S. （2007）The increase in marital status differences in mortality up to the oldest age in seven European countries, 1990 – 99, *Population Studies*, 61 （3）: 287 – 298.

［7］ Pillemar, K. , Moen, P. , Wethington, E. and Glasgow, N. （2000）Social Integration in the Second Half of Life, Johns Hopkins University Press, Baltimore.

［8］ Michael, Berkman, L. F. , Colditz, G. A. and Kawachi, I. （2001）Living arrangements, social integration, and change in functional health status, *American Journal of Epidemiology*, 153 （2）：123 – 131.

［9］ 郭晋武. 城市老年人生活满意度及其影响因素的研究［J］心理学报. 1992 （2）：33.

［10］ 吴振云. 老年人心理健康的内涵、评估和研究概况［J］中国老年学杂志. 2003 （12）：799.

［11］ 同钰莹. 亲情感对老年人生活满意度的影响［J］人口学刊. 2000 （4）32.

慢性病对老年人抑郁水平影响的机制研究：社会支持与生活压力的中介作用

龚秀全

摘　要： 慢性病是老年人口中的常见病，同时也是影响老年人抑郁水平的重要因素。慢性病伴随抑郁加重了对老年人的危害。本文旨在研究慢性病影响抑郁水平机制中社会因素的作用。研究发现，慢性病对抑郁水平既有直接影响也有间接影响，自理能力、友情支持和生活压力在慢性病对老人抑郁水平的影响中发挥了中介作用。社会和家庭主动给予慢性病老人社会支持并设法减轻生活压力是预防慢性病老人发生抑郁的有效措施。同时，我国应建立"以人为本"的慢性病治疗和照料模式。

关键词： 慢性病；抑郁水平；社会支持；友情支持；生活压力

一　引言

抑郁既包括短暂的、轻度的情绪低落，也包括严重的，甚至威胁生命的精神疾病（Fitten, et al. , 1989）。抑郁是失能的首要原因，是全球医疗费用负担的第四大原因（Health Quality Ontario, 2013）。在中国，老年人具有比较高的抑郁发生率（伍小兰等，2010）。影响老年人抑郁的因素主要包括生物的、心理的和社会的因素（Vink, Aartsen & Schoevers, 2008）。在我国，根据健康水平、经济状况、社会支持程度可有效地预测老年人的抑郁症状（唐丹，2010），社会经济地位较高的人群要比社会经济地位较低的人群具有更少抑郁症状（焦开山，2014）。慢性病是影响老年人抑郁的重要因素（Adams et al.，2004；Braam，et al.，2005；Huang et al.，2010；Yaka. et al.，2014；Park，et al.，2016）。和没有慢性病的人比较，有慢性病的人患抑郁症的概率成倍提升，而如果有慢性病的人患抑郁症，抑郁症和慢性病可能相互影响并导致健康恶化（Moussavi et al.，2007；Fiest et al.，2011），严重失能的比例会显著提高（Lim et al.，2012；Gabilondo et al.，2012；Deschênes，et al.，2015），死亡率会显著提升（Ziegelstein，2001；van Melle，et al.，2004；Zhang et al.，2005）。

在人口转变和经济发展共同的作用下（郑晓瑛、宋新明，2014），慢性病已成为严重影响我国居民身体健康和生活质量的重要公共卫生问题。74.2%的60岁以上老年居民自报或被检验出至少患有1种常见慢性病，并存在多病共存情况（崔娟、毛凡、王志会，2016）。随着我国人口老龄化程度的日益加深和老龄人口的日益庞大，慢性病对我国经济社会发展的影响必将日益巨大。如何有效预防慢性病老人抑郁的发生，应成为重要的政策议题。

二　文献述评与研究假设

（一）文献述评

慢性病对抑郁影响的机制包括生物的、心理的和社会的因素（Patten，2001）。在生物因素方面，慢性病会导致长期的药物依赖从而增加抑郁的风险（Patten，2001），心理资源则有利于缓解慢性病患者的抑郁（Bisschop，et al.，2004）。在社会因素方面，社会支持对抑郁症状具有预防作用（Lin & Ensel，1999；Taylor & Bury，2007；唐丹等，2015），在慢性病对抑郁的影响中发挥调节作用（Soto，et al.，2016）。例如，拥有较充分的感知支持和良好家庭支持的癌症患者较少抑郁（Hann，et al.，2002），较多的高质量社会支持能缓解糖尿病患者的负担和痛苦（Baek，et al.，2014）。社会支持同时调节了社会压力、照料、经济压力和疼痛等对抑郁的影响（Uebelacker，et al.，

2013）。较少的社会支持则容易导致抑郁（Hybels et al.，2001；Rees et al.，2013）。例如，独居和社会网络较弱、邻居访问较少、较少社会活动参与和教会活动的老人更容易抑郁（Adams et al.，2004；Chan et al.，2011）。

同时，生活压力能激发或增加对紊乱风险的认知和生物过程，它是导致抑郁的强烈的近端风险因素和强大触发器（Hammen，2005；Slavich & Irwin，2014；Fried et al.，2015），老年人生活压力与抑郁相关联（Krause，1986）。

在上述研究中，学者把社会支持和生活压力作为外生变量进行处理。但是，由于慢性病不利于老人建立、维持和强化社会关系，反而会弱化社会纽带——处于逆境中时人际支持会受损，慢性病可能导致社会支持的减少（Sells et al.，2009）——因此，不同慢性病状况下老人的社会支持更可能是内生变量。同时，在我国，因医疗和护理保障并不完善，慢性病加大了家庭医疗费用支出和照料压力，不同慢性病状况下老人的生活压力也可能是内生变量。

现有文献对慢性病导致抑郁发生机制的研究主要集中于医学和生物学因素方面，对社会因素的研究非常有限。仅有一篇文献分析了家务、职业和经济压力增大以及个人资源的破坏（自尊和自控力）等因素在慢性病对抑郁产生影响时的中介作用（Vilhjalmsson，1998）。也许该研究主要是基于劳动力年龄人口（年龄范围为 20～70 岁，平均年龄为 40.5 岁）的原因，研究发现慢性病对社会支持不具有显著影响。本研究旨在进一步探究社会支持与生活压力是否在慢性病对抑郁水平的影响中发挥中介作用，为促进慢性病老年人精神卫生保健提供政策参考。

（二） 研究假设

根据上述文献综述，慢性病可能直接导致老人社会支持的减少。并且，慢性病可能导致老人活动受限，妨碍社会关系互动和社会角色履行，进而导致社会支持的减少（Yang，2006）。同时，慢性病可能直接增大老人生活的压力或导致自理能力下降而增大生活压力。慢性病老人社会支持减少，生活压力增大，对自己的处境更为担忧，则更可能抑郁。慢性病对抑郁水平影响的路径分析见图 1。本文做出如下假设。

假设 1：慢性病直接增加老人抑郁的可能性。

假设 2：慢性病越严重的老人社会支持越少，从而老人更可能抑郁。社会支持在慢性病对老人抑郁水平的影响中发挥中介作用。

假设 3：慢性病越严重的老人生活压力越大，从而更可能抑郁。生活压力在慢性病对老人抑郁水平的影响中发挥中介作用。

假设 4：慢性病导致老人自理能力下降，并进而影响老人社会支持的获得和生活压力，从而老人更可能抑郁。具体表现为如下三个方面。

4a：自理能力在慢性病对老人抑郁水平的影响中发挥中介作用。

4b：慢性病对老人抑郁水平的影响通过自理能力和社会支持发挥远程中介作用。

4c：慢性病对老人抑郁水平的影响通过自理能力和生活压力发挥远程中介作用。

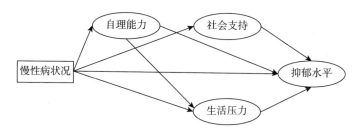

图 1　慢性病对抑郁水平影响的假设路径

三　抽样、测量与分析方法

（一）抽样

本研究数据来源于 2014 年"上海市静安区老年人健康状况评估及养老需求调查"。该调查首先由区民政局组织居委会对全区户籍老人的基本信息进行调查汇总，并建立总体抽样框。然后，研究团队采取随机抽样的方式抽样。最后，根据抽取的样本由经过专业培训的调查员上门进行面对面访谈。在 56190 个老人中，抽取了 1875 个老人进行调查，样本比例为 3.34%，本调查获得的有效样本为 1233 个，应答率为 65.76%。在本研究中，因有 74 位老人（占 6.00%）关于 GDS 方面的数据缺失比较多，因而，最终纳入研究的样本为 1159 人，占有效样本的 94.0%。

在 1159 个样本中，男性为 527 人，占 45.5%，女性为 632 人，占 54.5%；年龄范围为 60~99 岁（平均年龄为 72.52 岁，标准差为 9.41 岁）；已婚的为 852 人，占 73.5%，未婚、离婚和丧偶的为 307 人，占 26.5%；受教育年限的范围为 0~16 年（平均为 10.89 年，标准差为 3.99 年）；3.9% 的老人月收入为 2000 元以下，76.2% 的老人月收入为 2000~4000 元，19.9% 的老人月收入在 4000 元以上。

（二）测量

1. 慢性病

慢性病是指长期的甚至终生的疾病。对慢性病状况根据患者自报的慢性疾病种类进行评估（Vilhjalmsson，1998；Soto，et al.，2016；Park，et al.，2016）。问卷的慢性病类别清单列举了老年人的常见疾病，包括心血管疾病、神经系统疾病、泌尿系统疾病、糖尿病、呼吸系统疾病、消化系统疾病、骨关节疾病、恶性肿瘤和其他疾病，共计 9 个类别。

2. 抑郁水平

对抑郁水平根据老年人 GDS 量表度量（D'Ath，et al.，1994），该量表对筛查中国老人抑郁症状是有效的（Lai，et al.，2010）。量表共有 15 个问题，主要询问老人在调查前一周的感受，答案为是/否。本研究样本中，量表的内部一致性信度（KR-20）为 0.844。GDS 总分范围为 0~15 分，分值越高，抑郁症状越严重。

3. 自理能力（自理障碍）

对自理能力根据 ADL 量表度量（Lawton & Brody，1969）。量表共有 14 个项目，主要评估老人使用公共车辆、行走、做饭菜、做家务、吃药、吃饭、穿衣、脱衣、打理自己的外表（如梳头、刷牙等）、洗衣、洗澡、购物、定时上厕所、打电话和处理自己钱财的能力。每个项目的答案从自己完全能做到根本没法做分为 4 个等级，1 为完全能做，4 为根本没法做。ADL 得分范围为 14～56 分，分值越高，自理能力越低。本研究中，ADL 的信度系数 Cronbach's alpha 为 0.968。

4. 社会支持

对社会支持根据《社会支持评定量表》（肖水源，1994）度量。本量表共包括 14 个指标，主要评估老人与住所人员的亲密程度，遇到危难时的经济支持来源以及安慰和关心来源，老人的朋友，邻居、同事关系以及家庭成员的支持和照顾情况，组织活动参与情况，遇到烦恼时的倾诉方式，求助方式等方面。本研究中，量表的信度系数 Cronbach's alpha 为 0.746。社会支持得分范围为 0～42 分，得分越高，社会支持程度越高。

5. 生活压力

对生活压力主要根据老人对生活来源、收入能否养活自己、生病治疗费用、生活照料四个方面的担心程度来度量。答案为 5 点尺度，1 为完全不担心，5 为非常担心。生活压力的得分范围为 4～20 分，得分越高，表示对生活越担心，生活压力越大。本研究中，量表的信度系数 Cronbach's alpha 为 0.889。

（三）分析方法

对数据的描述性统计分析、方差分析和 logistic 回归分析以及对社会支持的探析性因子分析用 SPSS 17 软件。为了对图 1 中的主要变量及其结构关系同时进行分析，我们使用 IBM-SPSS AMOS 20 软件进行结构方程建模（SEM）（Baumgartner & Homburg, 1996）。同时，为了使中介效果检验更为有效，除了使用 Sober 检验外，我们还使用了Bootstrap（Percentile bootstrap 和 Bias-corrected percentile bootstrap）以及 PRODCLIN 程序检验方法（Williams & MacKinnon, 2007）。

四　研究结果

（一）老年人慢性病与抑郁的关系

老人患慢性病种类的范围为 0~5 种（平均值为 1.05，标准差为0.961）。本研究根据慢性病种类数将其分为四种类型，即 0 种、1 种、2 种和 3 种及以上，各类型的占比分别为 30.2%、44.7%、17.3% 和7.9%。根据慢性病状况进行组的比较，各组 GDS 的均值分别为1.74、2.54、3.29 和 3.79。在控制了人口学变量（性别、年龄、婚姻、教育和收入）后，方差检验表明，不同慢性病状况下的老人抑郁症状存在显著差异（P = 0.000）。如果把 GDS 总分 6 分作为是否抑郁的临界值（Almeida & Almeida, 1999），则有 0 种、1 种、2 种和 3 种及以上慢性病老人属于抑郁的比例分别为 5.1%、10.6%、14.5% 和22.0%。在控制了人口学变量后，Logistic 回归分析表明，不同慢性病状况下的老人抑郁发生率存在显著差异（发生比 = 1.564，95% CI 为1.270~1.925），慢性病种类越多，抑郁发生率越高。

（二）老年人口社会支持的探索性因子分析

为更深入研究社会支持不同因子在慢性病对抑郁水平影响中的中介作用，我们对社会支持进行探索性因子分析。KMO = 0.715，Bart-lett 球形检验 Chisq = 3332.467（Sig. = 0.000 < 0.05），资料适合采取主成分法进行因子分析。探索性因子分析抽取了 5 个特征值大于 1的公共因子，采取最大方差法对因子进行旋转后的结果如表 1（其中权重小于 0.4 的指标已经删除）所示。公共因子分别为友情支持、亲情支持、危难支持、家庭支持以及倾诉与求助，分别解释总变异的14.90%、12.35%、12.10%、11.70% 和 10.88%，5 个公共因子累积

贡献率为 61.94%。

表 1　社会支持的探索性因子分析

指标	FRS	FAS	RES	CAS	TAH
你有多少关系密切可以支持和帮助的朋友？	0.677				
你和邻居关系怎么样？	0.620				
你和同事关系怎么样？	0.761				
对于团体（如对于居委、街道、原单位、党组织、宗教组织等）组织的活动，你参加的次数怎么样？	0.699				
你配偶给你的支持和照顾怎么样？		0.800			
你子女给你的支持和照顾怎么样？		0.439			
近一年来，你的居住方式是怎么样的？		0.845			
你父母给你的支持和照顾怎么样？			0.664		
你兄弟姐妹给你的支持和照顾怎么样？			0.749		
你家庭其他成员给你的支持和照顾怎么样？			0.804		
过去，在你遇到危难情况时，曾经得到的经济支持和解决实际问题的帮助的来源有哪些？				0.905	
过去，在你遇到急难情况时，曾经得到的安慰和关心的来源有哪些？				0.857	
你遇到烦恼时的倾诉方式是怎么样的？					0.716
你遇到烦恼时的求助方式是怎么样的？					0.853

注：FRS：友情支持；FAS：家庭支持；RES：亲情支持；CAS：危难支持；TAH：倾诉与求助。

我们进一步对不同慢性病状况下社会支持的各指标和公共因子（根据表 1 中指标权重加权计算）进行均值比较。F 检验表明，不同慢性病状况下，公共因子友情支持和家庭支持存在显著差异。但亲情支持、危难支持、倾诉与求助没有显著差异，在后续的模型分析中，这些变量不再被纳入分析。

（三）潜变量验证性因素分析（CFA）

在进行结构方程模型分析之前需要对潜变量进行验证性因素分析（Anderson & Gerbing, 1988）。整个 CFA 模型包含了 5 个潜变量，即自理能力、友情支持、家庭支持、生活压力和抑郁水平。ADL 的 14 个指标是一维的且具有比较高的信度，为降低干扰因素的影响并提高模型的配适度，对自理能力的度量使用了 Parceling 方法（Little, et al., 2002）。GDS 指标为是/否两分类变量，抑郁水平的度量同样使用 Parceling 方法（Bandalos & Finney, 2001）。

通过检查数据的 Mahalanobis 距离，没有发现异常值。但是，一些变量并不服从正态分布。不过，除了 ADL 外，其他变量的偏度和峰度都在（2，3）之间，因此，本研究仍用最大似然法（ML）来估计变量关系参数和模型配适度（Curran, et al., 1996）。由于模型配适度指标 $p = 0.000$，为了检验这一指标是模型不好造成的还是样本数太大造成的，本研究使用了 Bollen-Stine bootstrap 方法进行评估（Bollen & Stine, 1992）。同时，Bollen-Stine bootstrap 可以修正非多元正态造成的卡方值膨胀。Bollen-Stine bootstrap $p = 0.000$，说明模型是正确的。经过修正后，测量模型有良好的配适度，RMSEA = 0.01，GFI = 0.99，AGFI = 0.97，CFI = 1.00，RFI = 0.98，TLI = 1.00，NFI = 0.99，$Chi^2/DF = 1.20$。

在 CFA 模型中，除了家庭支持中子女支持的因素负荷量比较低以外，其他因素负荷量都超过了 0.5，并且在统计上都是显著的（P < 0.001）。因此，因素负荷量是可接受的。所有构面的组合信度都超过了 0.6，构面都具有良好的收敛效度（Bagozzi & Yi, 1988）。所有潜变量之间的相关关系都低于 0.7，构面之间具有良好的区别效度（Grewal, Cote & Baumgartner, 2004）。

（四）结构方程模型检验（SEM）

结构方程模型 1 的主要变量与影响路径及其参数如图 2，分别控制了人口学变量对自理能力、友情支持、家庭支持、生活压力和抑郁水平的影响（图 2 中未表示出来）。模型配适度指标采用了 Bollen-Stine bootstrap 方法进行修正。模型 1 具有良好的配适度，RMSEA = 0.010，GFI = 0.98，AGFI = 0.96，NFI = 0.98，CFI = 1.00，TLI = 1.00，IFI = 1.00，RFI = 0.98，Chisq/df = 1.13。结构方程模型 1 中，

自理能力、友情支持、家庭支持、生活压力、抑郁水平的决定系数 R^2
分别为 0.225、0.265、0.816、0.128 和 0.365。

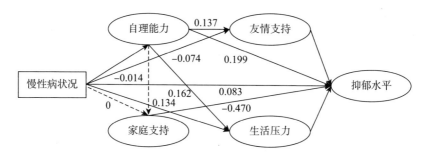

图 2　慢性病状况对老人抑郁水平影响的路径

注：-->表示影响不显著。控制变量对潜变量的影响在图中没有表示出来。

慢性病对自理能力、友情支持、生活压力和抑郁水平具有显著影响；自理能力对友情支持、生活压力和抑郁水平具有显著影响；友情支持、家庭支持和生活压力对抑郁水平具有显著影响。但是，慢性病和自理能力对家庭支持不具有显著影响。

（五）中介效果检验

Sobel 检验（Sobel，1982，1986）是非常著名的中介效果检验方法。但是，本研究中的数据不符合正态分布假定，同时，模型中包括多个潜在中介变量，因此，bootstrapping 方法是更为有效的中介效果检验方法（Stone & Sobel，1990；MacKinnon et al.，2004；Hayes，2009）。特定变量中介效果的检验根据 PRODCLIN 程序获得（Williams & MacKinnon，2007）。由于 PRODCLIN 程序不能检验远程中介效果，因此，远程中介效果根据 Taylor 等（2008）的方法检验。

在模型 1 中，因慢性病对家庭支持的影响不显著，它不可能在慢性病对抑郁水平的影响中发挥中介作用。因此，模型 2 中，删除了家庭支持变量。模型 2 中，自理能力、友情支持和生活压力在慢性病对老年人抑郁水平的影响的中介效果检验结果如表 2 所示。不管是根据 Sobel 检验还是 Bootstrapping 检验，慢性病对抑郁水平影响的直接效果和间接效果都显著。间接效果占总效果的比例高达 58.46%。Mackinnon PRODCLIN 检验表明，在分别通过友情支持、生活压力和自理能力影响的路径中，95% CI 都不包含 0，它们在慢性病对抑郁水平的影响中发挥的间接效果显著。其中，通过生活压力产生的间接效果占总间接效果的比例最大，为 34.21%；其次为友情支持，占 28.95%。另外，慢性病对抑郁水平通过自理能力和友情支持、自理能力和生活压力影响的远程路径中，间接效果的标准误分别为 0.0029 和 0.0024，95% CI 都不包括 0。这表明自理能力和友情支持、自理能力和生活压力在慢性病对抑郁水平影响中的间接效果都显著，它们各自产生的间接效果分别占总间接效果的比例为 7.02% 和 5.26%。

表 2　自理能力、友情支持和生活压力在慢性病对老年人抑郁
水平影响中的中介效果检验

| 效果 | 点估计 | 系数 | | Bootstrapping | | | | Mackinnon PRODCLIN 95% CI | |
| | | | | Bias corrected 95% CI | | Percentile 95% CI | | | |
		SE	Z	低	高	低	高	低	高
总效果	0.195	0.035	5.57	0.131	0.269	0.130	0.265		
直接效果	0.081	0.029	2.79	0.022	0.139	0.023	0.139		
间接效果	0.114	0.022	5.18	0.076	0.164	0.071	0.157		
具体的间接效果									
友情支持	0.033							0.011	0.060
生活压力	0.039							0.018	0.065
自理能力	0.026							0.010	0.048
远程中介 1[①]	0.008	0.0029	2.76					0.002	0.014[③]
远程中介 2[②]	0.006	0.0024	2.50					0.001	0.011[③]

注：①通过自理能力和友情支持影响；②通过自理能力和生活压力影响；③低、高 95% CI 根据 Taylor 等（2008）计算。

五　结论与讨论

与已有研究结论一致，本研究发现，慢性病对老年人的抑郁水平具有显著影响。并且，和劳动力年龄人口样本（Vilhjalmsson，1998）

一样，慢性病对老年人抑郁水平的影响既有直接效果，也有间接效果。根据已有文献，本研究第一次阐述了社会因素在慢性病对老年人抑郁水平影响中的中介作用。本研究的主要结论如下。

第一，慢性病对老人的自理能力具有显著影响，疾病越严重，自理能力越低。并且，自理能力较低的老人更有可能抑郁（Yang & George，2005；Roberts et al.，1997；Ma et al.，2015；Lee，2015）。

第二，和 Sells 等（2009）结论一致，慢性病影响老人的社会支持。我们进一步发现，慢性病对社会支持的影响既有直接效果，也有间接效果。首先，慢性病导致老人自理能力下降，自理能力下降导致社会支持下降（Yang，2006）。其次，慢性病直接导致社会支持的减少，特别是友情支持的减少，这回应了交换理论（Gouldner，1960）。慢性病降低了老人支付报酬的能力，打破了接受与给予支持的平衡，从而获得的社会支持也会减少。和西方国家一样（Ohman et al.，2004），随病情加重，老人的配偶支持逐步减少。但是，慢性病对家庭整体支持和亲情支持没有显著影响。说明家庭（扩展家庭）作为不可分割的单位，它的凝聚力仍深深地根植于中国人的价值观念中（Cheng et al.，2009）。同时，我们也发现，老人社会支持减少、人际关系的损失增大了抑郁的可能性（Paykel，2003；Slavich & Irwin，2014）。

第三，慢性病不仅直接导致老人生活压力增大，而且，慢性病导致老人自理能力下降，并进而导致生活压力增大。老人生活压力增大，则增加了老人抑郁的可能性。

第四，我们进一步通过严格的中介效果检验表明：（1）友情支持、生活压力和自理能力都在慢性病对抑郁水平的影响中发挥着中介作用；（2）慢性病对抑郁水平影响通过自理能力和友情支持发挥远程中介作用；（3）慢性病对抑郁水平影响通过自理能力和生活压力发挥远程中介作用。

慢性病通过社会支持和生活压力对抑郁水平产生间接效果，说明"两次打击"理论（Knudson，1971）具有社会学意义。两次打击理论是关于基因引发视网膜母细胞瘤的理论，并已经扩展到分析其他生物医学现象和社会现象。随着慢性病的日益严重，并发症增多，必然增大老人的生活压力和痛苦，破坏人生的进程（Bury，1982），甚至丧失自我（Charmaz，1983）。老人可能以"弱者"的身份重新对自己进行定义，对自己的角色扮演进行重新理解，打破了原有的社会交往网络。同时，他（她）原有的社会网络结构成员也可能重新定义互动关系，导致老人获得的社会支持减少，进一步增加老人的脆弱性。这会给老人第二次打击，并可能导致抑郁的发生。

预防慢性病老人抑郁的发生，除了加强对老人慢性病本身的管理外，还应打破慢性病导致抑郁发生的传导机制。社会支持和生活压力在这一传导机制中发挥中介作用，意味着慢性病老人社会支持（特别是友情支持）减少和生活压力增大，可能是老人出现抑郁症状的一个标志。社会和家庭对慢性病老人社会支持实施主动介入并减轻生活压力是预防抑郁的有效措施。

慢性病属于正常疾病（Williams，2000），是个体衰老的自然结果（Armstrong，2014）。对于慢性病老人的治疗和照料，应该从传统的"生物医学模式"过渡到"以人为本"的模式，把个体疾病工作、医患协商、患者与医务人员之间的意义建构整合到对慢性病干预更为全面理解的整体设计中去（Ong et al.，2014），把慢性病老人的喜好、价值观、信仰、家庭或虚构亲属纳入日常生活、临床护理和社会服务设置的决策过程中，为老人提供多方面（包括个体、家庭或虚拟亲属、组织层面或服务提供者）的院外照料和以社区为基础的服务支持（Kogan et al.，2016）。在我国，应着力于完善社区支持、家庭支持和单位支持政策，增加对慢性病老人的社会支持和照料服务。特别地，当遇到危难或需要求助和帮助时，慢性病老人的社会支持和非慢性病老人没有显著差异。因此，增加对慢性病老人的社会支持，应主要在日常生活中加强对老人的关心和帮助，避免对他们的标签化和污名化，并尽可能让老人融入社区，参与群体活动。同时，我国应完善医疗与长期护理保障等社会保障政策，降低慢性病老人的生活压力。

本研究存在以下问题。首先，本研究样本来自发达的城市社区，可能不能代表我国发展中的城市社区和农村社区老人。不过，这代表了我国未来的发展趋势。其次，慢性病、自理能力、社会支持、生活压力和抑郁水平之间可能是相互影响的，上述慢性病影响抑郁水平的机制分析仅是一条可能的路径。在未来的研究中，仍需要通过纵向数据来进一步验证上述变量之间的关系是否存在。但是，本研究为理解慢性病影响老年人抑郁症状的发生机制提供了新的视角。

参考文献

[1] 崔娟，毛凡，王志会 . 2016，《中国老年居民多种慢性病共存状况分析》，《中国公共卫生》第 1 期。

[2] 焦开山 . 2014，《健康不平等的影响因素研究》，《社会学研究》第 5 期。

[3] 唐丹 . 2010，《城乡因素在老年人抑郁症状影响模型中的调节效应》，《人口研究》第 3 期。

[4] 唐丹，姜凯迪 . 2015，《家庭支持与朋友支持对不同自理能力老年人抑郁水平的影响》，《心理与行为研究》13（1）。

[5] 伍小兰，李晶，王莉莉 . 2010，《中国老年人口抑郁症状分析》，《人口学刊》第 5 期。

[6] 肖水源 . 1994，《〈社会支持评定量表〉的理论基础与研究应用》，《临床精神医学杂志》第 2 期。

[7] 郑晓瑛，宋新明 . 2014，《中国人口转变、经济发展与慢性病增长》，《中国高校社会科学》第 4 期。

[8] Adams, K. B., Sanders, S. & Auth, E. A. 2004, "Loneliness and Depression in Independent Living Retirement Communities: Risk and Resilience Factors." *Aging & Mental Health* 8（6）.

[9] Almeida, O. P. & Almeida, S. A. 1999, "Short Versions of the Geriatric Depression Scale: A Study of Their Validity for the Diagnosis of A Major Depressive Episode According to ICD-10 and DSM-IV." *Int J Geriatr Psychiatry* 14（10）.

[10] Anderson, J. C. & Gerbing, D. W. 1988, "Structural Equation Modeling in Practice: A Review and Recommended Two-step Approach." *Psychological Bulletin* 103（3）.

[11] Armstrong, D. 2014, "Chronic Illness: a Revisionist Account." *Sociology*

of Health & Illness 36（1）.

［12］ Baek，R. N. ，Tanenbaum，M. L. & Gonzalez，J. S. 2014，"Diabetes Burden and Diabetes Distress：the Buffering Effect of Social Support. " *Ann Behav Med.* 48（2）.

［13］ Bagozzi，R. P. & Yi，Y. 1988， "On the Evaluation of Structural Equation Models. " *Journal of the Academy of Marketing Science* 16（1）.

［14］ Bandalos，D. L. & Finney，S. J. 2001， "Item Parceling Issues in Structural Equation Modeling. " In G. A. Marcoulides & R. E. Schumacker（Eds. ），*New developments and techniques in structural equation modeling*（pp. 269 – 296）. Mahwah，NJ：Lawrence Erlbaum Associates.

［15］ Baumgartner，H. & Homburg，C. 1996， "Applications of Structural Equation Modeling in Marketing and Consumer Research：A Review. " *International Journal of Research in Marketing* 13（2）.

［16］ Bisschop，M. I. ，Kriegsman，D. M. W. ，Beekman，A. T. F. & Deeg，D. J. H. 2004， "Chronic Diseases and Depression：the Modifying Role of Psychosocial Resources. " *Social Science & Medicine* 59（4）.

［17］ Bollen，K. A. ，& Stine，R. A. 1992， "Bootstrapping Goodness-of-fit Measures in Structural Equation Models. " *Sociological Methods and Research* 21（2）.

［18］ Braam，et al. ，2005， "Physical Health and Depressive Symptoms in Older Europeans. " *Br. J. Psychiatry* 187（1）.

［19］ Bury，M. 1982， "Chronic Illness as Biographical Disruption. " *Sociology of Health and Illness* 4（2）.

［20］ Chan，A. ，Malhotra，C. ，Malhotra，R. Ostbye，T. 2011， "Living Arrangements，Social Networks and Depressive Symptoms among Older Men and Women in Singapore. " *Int. J. Geriatr Psychiatry* 26（6）.

［21］ Charmaz，K. 1983， "Loss of Self：a Fundamental Form of Suffering in the Chronically Ill. " *Sociology of Health & Illness* 5（2）.

［22］ Cheng，S. T. ，Lee，C. K. L. ，Chan，A. C. M. ，Leung，E. M. F. ，& Lee，J. J. 2009， "Social Network Types and Subjective Well-being in Chinese Older Adults. " *Journal of Gerontology：Psychological Sciences* 64B（6）.

［23］ Curran，P. J. ，West，S. G. ，& Finch，J. F. 1996， "The Robustness of Test Statistics to Nonnormality and Specification Error in Confirmatory Factor Analysis. " *Psychological Methods* 1 （1）.

［24］ D'Ath, P. , Katona, P. , Mullan, E. , Evans, S. & Katona, C. 1994, "Screening, Detection and Management of Depression in Elderly Primary Care Attenders. I: The Acceptability and Performance of the 15 item Geriatric Depression Scale （GDS15） and the Development of Short Versions. " *Fam Pract* 11 （3）.

［25］ Deschênes, S. S. , Burns, R. J. & Schmitz, N. 2015, "Associations between Depression, Chronic Physical Health Conditions, and Disability in a Community Sample: A Focus on the Persistence of Depression. " *Journal of Affective Disorders* 179.

［26］ Fiest, K. M. , Currieb, S. R. , Williamsc, J. V. A. & Wang, J. L. 2011, "Chronic Conditions and Major Depression in Community-dwelling Older Adults. " *Journal of Affective Disorders* 131 （1 – 3）.

［27］ Fitten, L. J. , Morley, J. E. , Gross, P. L. , Petry, S. D. , & Cole, K. D. 1989, "Depression. " *Journal of the American Geriatrics Society* 37 （5）.

［28］ Fried, E. I. , Nesse, R. M. , Guille, C. & Sen, S. 2015, "The Differential Influence of Life Stress on Individual Symptoms of Depression. " *Acta Psychiatrica Scandinavica* 131 （6）.

［29］ Gabilondo, A. , Vilagut, G. , Pinto-Meza, A. , Haro, J. M. & Alonso, J. 2012, "Comorbidity of Major Depressive Episode and Chronic Physical Conditions in Spain, a Country with Low Prevalence of Depression. " *General Hospital Psychiatry* 34 （5）.

［30］ Gouldner, A. W. 1960, "The Norm of Reciprocity: A Preliminary Statement. " *American Sociological Review* 25 （2）.

［31］ Hammen, C. 2005, "Stress and depression. " *Annu Rev Clin Psychol* 1.

［32］ Hann, H. , et al. 2002, "The Influence of Social Support on Depressive Symptoms in Cancer Patients: Age and Gender Differences. " *Journal of Psychosomatic Research* 52 （5）.

［33］ Hayes, A. F. 2009, "Beyond Baron and Kenny: Statistical Mediation Analysis in the New Millennium. " *Communication Monographs* 76 （4）.

［34］ Health Quality Ontario 2013, "Screening and Management of Depression for Adults with Chronic Diseases: an Evidence-based Analysis. " *Ontario Health Technology Assessment Series* 13 （8）.

[35] Huang C. -Q. , Dong, B. -R. , Lu Z. -C. , Yue J. -R. & Liu Q. -X. 2010 "Chronic Diseases and Risk for Depression in Old Age: A Meta-analysis of Published Literature. " *Ageing Research Reviews* 9 (2).

[36] Hybels, C. F. , Blazer, D. G. & Pieper, C. F. 2001, "Toward a Threshold for Subthreshold Depression: an Analysis of Correlates of Depression by Severity of Symptoms, Using Data from an Elderly Community Sample. " *Gerontologist* 41 (3).

[37] Knudson, A. G. 1971, "Mutation and Cancer: Statistical Study of Retinoblastoma. " *Proc Natl Acad Sci* 68 (4).

[38] Kogan, A. C. , Wilber, K. & Mosqueda, L. 2016, "Person-Centered Care for Older Adults with Chronic Conditions and Functional Impairment: A Systematic Literature Review. " *Journal of the American Geriatrics Society* 64 (1).

[39] Krause, N. 1986, "Life Stress as a Correlate of Depression Among Older Adults. " *Psychiatry Research*.

[40] Lai, D. , Tong, H. , Zeng, Q. & Xu, W. 2010, "The Factor Structure of a Chinese Geriatric Depression Scale-SF: Use with alone Elderly Chinese in Shanghai, China. " *Int J Geriatr Psychiatry* 25 (5).

[41] Lawton, M. P. & Brody, E. M. 1969, "Assessment of Older People: Self-maintaining and Instrumental Activities of Daily Living. " *Gerontologist* 9 (3).

[42] Lee, Y. C. 2015, "A Study of the Relationship between Depression Symptom and Physical Performance in Elderly Women. " *Journal of Exercise Rehabilitation* 11 (6).

[43] Lim, L. , Jin, A. -Z. & Ng, T. -P. 2012, "Anxiety and Depression, Chronic Physical Conditions, and Quality of Life in an Urban Population Sample Study. " *Soc Psychiatry Psychiatr Epidemiol* 47 (7).

[44] Lin, N. , Ye, X. & Ensel, W. M. 1999. "Social Support and Depressed Mood: A Structural Analysis. " *Journal of Health and Social Behavior* 40 (4).

[45] Little, T. D. , William, A. C. , & Shahar, G. 2002, "To Parcel or not to Parcel: Exploring the Question, Weighing the Merits. " *Structural Equation Modeling* 9 (2).

［46］ Ma, L., et al., 2015, "Risk Factors for Depression among Elderly Subjects with Hypertension Living at Home in China." *Int J Clin Exp Med* 8 (2).

［47］ MacKinnon, D. P., Lockwood, C. M., & Williams, J. 2004, "Confidence Limits for the Indirect Effect: Distribution of the Product and Resampling Methods." *Multivariate Behavioral Research* 39 (1).

［48］ Moussavi, S., et al. 2007 "Depression, Chronic Diseases, and Decrements in Health: Results from the World Health Surveys." *The Lancet*, 370 (9590).

［49］ Ohman, M. & Söderberg, S. 2004, "The Experiences of Close Relatives Living with a Person with Serious Chronic Illness." *Qualitative Health Research* 14 (3).

［50］ Ong, B. N., et al. 2014, "Behaviour Change and Social Blinkers? The Role of Sociology in Trials of Self-management Behaviour in Chronic Conditions." *Sociology of Health & Illness* 36 (2).

［51］ Park, J. I., Park, T. W., Yang, J. C., & Chung, S. K. 2016, "Factors Associated with Depression among Elderly Koreans: the Role of Chronic Illness, subjective health status, and cognitive impairment." *Psychogeriatrics* 16 (1).

［52］ Patten, S. B. 2001, "Long-term Medical Conditions and Major Depression in a Canadian Population Study at Waves 1 and 2." *Journal of Affective Disorders* 63 (1－3).

［53］ Paykel, E. S. 2003, "Life Events and Affective Disorders." *Acta Psychiatr Scand* 108 (418).

［54］ Rees, G., et al., 2013, "Identifying Distinct Risk Factors for Vision-Specific Distress and Depressive Symptoms in People With Vision Impairment." *IOVS* 54 (12).

［55］ Roberts, R. E., George, A. K., Shema, S. J. & Strawbridge. W. J. 1997, "Prevalence and Correlates of Depression in An Aging Cohort: The Alameda County Study." *Journal of Gerontology: Social Sciences* 52B (5).

［56］ Sells, D., et al. 2009, "Cascading Crises, Resilience and Social Support within the Onset and Development of Multiple Chronic Conditions." *Chronic Illness* 5 (2).

［57］ Slavich, G. M. & Irwin, M. R. 2014, "From Stress to Inflammation and Major

Depressive Disorder: Asocial Signal Transduction Theory of Depression. " *Psychol Bull* 140 (3).

[58] Sobel, M. E. 1982, "Aysmptotic Confidence Intervals for Indirect Effects in Structural Equation Models. " *Sociological Methodology* 13.

[59] Sobel, M. E. 1986, "Some New Results on Indirect Effects and Their Standard Errors in Covariance Structure Models. " *Sociological Methodology* 16.

[60] Soto, S. , et al. , 2016, "Depression and Chronic Health Conditions Among Latinos: The Role of Social Networks. " *J. Immigrant Minority Health* First online.

[61] Stone, C. A. , & Sobel, M. E. 1990, "The Robustness of Total Indirect Effects in Covariance Structure Models Estimated with Maximum Likelihood. " *Psychometrika* 55 (2).

[62] Taylor, A. B. , MacKinnon, D. P. , & Tein, J. -Y. 2008, "Tests of the Three-path Mediated Effect. " *Organizational Research Methods* 11 (2).

[63] Taylor, D. & Bury, M. 2007, "Chronic Illness, Expert Patients and Care Transition. " *Sociology of Health & Illness* 29 (1).

[64] Uebelacker, L. A. , et al. 2013, "Social Support and Physical Activity as Moderators of Life Stress in Predicting Baseline Depression and Change in Depression over Time in the Women's Health Initiative. " *Soc. Psychiatry Psychiatr Epidemiol* 48 (12).

[65] van Melle, J. P. , et al. 2004, "Prognostic Association of Depression Following Myocardial Infarction with Mortality and Cardiovascular Events: a Meta Analysis. " *Psychosomatic Medicine* 66 (6).

[66] Vilhjalmsson, R. 1998, "Direct and Indirect Effects of Chronic Physical Conditions on Depression: A Preliminary Investigation. " *Social Science & Medicine* 47 (5).

[67] Vink, D. , Aartsen, M. J. & Schoevers, R. A. 2008, "Risk Factors for Anxiety and Depression in the Elderly: A Review. " *Journal of Affective Disorders* 106.

[68] Walker, S. et al. 2014, "Cost-effectiveness of Combining Systematic Identification and Treatment of Co-morbid Major Depression for People with Chronic Diseases: the Example of Cancer. " *Psychological Medicine* 44 (7).

[69] Williams, J. & MacKinnon, D. P. 2007, "Distribution of the Product Confi-

dence Limits for the Indirect Effect: Program PRODCLIN. " *Behav Res Methods* 39 (3).

[70] Williams, S. 2000, "Chronic Illness as Biographical Disruption or Biographical Disruption as Chronic Illness? Reflections on a Core Concept. " *Sociology of Health & Illness* 22 (1).

[71] Yaka, E. , et al. 2014, "Prevalence and Risk Factors of Depression among Community Dwelling Elderly. " *Archives of Gerontology and Geriatrics* 59 (1).

[72] Yang, Y. 2006, "How Does Functional Disability Affect Depressive Symptoms in Late Life? The Role of Perceived Social Support and Psychological Resources. " *Journal of Health and Social Behavior* 47 (4).

[73] Yang, Y. & George, L. K. 2005, "Functional Disability, Disability Transitions, and Depressive Symptoms in Late Life. " *Journal of Aging and Health* 17 (3).

[74] Zhang, X. , Norris, S. L. , Gregg, E. W. , Cheng, Y. J. , Beckles, G. & Kahn, H. S. 2005, "Depressive Symptoms and Mortality among Persons With and Without Diabetes. " *Am. J. Epidemiol* 161 (7).

[75] Ziegelstein, R. C. 2001, "Depression in Patients Recovering from a Myocardial Infarction. " *JAMA* 286 (13).

第四篇

健康经济与健康风险

随着生活水平的不断提高，现代人对自身健康状况日益关注。健康经济学从不同角度研究人的健康价值、健康价值比较方式、健康价值的决定因素等，较全面地评估一个人的健康风险。健康需要占用一部分社会资源，那么在医疗资源稀缺的经济学前提下，如何保障最有效的分配，如何最大限度地利用健康资源，都是值得深入探讨的问题！

替代效应还是收入效应？

——家庭老年照料对女性劳动参与率的影响

范红丽　陈　璐

摘　要：随着我国人口老龄化和高龄化程度的加深，家庭老年照料责任与女性参与劳动之间的矛盾日益突出。本文运用中国营养与健康调查 2009 年数据和工具变量分析方法，实证检验了承担家庭老年照料责任对女性劳动参与率的影响，以期为公共政策的制定提供科学依据。结果表明老年照料对女性劳动参与存在替代效应，造成了对就业的负面影响。为父母提供照料帮助的女性劳动参与率下降了 23.8%，其中与父母公婆同住的女性，照料责任使劳动参与率下降了 49.08%，农村女性的照料活动使其劳动参与率下降了 28.1%。

关键词：家庭老年照料；劳动参与率；女性

一　引言

人口老龄化已经成为 21 世纪长期深刻影响人类社会发展的重大现实问题。2010 年第六次全国人口普查结果显示，65 岁及以上人口为 1.19 亿人，占总人口比重为 8.87%，比 2010 年上升 1.9 个百分点。按照联合国最新的人口预测，到 2030 年我国 65 岁及以上人口规模将达到 2.3 亿人，2050 年将达到 3.31 亿人。① 随着老龄人口的增加，患有心

---

① 联合国经济和社会事务部 2013 年发布的《世界人口展望报告》（2012 年修订版）。

脑血管疾病、关节病和老年痴呆等慢性疾病的老年人比重不断增加。中国老龄科学研究中心指出，截至"十二五"末我国部分失能和完全失能老人将达到4000万人，占老年人口的19.5%。① 因此，老年人的长期照料问题就成为今后老龄工作的重点和难点。中国社会承袭家庭养老传统，"男主外、女主内"的传统性别文化观念根深蒂固，导致成年子女尤其是成年女性成为家庭老年照料责任的主要承担者。而绝大多数从事老年照料的女性仍处于工作年龄，面临着照护父母、公婆与劳动就业之间的两难选择。

卡迈克尔（Carmichael）和查尔斯（Charles）认为家庭老年照料与子女劳动参与率之间可能存在替代效应和收入效应。[1~2]替代效应（Substitution Effect）是指由于时间的稀缺性，老年照料活动会导致劳动参与率的下降；收入效应（Income Effect）是指子女在进行老年照料时需要大量费用支出，② 为了避免退出劳动力市场造成的收入减少，子女会选择在照料老人的同时继续工作。因此严格地讲，家庭老年照料对子女就业的影响取决于替代效应或收入效应作用的结果。只有搞清楚影响的方向，才能为制定公共政策、帮助工作年龄子女平衡家庭老年照护和工作责任提供科学依据。本文采用"中国营养与健康调查"（CHNS）2009年的截面数据，在控制内生性的基础上，应用线性概率及离散选择probit模型检验家庭老年照料和女性劳动参与率之间存在替代效应还是收入效应。本文其他部分的结构如下：第二部分是文献综述；第三部分是研究设计，包括研究涉及的模型和方法，以及数据和相关变量；第四部分是实证结果及相关分析；第五部分是结论和政策建议。

二　文献综述

20世纪80年代，索尔多等（Soldo）与布洛迪（Brody）开创了老

---

① 中国老龄科学研究中心发布《全国城乡失能老年人状况研究》报告。
② 例如：特威格（Twigg）和阿特金（Atkin）（1994）提到额外的费用支出包括适合老年人家具、饮食和外出交通设施[3]。

年家庭照料和子女劳动参与关系研究的先河。[4~5]早期研究主要假定照料活动为外生变量，忽视可能存在的内生性。斯通（Stone）和肖特（Short）利用 1982 年美国国家非正式照护者调查数据（NICS），研究表明家庭照护对女性就业具有显著负影响，与父母同住的女性，照料责任使其劳动参与率降低 21.1%。[6]波阿斯（Boaz）和米勒（Mueller）采用美国 1982 年国家长期护理调查（NLTCS）数据发现家庭老年照料对女性的兼职工作没有影响，但显著降低其全职工作的概率。[7]卡迈克尔和查尔斯利用 1998 年英国普通家庭调查（GHS）数据，研究得出每周从事照料活动 10 小时以下的子女劳动参与率高于没有照料活动的样本，但每周从事 10 小时以上的照料活动会显著降低劳动参与率。[8]莉莉（Lilly）等利用 2002 年加拿大普通社会调查（GSS）数据，发现女性提供一般照料活动对劳动参与率没有显著影响，但主要照料者（Primary Caregiver）的劳动参与率显著降低。[9]

近些年，越来越多的研究者采用严谨的计量方法（工具变量、面板数据）控制老年照护和工作之间可能存在的内生关系。沃尔夫（Wolf）和索尔多（Soldo）利用美国 1987～1988 年国家家庭调查（NSFH）数据，通过联立方程控制照护和就业之间的内生性，研究发现已婚女性的照料责任对劳动参与影响为负，但在统计上没有显著性。[10]埃特内（Ettner）同样运用 NSFH 数据采用工具变量发现，与父母同住的女性照料责任对就业具有明显的负影响，女性从事照料活动会使她们每周工作减少 12 小时。[11]海特米勒（Heitmueller）利用英国家庭调查（BHPS）1991～2002 年的数据，结合工具变量及面板模型研究发现，忽略内生性问题会低估照料责任对就业的影响。[12]波林等（Bolin）采用 2004 年欧洲健康、年龄及退休数据（SHARE），选择父母健康状况、年龄及兄妹数作为工具变量控制内生性问题，分析得出，从事照料活动会显著降低男女的劳动参与率。[13]范豪特文等（Van Houtven et al.，2013）利用美国健康和退休调查数据（HRS）发现，女性照料者与劳动参与之间不存在内生性，从事照料活动并不影响女性的工作状态。[14]

国内关于家庭老年照料对子女劳动就业影响的研究相对缺乏。蒋承和赵晓军利用 2005 年中国老年人健康长寿跟踪调查，采用工具变量和两部分模型发现，老年照料对于成年子女的就业概率具有显著负影响。[15]刘岚利用 CHNS 混合面板数据进行研究，侧重考察照料父母公婆对农村已婚妇女不同劳动时间分配的影响。[16]黄枫运用 CHNS 面板数据工具变量方法研究发现，与父母公婆同住的城镇女性从事照料活动会使她们的劳动参与率下降 21.5%。[17]马焱和李龙使用中国妇女地位调查 2010 年的截面数据，研究发现在将家庭照护视为外生变量时，女性就业概率下降 29.6%。[18]本文从两个方面推进了家庭老年照料与女性劳动参与的研究。第一，现有国内研究多直接假定家庭老年照料具有内生性，但缺乏严格的内生性检验，本文通过内生性检验（例如 Durbin-Wu-Hausman 和 Simth-Blundell），证明女性照料活动存在内生性，进而利用工具变量方法克服存在的内生性，避免了可能产生的内生性偏误。第二，在对于样本总体研究的基础上，本文进一步从居住方式和居住地区角度划分子样本，深入探讨样本的异质性对家庭老年照料与女性劳动就业之间关系的影响。

三　研究设计

1. 模型与方法

贝克尔（Becker）认为传统劳动经济学中个体在有限的时间约束下分配工作和闲暇以最大化自身的效用。[19]扩展的劳动力—照护模型进一步研究家庭老年照料活动对就业的影响。由于时间的稀缺性，子女需要在为父母提供照护和自身工作之间分配时间来最大化自身效用。本文利用多元统计分析研究从事家庭照料活动对子女劳动决策的影响，模型如下：

$$LFP_i = f(\alpha + \beta_1 CG_i + \beta_2 X_{ci} + \beta_3 X_{hi} + \varepsilon_i) \tag{1}$$

被解释变量 LFP_i 是女性劳动参与状况，如果工作则取值为 1，否则为 0。CG_i 是家庭照料活动，如果为父母公婆提供照料则取值为 1，否则为 0。X_{ci} 表示人口特征，X_{hi} 表示家庭特征，i 代表不同个体。① 因此，劳动参与决策是关于老年照料活动、个人人口特征和家庭情况的函数 f（·）。根据回归模型的不同，函数 f（·）的具体形式也不相同。线性概率模型的函数形式如式（2），其扰动项服从两点分布。

$$LFP_i = \alpha + \beta_1 CG_i + \beta_2 X_{ci} + \beta_3 X_{hi} + \varepsilon_i \tag{2}$$

离散选择模型主要适用于被解释变量为离散、非连续变量的回归分析，Probit 模型的函数形式为标准正态的累积分布函数，其表达形式如式（3）。本文利用线性概率模型（OLS）及离散选择 Probit 模型研究女性提供照料活动对劳动参与率的影响。

$$P(LFP_i = 1) = \Phi(\alpha + \beta_1 CG_i + \beta_2 X_{ci} + \beta_3 X_{hi}) \tag{3}$$

评价照料父母公婆对劳动参与决策的影响需要解决可能存在的内生性问题。内生性主要来源于照料父母公婆与劳动参与之间的反向因果关系，即面临较少工作机会或者失业的女性会更多地把时间分配给家庭，主动承担照料父母的责任。在截面数据中解决内生性的有效方法是运用工具变量法进行估计。[20] 工具变量应该满足两个条件：第一，工具变量与内生变量（从事照料活动）高度相关；第二，工具变量是外生的，即与扰动项无关，只能通过照料活动影响劳动参与决策。本文采用父母公婆是否需要照料和兄弟姐妹数量两个变量作为工具变量。老年人是否需要照料与子女从事照料活动密切相关，同时该变量只能通过照料活动影响劳动参与决策。此外对于有较多儿女的老年人，儿女彼此可以分担照料责任，因此兄妹（指兄弟姐妹）数是我们选择的第二个工具变量。本文首先在外生假设下运用 OLS 和 Probit 模型分析女性照料活动对劳动参与决策的影响，然后进一步放松假设，在内生性条件下，通过 F 统计量和 Sargan 统计量进行工具变量检验，然后利用工具变量通过两阶段最小二乘法（2SLS）和工具变量 Probit 模型估计劳动参与决策方程。

---

① 具体变量定义见附录。

2. 数据和变量

本文采用中国健康与营养调查（CHNS）2009 年的截面数据，该调查是由中国疾病预防控制中心营养与食品安全所与美国北卡罗来纳州大学合作，在随机收集样本的基础上，对中国的黑龙江、辽宁、山东、河南、江苏、湖北、湖南、贵州和广西 9 个省份进行调查所得。该调查的内容包括人口年龄、健康、医疗保险、家庭收入等多方面的信息。

本文使用的与照料父母公婆有关的变量来自 CHNS 对于 52 岁以下女性与父母公婆关系的补充调查，因此我们的样本为 18~52 岁女性。经过上述限定，剔除缺失值之后，我们的分析对象包括 2242 个已婚女性，其中无照料活动和从事照料活动的个体分别为 1910 个和 332 个。主要解释变量为"是否工作"，来自受访者对调查问卷"现在是否有工作"的回答，主要自变量为"是否照顾父母公婆"，工具变量为兄妹数及父母公婆是否需要照护。控制变量主要分为两类，第一类是女性的人口特征，包括年龄、婚姻状况、教育程度及健康水平。第二类是家庭情况，包括照顾 6 岁及以下儿童、与父母公婆同住、家庭成员人数和丈夫每月收入（按 2009 年不变价格进行调整）。变量的定义见附录。

表 1 给出了全部样本、从事家庭照料活动及无照护责任样本的描述性统计。全样本的劳动参与率为 70.5%，平均年龄为 39 岁，且 97.7% 是在婚妇女。有无承担照料责任的样本在人口特征和家庭情况方面存在明显差异。与无照料责任女性相比，照料父母公婆的女性年龄偏大，以 45~53 岁年龄段的居多（$p < 0.01$），而且教育水平较高，照护 6 岁及以下儿童的概率小（$p < 0.01$），家庭人口数也较少（$p < 0.01$）。照料活动与工具变量高度相关，承担照料责任的女性，父母公婆需要照料的比例高达 48.2%（$p < 0.01$），明显高于无照料活动的女性。

表 1 样本描述性统计

变量	全样本		无照料活动		从事照料活动		
	均值	标准差	均值	标准差	均值	标准差	t-test
劳动参与	0.705	0.456	0.704	0.010	0.711	0.025	
照料父母（公婆）	0.148	0.355	0	0	1	0	
父母（公婆）需要照料	0.169	0.375	0.115	0.007	0.482	0.027	0.000***
兄弟姐妹数	6.079	2.931	6.056	0.068	6.219	0.156	
年龄	39.354	7.546	39.032	0.173	41.209	0.402	0.000***
18～24岁	0.047	0.211	0.049	0.005	0.030	0.009	
25～34岁	0.227	0.419	0.238	0.010	0.169	0.021	0.005***
35～44岁	0.452	0.498	0.455	0.011	0.434	0.027	
45～53岁	0.272	0.445	0.255	0.010	0.364	0.026	0.000***
婚姻	0.977	0.151	0.979	0.003	0.964	0.010	0.089*
教育							
小学毕业及以下	0.220	0.414	0.230	0.010	0.162	0.021	0.009***
初中毕业	0.475	0.499	0.479	0.012	0.450	0.029	
高中毕业	0.142	0.349	0.137	0.008	0.172	0.022	
大学毕业及以上	0.163	0.369	0.154	0.009	0.215	0.024	0.008***
健康状况	0.107	0.309	0.101	0.007	0.142	0.019	0.024**
居住地	0.312	0.464	0.288	0.010	0.449	0.027	0.0000***
照顾6岁以下儿童	0.226	0.418	0.238	0.010	0.160	0.020	0.002***
与父母（公婆）同住	0.344	0.475	0.341	0.011	0.364	0.026	
家庭成员人数	4.083	1.478	4.126	0.034	3.839	0.078	0.001***
丈夫每月收入	1617.79	3648.14	1645.88	145.56	1469.3	137.45	
样本数	2242		1910		332		

注：***、**和*分别表示1%、5%和10%的显著性水平，p值是对各变量进行两组差别的t检验得到的。

四　实证结果及分析

1. 家庭老年照料对女性劳动参与的影响

表 2 的第（1）列和第（2）列是在外生假设下普通最小二乘法（OLS）和离散选择 Probit 模型的回归结果。为了进行模型比较，我们给出了 Probit 的边际效应回归结果。结果显示从事照料活动对女性劳动参与具有负影响，但在统计上不显著。年龄及教育程度的提高均能显著提高女性就业的概率，而照顾 6 岁及以下儿童会降低劳动参与率。

为了检验和解决内生性问题，我们运用两阶段最小二乘法（2SLS）和工具变量 Probit 模型估计照料责任对劳动参与的影响。在第一阶段的回归中，内生变量是工具变量及外生变量的线性方程，结果见表 2 的第（3）列和第（4）列。施泰格（Staiger）和斯托克（Stock）认为如果第一阶段回归检验的 F 统计量大于 10，则不必担心弱工具变量的问题，[24] 本文第一阶段的 F 统计值分别为 126.97 和 43.64，说明工具变量与内生变量高度相关，满足工具变量的第一个条件。在工具变量个数大于内生变量的个数时，需要进行"过度识别检验"，Sargan 统计量表明工具变量是外生的，符合工具变量的第二个条件。在有效工具变量的基础上，模型通过 Durbin-Wu-Hausman 及 Simth-Blundell 检验，① 显著拒绝"不存在内生变量"的原假设，说明从事家庭老年照料为内生变量。表 2 第（3）列和第（4）列显示，从事照料活动使劳动参与率显著下降 21.7% ~ 23.8%，下降幅度远大于外生假设的结果。我们的结论与卡萨多（Casado）和波林的研究一致，即如果不考虑内生性会显著低估女性家庭照料责任对劳动参与率的影响[25~26]。对于其他控制变量的回归结果，相对于 18 ~ 24 岁女性，25 ~ 34 岁，35 ~ 44 岁及 45 ~ 52 岁的女性的劳动参与率分别上升 22.9%、27.5% 和 21%。与小学毕业女性相比，大学毕业及以上的女

---

① 内生性检验的原假设为"模型不存在内生变量，OLS 估计是一致估计"，拒绝原假设表明，回归分析要考虑利用工具变量解决内生性问题。

性劳动参与率提高 17.1%。照顾 6 岁以下儿童对劳动参与率具有显著的负影响,使劳动参与率降低 9.7%。回归结果还表明,家庭人口数越多,家务劳动负担越重,其劳动参与率越低。

表 2　照护父母公婆对女性劳动参与率的影响

变量	OLS（1）系数	Probit（2）边际效应	IV2SLS（3）系数	IVprobit（4）边际效应
照料父母公婆	-0.003 (0.028)	-0.004 (0.027)	-0.238*** (0.085)	-0.217*** (0.073)
25~34 岁	0.226*** (0.055)	0.193*** (0.046)	0.229*** (0.048)	0.190*** (0.043)
35~44 岁	0.257*** (0.055)	0.229*** (0.047)	0.275*** (0.049)	0.238*** (0.044)
45~52 岁	0.176*** (0.058)	0.149*** (0.050)	0.210*** (0.053)	0.175*** (0.047)
婚姻	-0.066 (0.060)	-0.069 (0.068)	-0.064 (0.071)	-0.059 (0.071)
初中毕业	-0.064** (0.026)	-0.060** (0.025)	-0.058** (0.026)	-0.052** (0.025)
高中毕业	-0.059* (0.036)	-0.053 (0.033)	-0.056 (0.035)	-0.049 (0.033)
大学毕业及以上	0.163*** (0.030)	0.187*** (0.037)	0.171*** (0.035)	0.187*** (0.035)
健康状况	-0.002 (0.033)	-0.002 (0.032)	0.008 (0.034)	0.005 (0.032)
居住地	-0.166*** (0.023)	-0.156*** (0.022)	-0.150*** (0.023)	-0.137*** (0.023)
照顾 6 岁以下儿童	-0.087*** (0.029)	-0.084*** (0.027)	-0.097*** (0.028)	-0.089*** (0.026)
与父母公婆同住	0.039 (0.028)	0.035 (0.027)	0.052* (0.029)	0.047* (0.027)
家庭成员人数	-0.015 (0.009)	-0.015 (0.009)	-0.017* (0.009)	-0.016* (0.009)
丈夫每月收入/10000	-0.048 (0.034)	-0.043 (0.032)	-0.050 (0.042)	-0.045 (0.041)

变量	OLS（1） 系数	Probit（2） 边际效应	IV2SLS（3） 系数	IVprobit（4） 边际效应
常数项	0.690 *** （0.088）		0.701 *** （0.094）	
样本数 R^2（Pseudo R^2）	1992 0.082	1992 0.070	1967 0.049	1967
Wald-test		152.43 ***	179.21 ***	176.16 ***
F-test			126.97 ***	43.64 ***
Sargan statistic			0.184 （p = 0.666）	
Durbin-Wu-Hausman			9.451 *** （p = 0.010）	
Simth-Blundell				9.15 *** （p = 0.015）

注：括号内为稳健标准差；*** 、** 和 * 分别表示 1%、5% 和 10% 的显著性水平，下同。

2. 是否与父母公婆同住对于女性劳动参与率的影响

为了进一步研究照料父母公婆对于特定人群的影响，我们根据是否与父母公婆同住将样本划分为两组分别进行估计。在表 3 中，Durbin-Wu-Hausman 检验表明区分居住安排后的样本依然存在内生性问题，弱工具变量检验的 F 统计量分别为 20.471 和 24.465，说明工具变量与内生变量高度相关。Sargan 统计量表明工具变量是外生的。线性概率模型和离散选择模型结果类似。由于本文重点关注变量的边际效应，因此只给出线性概率模型的回归结果。

回归结果表明，对于同住的女性，照料父母公婆使其劳动参与率显著下降 49.1%，对于不同住的女性，照料父母公婆仅在 10% 的显著性水平上影响其劳动参与率，且负向影响较小。我们的结果与现有文献的结论是一致的。黄枫和海特米勒发现与父母同住的女性，照料责任显著降低其劳动参与率，而不同住女性照料责任对劳动参与的负向影响较小，且统计上不显著。[27~28]可见，居住安排是考察女性照料责任对劳动参与率影响程度的重要因素。

表 3　老人照料对女性劳动参与的影响：按居住安排划分
对女性劳动参与的影响

变量	OLS		IV2SLS	
	同住	不同住	同住	不同住
照料父母公婆	− 0.108 （0.081）	− 0.034 （0.049）	− 0.491*** （0.208）	− 0.323* （0.173）
样本数	276	523	272	521
R² （Pseudo R²）	0.092	0.093	0.004	0.034
Wald-test			29.34***	
F-test			20.471 （p = 0.000）***	
Sargan statistic		0.001 （p = 0.981）	0.191 （p = 0.662）	
Durbin-Wu-Hausman		4.283 （p = 0.039）**	3.228 （p = 0.072）*	

3. 家庭老年照料对城镇和农村女性劳动参与的影响

2012 年，世界银行发布的《中国农村老年人口及其养老保障：挑战与前景》报告指出，中国农村与城镇地区老年人口抚养比差距预计将从 2008 年的 4.5% 扩大到 2030 年的 13%。过高的老年人口抚养比、家庭养老为主的养老模式和老龄化城乡倒置格局①会使农村女性承担更重的家庭老人照料责任。因此我们考察城镇和农村女性从事老年照料活动对其劳动参与的不同影响。从表 4 可以看出，在考虑内生性的情况下，城镇女性从事照料活动使其劳动参与率下降 16.4%，但在统计上不显著。农村女性从事照料活动使其劳动参与率显著下降 28.1%。

---

① 《中国人口老龄化发展趋势预测研究报告》指出，从发达国家的老龄化历程来看，城市人口老龄化水平一般高于农村，而我国恰恰相反，农村人口老龄化水平普遍高于城市，形成了老龄化城乡倒置的格局。

表4 老人照料对女性劳动参与的影响：按居住地区划分

对女性劳动参与的影响

变量	OLS		IV2SLS	
	城镇	农村	城镇	农村
照料父母公婆	-0.043 (0.056)	-0.021 (0.060)	-0.164 (0.203)	-0.281* (0.165)
样本数	348	453	344	450
R^2 (Pseudo R^2)	0.164	0.071	0.132	0.031
F-test		13.831 (p = 0.000)***	34.273 (p = 0.000)***	
Sargan statistic		0.953 (p = 0.328)	2.323 (p = 0.128)	
Durbin-Wu-Hausman		9.894 (p = 0.002)***	3.019 (p = 0.082)*	

五 结论与政策建议

本文采用中国营养和健康调查 2009 年的截面数据，在控制人口及家庭特征的基础上分析女性从事家庭老年照料活动对其劳动参与率的影响。在外生假设下，女性照料父母公婆对其劳动参与产生负影响，但在统计上并不显著。本文选取"父母是否需要照护"和"兄弟姐妹数"两个有效工具变量进行两阶段最小二乘估计及工具变量 Probit 回归，通过 Durbin-Wu-Hausman 检验证明内生性确实存在，回归结果表明，女性从事照料活动会使劳动参与率下降 21.7% ~ 23.8%。在按照居住安排划分样本之后，与父母公婆同住的女性，其家庭照料活动使劳动参与率下降 49.08%。居住在农村的女性从事照料活动使其参与劳动的概率下降 28.1%。以上实证结果表明中国家庭老年照料对女性劳动参与决策的影响中替代效应占主导，对劳动参与产生负面影响，而且如果忽略两者的内生性会低估负面效应的程度。

本文的研究结论具有重要的政策含义。面对家庭老年照料对子女就业的负面效应，政府应该着手制定公共政策来帮助工作年龄女性平衡家庭老年照料和劳动。建议借鉴 OECD 国家为提供照护者制定的带薪或不带薪假期，例如美国 1993 年颁布的《家庭和医疗休假法案》（FMLA）中规定，工作一年以上的雇员每年拥有 12 周的不带薪假期，用来为家庭成员提供照护帮助，在此期间保留休假者的工作岗位，从而降低从事家庭照料活动导致工作年龄子女放弃工作的概率。但是，在借鉴国外制度的时候，对于休假的长度和薪酬补贴的程度，应该考虑我国的国情，并且进一步检验家庭老年照料对于子女工作时间和每月工资的影响，这也是我们今后进一步研究的方向。

附　录

变量名称及定义

	变量名称	变量描述
劳动参与	劳动参与（LFP）	1 = 工作；否则为 0
照料活动	照料父母公婆（CG）	1 = 照护父母公婆；否则为 0
工具变量	父母公婆需要照料	1 = 父母公婆需要照料；否则为 0
	兄弟姐妹数	该变量为连续变量
个体特征	年龄：	
	18～24 岁	1 = 年龄在 18～24 岁；否则为 0（参照组）
	25～34 岁	1 = 年龄在 25～34 岁；否则为 0
	35～44 岁	1 = 年龄在 35～44 岁；否则为 0
	45～52 岁	1 = 年龄在 45～52 岁；否则为 0
	婚姻	1 = 在婚；0 = 离婚或丧偶
	教育：	
	小学毕业及以下	1 = 小学毕业及以下；否则为 0（参照组）
	初中毕业	1 = 初中毕业；否则为 0
	高中毕业	1 = 高中毕业；否则为 0
	大学毕业及以上	1 = 大学毕业及以上；否则为 0
	健康状况	1 = 过去四周生病或受伤，患有慢性病或急性病
	居住地	1 = 城市；0 = 农村

续表

	变量名称	变量描述
家庭特征	照顾 6 岁以下儿童	1 = 照顾 6 岁以下儿童；否则为 0
	与父母（公婆）同住	1 = 与父母（公婆）同住；否则为 0
	家庭成员人数	该变量为连续变量
	丈夫每月收入	该变量为连续变量（按 2009 年不变价格调整）

参考文献

［1］ Carmichael, F. , S. Charles. The Labour Market Costs of Community Care ［J］. *Journal of Health Economics*, 1998, 17.

［2］ Carmichael, F. , S. Charles. The Opportunity Costs of Informal Care: Does Gender Matter? ［J］. *Journal of Health Economics*, 2003, 22.

［3］ Twigg, J. , K. Atkin. Carers Perceived: Policy and Practice in Informal Care ［M］. Open University Press: Buckingham, 1994: 42.

［4］ Soldo, B. J. , J. Myllyluoma. Caregivers Who Live with Dependent Elderly ［J］. *The Gerontologist*, 1983, 23.

［5］ Brody, E. M. , C. B. Schoonover. Patterns of Parent Care When Adult Daughters Work and When They Do Not ［J］. *The Gerontologist*, 1986, 26.

［6］ Stone, R. I. , P. F. Short. The Competing Demands of Employment and Informal Caregiving to Disabled Elders ［J］. *Medical Care*, 1990, 28 (6) .

［7］ Boaz, R. F. , C. F. Mueller. Paid Work and Unpaid Help by Caregivers of the Disabled and Frail Elders ［J］. *Medical Care*, 1992, 30 (2).

［8］ Lilly, M. B. , A. Laporte , P. C. Coyte. . Do They Care Too Much to Work? The Influence of Caregiving Intensity on the Labor Force Participation of Unpaid Caregivers in Canada ［J］. *Journal of Health Economics*, 2010, 29.

［9］ Wolf, D. A. , B. J. Soldo. Married Women's Allocation of Time to Employment and Care of Elderly Parents ［J］. *Journal of Human Resources*, 1994, 11.

［10］ Ettner, S. The Opportunity Costs of Elder Care ［J］. *Journal of Human Resources*, 1996, 31.

［11］ Heitmueller, A. . The Chicken or the Egg? Endogeneity in Labor Market Participation of Informal Carers in England ［J］. *Journal of Health Economics*,

2007, 26.

[12] Bolin, K., B. Lindgren, P. Lundborg. Your Next of Kin or Your Own Career? Caring and Working Among 50$^+$ of Europe [J]. *Journal of Health Economics*, 2008, 27.

[13] Van Houtven, C. H., N. B. Coe, M. M. Skira. The Effect of Informal Care on Work and Wages [J]. *Journal of Health Economics*, 2013, 32.

[14] 蒋承, 赵晓军. 中国老年照料的机会成本研究 [J]. 管理世界, 2009, (10).

[15] 刘岚, 董晓媛, 陈功, 郑晓瑛. 照料父母对我国农村已婚妇女劳动时间分配的影响 [J]. 世界经济文汇, 2010, (10).

[16] 黄枫. 人口老龄化视角下家庭照料与城镇女性就业关系研究 [J]. 财经研究, 2012, (9).

[17] 马焱, 李龙. 照料老年父母对城镇已婚中青年女性就业的影响 [J]. 人口与经济, 2014, (2).

[18] Becker. A Theory of the Allocation of Time [J]. *Journal of Economics*, 2009, (75).

[19] Staiger, D., J. H. Stock. Instrumental Variables Regression with Weak Instruments [J]. *Econometrica*, 1997, 65.

[20] Casado-Marin, D. P. García-Gómez, A. López-Nicolás. Informal Care and Labour Force Participation among Middle-aged Women in Spain [J]. *Journal of the Spanish Economic Association*, 2011, 2.

职业人群社会经济地位与因病
缺勤的关联研究

申　洋　王燕玲　蒋　莹　张代均　娜荷芽　常　春

摘　要：

目　的　探讨社会经济地位与因病缺勤的关联。

方　法　采用分层整群抽样的方法，在选取的 5 类工作场所中抽取 3553 人进行问卷调查。根据职工过去 1 年内因病缺勤天数将其分为低缺勤组和高缺勤组，采用单因素分析方法描述社会经济地位、工作状况和行为生活方式与因病缺勤的相关性，并分性别计算集中指数；采用多因素 Logistic 回归分析方法描述社会经济地位与高缺勤率的关联，并分析工作状况和行为生活方式能否解释该关联。

结　果　社会经济地位与因病缺勤呈现反向的社会经济梯度联系，集中指数表明社会经济地位较低的职工倾向于高缺勤。调整社会人口学、工作状况及行为生活方式因素后，相对于高文化程度，中等及低文化程度职工高缺勤的风险 OR 值分别为 1.41 （95% CI：1.06 ~ 1.88），1.91 （95% CI：1.47 ~ 2.48）；相对于高职业阶层，中等及低职业阶层职工高缺勤的风险 OR 值分别为 1.34 （95% CI：0.99 ~ 1.80），1.40 （95% CI：1.06 ~ 1.84）。

结　论　社会经济地位与因病缺勤存在反向关联，不同社会经济地位的职工存在健康不平等状况。工作状况和行为生活方式因素不能充分解释社会经济地位对因病缺勤的影响，其相关机制有待进一步研究。

关键词：因病缺勤；社会经济地位；职业人群；健康不平等；健康的社会决定因素

因病缺勤会对职业人群的健康、工作场所的生产效率以及社会发展产生负面影响，[1, 2]同时也是未来发病、伤残和死亡的预测因素，[3]已成为判定职工健康和劳动生产率的重要指标。社会经济地位（socioeconomic status，SES）是综合反映个人或群体的社会地位的指标，被认为是健康社会决定因素的组成部分，是导致疾病的"原因的原因"，[4]通常用教育、职业和收入来测量。[5]国外研究已证明随着 SES 的下降，职工因病缺勤情况逐渐上升，[6~8]健康不平等问题突出。一些研究尝试探索 SES 如何通过各种中间变量的交互机制来影响因病缺勤，并发现个体健康、工作状况、生活方式等是可能的解释变量。[6~10]对职业人群因病缺勤的影响因素进行研究并采取干预措施，可有效减少可避免的因病缺勤情况的发生。[1]然而在我国，针对该领域的研究较少。基于此，本文旨在探究：（1）我国职业人群 SES 与因病缺勤是否存在关联，并测量健康不平等状况；（2）工作状况及行为生活方式因素能否解释 SES 对因病缺勤的影响。

一　对象与方法

（一）对象

调查者于 2015 年 3 ~ 10 月，采用典型抽样的方法，在北京、厦门、泉州和呼和浩特市 5 类共 9 个工作场所（包括食品生产企业 2 家、服装加工企业 2 家、工业制造企业 1 家、建筑工地 3 家及高校 1 家），通过分层整群抽样的方法抽取 18 岁以上的职工进行调查。本研究共发放问卷 3565 份，回收有效问卷 3553 份，有效率为 99.7%。最终纳入分析的职工：食品生产企业 1151 人（男：42.2%），服装加工企业 1030 人（男：47.3%），工业制造企业 505 人（男：60.2%），建筑工地 488 人（男：92.0%），高校 379 人（男：48.6%）。本研究经北京大学伦理委员会批准（批号：IRB00001052 - 13023），所有调查对象均签署了知情同意书。

（二）方法

本研究采用自行设计的问卷进行调查。内容包括：社会人口学特征、行为生活方式、工作状况和因病缺勤情况。采用工作内容量表（JCQ22）[11]测量工作压力，该部分的 Cronbach's α 系数为 0.897。工作压力部分包括工作要求、工作控制和工作场所社会支持 3 个维度，Cronbach's α 系数依次为 0.684，0.781，0.896。其中工作要求维度包括 5 道题，工作控制维度包括 9 道题，工作场所社会支持维度包括 8 道题，每道题分为极不赞同、不赞同、赞同、极其赞同 4 个程度，依次赋值为 1、2、3、4。

（三）指标定义及判定标准

（1）因病缺勤：根据职工自报过去 1 年内由于健康问题而缺席工作的总天数，将因病缺勤天数 ≥3 天者归为高缺勤组，<3 天者归为低缺勤组。（2）SES：考虑到个体收入的敏感性和动态变化，以及在不同时期对健康的影响不同，[12]本文以文化程度和职业阶层作为衡量职工 SES 的指标。职业阶层：参考既往研究，[13]根据本研究中职工的岗位性质将其职业阶层定义为由低到高的 3 个等级序列，依次为蓝领职工（从事体力工作的食品生产、服装生产和建工生产工人），白领职工（从事非体力工作的企业后勤和营销人员、高校科研人员）和行政管理人员（从事行政管理工作的企业和高校的行政部门人员）。文化程度由低到高依次为初中以及下、高中/职高、本科/大专及以上。（3）健康不平等评价：健康不平等是指基于社会阶层的健康分布不平等。[5]集中指数（concentration index，CI）常用于评价不同社会阶层的健康不平等状况，其取值范围为 [-1，1]。当疾病集中在 SES 较低的人群时，集中指数为负值，反之为正值。集中指数绝对值越大表明不平等程度越高。[14] CI = 2Cov（X，H）/M，其中 Cov 代表协方差，X 代表不同 SES 的秩次，H 代表不同 SES 的健康水平，M 代表整个人群的健康平均水平。（4）工作压力：高工作要求指工作要求得分为中位数及以上组；低工作控制指工作控制得分为中位数以下组；低社会支

持指社会支持得分为中位数以下组。(5) 吸烟、饮酒及规律锻炼：吸烟指每天吸 1 根以上；饮酒指平时每周至少 1 次；规律运动是指每周运动≥3 次，每次运动≥30 分钟。

(四) 统计学分析

数据录入采用 EpiData 3.1，数据分析采用 SAS 9.4，CI 计算采用 Excel 2007。计数资料用 n (%) 表示，率的比较采用 Pearson χ^2 检验或趋势 χ^2 检验。为探究工作状况和行为生活方式能否解释 SES 对因病缺勤的影响，本研究以因病缺勤 (0 = 低缺勤；1 = 高缺勤) 为因变量，以单因素分析中 P < 0.1 的指标或 P > 0.1 但既往研究确定的影响因变量的指标为自变量，分别构建 Logistic 回归模型对可能的中介因素或混杂因素进行调整分析。以 P < 0.05 为差异有统计学意义，所有的统计检验均为双侧检验。

二　结　果

(一) 一般特征及因病缺勤情况比较

3553 名职工中，男性 1910 人 (53.8%)，女性 1643 人 (46.2%)，平均年龄为 34.2 (±9.7) 岁。大部分为流动人口 (62.3%)，文化程度以初中及以下为主 (46.0%)，职业阶层为蓝领者占 61.4%。职工高缺勤率为 21.8%，不同性别、年龄、户籍所在地、文化程度、职业阶层职工的因病缺勤差异有统计学意义 (P < 0.05)。趋势卡方检验发现，高缺勤率随着文化程度的升高而逐渐降低 (χ^2 = 8.068，P < 0.01)，随着职业阶层的升高也逐渐降低 (χ^2 = 6.573，P < 0.01) (见表 1)。

表 1　调查对象一般特征及因病缺勤情况比较

单位：人 (%)

一般特征	调查人数 (n = 3553)	低缺勤 (n = 2780)	高缺勤 (n = 773)	χ^2	P 值
性别					
男	1910 (53.8)	1463 (76.6)	447 (23.4)	6.581	0.010

一般特征	调查人数 （n＝3553）	低缺勤 （n＝2780）	高缺勤 （n＝773）	χ^2	P 值
女	1643（46.2）	1317（80.2）	326（19.8）		
年龄（岁）					
≤30	1336（37.6）	1024（76.7）	312（23.3）	10.756	0.013
31～40	1175（33.1）	941（80.1）	234（19.9）		
41～50	783（22.0）	627（80.1）	156（19.9）		
＞50	259（7.3）	188（72.6）	71（27.4）		
流动人口					
是	2214（62.3）	1704（77.0）	510（23.0）	5.645	0.018
否	1339（37.7）	1076（80.4）	263（19.6）		
文化程度					
初中及以下	1633（46.0）	1188（72.8）	445（27.2）	66.727	＜0.001
高中/职高	592（16.7）	463（78.2）	129（21.8）		
本科/大专及以上	1328（37.3）	1129（85.0）	199（15.0）		
职业阶层					
蓝领	2181（61.4）	1630（74.7）	551（25.3）	44.602	＜0.001
白领	693（19.5）	566（81.7）	127（18.3）		
行政管理	679（19.1）	584（86.0）	95（14.0）		

（二）健康不平等状况评价

以因病缺勤作为健康状况的分析指标，从图 1 可见，不同性别职工的高缺勤率均呈反向的社会经济梯度关联（趋势 χ^2 检验：男性：$P＜0.001$；女性：$P＜0.001$），即文化程度和职业阶层越高，高缺勤率越低。根据不同文化程度和职业阶层人群高缺勤率计算的 CI，男性分别为 -0.151、-0.134；女性分别为 -0.068、-0.069。集中指数均为负值，说明高缺勤倾向于发生在 SES 较低的人群中，存在一定程度的健康不平等状况。此外，与 SES 指标相对应的 CI 绝对值，男性均大于女性，说明与各指标相关的健康不平等程度男性大于女性。

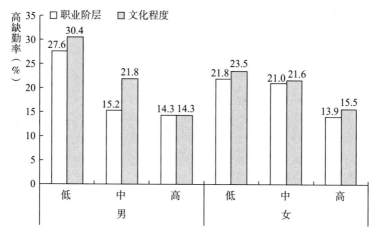

图1 不同 SES 职业人群因病高缺勤率分性别比较

（三）工作状况、行为生活方式及因病缺勤情况比较

不同工作要求、社会支持、工作压力、工作时长职工的因病缺勤差异有统计学意义（P<0.05）。其中，低工作要求、低社会支持、高工作压力、平均工作时长>8小时/天的职工有较多的因病缺勤次数。此外，超重/肥胖、吸烟、缺乏规律运动的职工有较多的因病缺勤次数，差异有统计学意义（P<0.05）（见表2）。

表2 调查对象工作状况、行为生活方式及因病缺勤情况比较

单位：人（%）

项目		调查人数（n=3553）	低缺勤（n=2780）	高缺勤（n=773）	χ^2	P值
工作状况						
工作要求	高	1949（54.9）	1551（79.6）	398（20.4）	4.524	0.033
	低	1604（45.1）	1229（76.6）	375（23.4）		
工作控制	高	1507（42.4）	1178（78.2）	329（21.8）	0.009	0.926
	低	2046（57.6）	1602（78.3）	444（21.7）		
社会支持	高	2198（61.9）	1759（80.0）	439（20.0）	10.770	0.001
	低	1355（38.1）	1021（75.3）	334（24.7）		

项目		调查人数 （n = 3553）	低缺勤 （n = 2780）	高缺勤 （n = 773）	χ^2	P 值
工作压力	高	736 (20.7)	548 (74.5)	188 (25.5)	7.822	0.005
	低	2817 (79.3)	2232 (79.2)	585 (20.8)		
平均工作时长	>8 小时/天	2212 (62.1)	1670 (75.5)	542 (24.5)	26.285	<0.001
	≤8 小时/天	1349 (37.9)	1117 (82.8)	232 (17.2)		
倒班	是	261 (7.4)	212 (81.2)	49 (18.8)	1.472	0.225
	否	3292 (92.6)	2568 (78.0)	724 (22.0)		
行为生活方式						
超重/肥胖	是	994 (27.9)	768 (77.3)	226 (22.7)	6.205	0.013
	否	2567 (72.1)	2079 (81.0)	488 (19.0)		
吸烟	是	861 (24.2)	638 (74.1)	223 (25.9)	11.463	<0.001
	否	2692 (75.8)	2142 (79.6)	550 (20.4)		
饮酒	是	220 (6.2)	163 (74.1)	57 (25.9)	2.376	0.123
	否	3333 (93.8)	2617 (78.5)	716 (21.5)		
缺乏规律运动	是	3133 (88.0)	2433 (77.7)	700 (22.3)	5.652	0.017
	否	428 (12.0)	354 (82.7)	74 (17.3)		

注：根据工作要求—控制—社会支持模型理论，[15] 高工作要求—低工作控制—低社会支持会导致高工作压力。

（四） SES 对因病缺勤影响的多因素分析

本研究采用 3 种模型分别调整多种因素（见表 3），最终模型结果表明，职工高缺勤风险随着文化程度下降而呈增高趋势，差异仍有统计学意义（P < 0.05）；职工高缺勤风险随着职业阶层的下降而呈增高趋势，但中等阶层与高职业阶层的人群相比，高缺勤风险差异无统计学意义（P > 0.05）。

表 3 SES 对因病缺勤影响的多因素 Logistic 回归分析

项目	SES 分组	模型 1		模型 2		模型 3	
		OR (95%CI)	P 值	OR (95%CI)	P 值	OR (95%CI)	P 值
文化程度	高	1.00		1.00		1.00	
	中	1.50 (1.13-1.99)	<0.01	1.44 (1.08-1.92)	<0.05	1.41 (1.06-1.88)	<0.05
	低	2.10 (1.63-2.71)	<0.01	1.98 (1.52-2.57)	<0.01	1.91 (1.47-2.48)	<0.01
职业阶层	高	1.00		1.00		1.00	
	中	1.36 (1.01-1.83)	<0.05	1.31 (0.97-1.77)	0.077	1.34 (0.99-1.80)	0.060
	低	1.44 (1.09-1.89)	<0.01	1.41 (1.07-1.85)	<0.05	1.40 (1.06-1.84)	<0.05

注：模型 1：调整社会人口学因素，包括性别、年龄、是否为流动人口；模型 2 在模型 1 的基础上调整工作状况因素，包括工作压力、每天工作时长、倒班；模型 3 在模型 2 的基础上调整生活方式因素，包括超重/肥胖、吸烟、饮酒、缺乏规律锻炼。

三 讨论

近 20 年来，鉴于因病缺勤对职工健康、劳动生产率和社会经济发展的重要影响，国际上针对职业人群因病缺勤开展了较多研究，[6,8,9,16,17]结果表明人口学特征、行为生活方式及工作状况均会影响因病缺勤次数。有研究显示，[8]女性及年龄较大者更容易出现高因病缺勤的状况，这与不同性别及年龄段的职工生理状况、健康意识等因素有关。本研究中，男性更容易出现高因病缺勤，这可能与因病缺勤的定义以及不同性别职工的年龄构成、职业阶层不同有关。50 岁以上职工的高缺勤率高于其他年龄段，这与 Kristensen 等[6]的研究结论相似。在本研究中，流动人口的高缺勤率高于本地户籍人口，缘于流动人口的特殊性[18]（如低文化程度和健康意识、缺乏社会支持等）更容易使其出现健康问题，从而导致较多的因病缺勤。

在本研究中，SES 与因病缺勤状况密切相关，且 SES 较低的人群容易出现高缺勤，存在健康不平等状况。不同性别职工的高缺勤率随着文化程度和职业阶层的升高而逐渐下降，这种反向社会经济梯度关联与国外的研究结果一致，[6~8]但受限于研究人群和方法、工作场所组织文化、SES 与因病缺勤的测量方法等因素的差异，难以将这些研究结果进行直接比较。此外，在高缺勤方面，男性的健康不平等程度明显大于女性，这提示我们应关注 SES 较低的男性职工的健康状况。

工作要求—控制—社会支持模型是最常用的职业压力测量模型，该模型从工作要求、工作控制和社会支持 3 个维度来探索工作压力对健康的影响。[15]有研究证实[8,10]，工作压力与因病缺勤存在显著关联。本研究显示，有高工作压力的职工更容易因病缺勤，由于个体难以改变工作环境，建议从个体和工作场所两个层次开展工作压力管理。工作时长（≥8 小时/天）与高缺勤密切相关，长时间的工作会使职工长期暴露于负性工作环境中，影响身心健康，这与既往报道一致。[9]本研究未发现倒班同因病缺勤的关联，这与 Lesuffleur[16]的报道不同，可能与不同性质工作场所的工时制度、倒班补贴有关。不良的行为生活方式也会导致高因病缺勤的发生，[8] 本研究中超重/肥胖、吸烟和缺乏规律运动的职工有较多的因病缺勤次数，提示我们可以通过在工作场所创建健康支持性环境（如开展工间操、创建无烟工作场所等），减少因病缺勤的发生，进而提高职工的工作效率。

Logistic 回归显示，文化程度是影响高因病缺勤的重要因素，随着文化程度的降低，职工高缺勤风险逐渐上升，呈现明显的梯度差异，工作状况和行为生活方式因素对这种差异的解释力较小。工作状况因素可以部分解释不同职业阶层人群的高缺勤风险差异，但行为生活方式因素的解释力较小。尽管本研究调整了一些可能导致因病缺勤的危险因素，但这些因素并不能充分解释 SES 对因病缺勤的影响，与其他研究的结论一致，[6,7] 这可能与本研究中的高缺勤更多的是由急性伤病引起，而非由生活方式或工作状况导致的慢性病引起有关。

本研究中的调查对象来自国有工作场所、民营工作场所、外资工作场所和事业单位等部门，涉及职业较多，且以往研究已证明自报因病缺勤信息与实际因病缺勤的登记信息具有较好的一致性，常应用于流行病学研究，[19] 能够较好地反映职业人群社会经济地位与因病缺勤的关系。本研究也存在一定的局限性：未调整其他可能影响因病缺勤的因素，如自评健康状况、职业危险因素、工作场所对待因病缺勤的态度等，[6,8] SES 可能通过这些中介因素来影响因病缺勤；收入也是测量 SES 的一项重要指标，考虑到收入的敏感性和动态变化，需要在多个时间点对收入进行测量才能较为准确地判定 SES，[12] 今后将考虑进行队列研究来收集相关信息。

综上所述，SES 与因病缺勤存在反向关联，不同 SES 的职工存在健康不平等状况，应针对不同 SES 亚组的高危人群进行重点干预。工作状况和行为生活方式因素不能充分解释 SES 对因病缺勤的影响，其相关机制有待进一步研究。

参考文献

[1] Whitaker S. C. The management of sickness absence [J] *Occupa Environ*

Med, 2001, 58 (6): 420 – 424. DOI: 10. 1136/oem. 58. 6. 420.

[2] Michael M. , Feeney A. , Shipley M. , et al. Sickness absence as a measure of health status and functioning: from the UK Whitehall Ⅱ study. [J] *J. Epidemiol Community Health*, 1995, 2 (49): 124 – 130.

[3] Bambra C. , Norman P. . What is the association between sickness absence, mortality and morbidity? [J] *Health & Place*, 2006, 12 (4): 728 – 733. DOI: 10. 1016/j. healthplace. 2005. 02. 008.

[4] 郭岩, 谢铮. 用一代人时间弥合差距——健康社会决定因素理论及其国际经验 [J] 北京大学学报 (医学版), 2009 (02): 125 ~ 128. DOI: 10. 3969/j. issn. 1671 – 167X. 2009. 02. 001.

[5] 王甫勤. 社会经济地位、生活方式与健康不平等 [J] 社会, 2012, 32 (02): 125 ~ 143. DOI: 10. 15992/j. cnki. 31 – 1123/c. 2012. 02. 001.

[6] Kristensen T. R. , Jensen S. M. , Kreiner S. , et al. Socioeconomic status and duration and pattern of sickness absence. A 1-year follow-up study of 2331 hospital employees [J] *BMC Public Health*, 2010, 10: 643. DOI: 10. 1186/ 1471 – 2458 – 10 – 643.

[7] North F. , Syme S. L. , Feeney A. , et al. Explaining socioeconomic differences in sickness absence: the Whitehall II Study [J] BMJ, 1993, 306 (6874): 361 – 366.

[8] Allebeck P. , Mastekaasa A. Swedish Council on Technology Assessment in Health Care (SBU). Chapter 5. Risk factors for sick leave-general studies [J] *Scand J. Public Health Suppl*, 2004, 63: 49 – 108. DOI: 10. 1080/14 034950410021853.

[9] Ala-Mursula L. , Vahtera J. , Kouvonen A. , et al. Long hours in paid and domestic work and subsequent sickness absence: does control over daily working hours matter? [J] *Occup Environ Med*, 2006, 63 (9): 608 – 616. DOI: 10. 1136/oem. 2005. 023937.

[10] Moreau M. , Valente F. , Mak R. , et al. Occupational stress and incidence of sick leave in the Belgian workforce: the Belstress study [J] *J. Epidemiol Community Health*, 2004, 58 (6): 507 – 516. DOI: 10. 1136/jech. 2003. 007518.

[11] Karasek R. , Brisson C. , Kawakami N. , et al. The Job Content Questionnaire (JCQ): An Instrument for Internationally Comparative Assessments of

Psychosocial Job Characteristics ［J］*J. Occup Health Psychol*, 1998, 3 (4):
322 – 355.

［12］ Lisa F. Berkman, Kawachi Ichiro. Social Epidemiology ［M］ Oxford: Oxford University Press, 2000.

［13］ Cheng Y. , Luh W. M. , Guo Y. L. Reliability and validity of the Chinese version of the Job Content Questionnaire in Taiwanese workers ［J］ *Int J Behav Med*, 2003, 10 (1): 15 – 30. DOI: 10. 1207/S15327558IJBM1001_02.

［14］ 仲亚琴, 高月霞, 王健. 不同社会经济地位老年人的健康公平研究 ［J］中国卫生经济, 2013 (12): 21～23.

［15］ Van Doorn Y. , van Ruysseveldt J. , van Dam K. , et al. Understanding wellbeing and learning of Nigerian nurses: a job demand control support model approach ［J］ *J. Nurs Manag*, 2016. DOI: 10. 1111/jonm. 12397.

［16］ Lesuffleur T. , Chastang J. F. , Sandret N. , et al. Psychosocial factors at work and sickness absence: results from the French national SUMER survey ［J］ *Am J Ind Med*, 2014, 57 (6): 695 – 708. DOI: 10. 1002/ajim. 22317.

［17］ Fuhrer R. , Shipley M. J. , Chastang J. F. , et al. Socioeconomic position, health, and possible explanations: a tale of two cohorts ［J］ *Am J Public Health*, 2002, 92 (8): 1290 – 1294.

［18］ 袁雁飞, 常春. 流动人口健康的社会决定因素 ［J］ 中国健康教育, 2013 (04): 362～364. DOI: 10. 16168/j. cnki. issn. 1002 – 9982. 2013. 04. 012.

［19］ Voss M. , Stark S. , Alfredsson L. , et al. Comparisons of self-reported and register data on sickness absence among public employees in Sweden ［J］ *Occup Environ Med*, 2008, 65 (1): 61 – 67. DOI: 10. 1136/oem. 2006. 031427.

性别失衡背景下农村大龄未婚男性的性风险及其影响因素：基于 KABP 模型的研究

张群林

摘　要： 本文基于知识态度行为理论（Knowledge-Attitude-Belief-Practice，KABP 或 KAP）模型，利用"中国农村大龄男性生殖健康和家庭生活调查"的调查数据，对农村大龄未婚男性性风险的影响因素进行了实证研究。与农村已婚男性相比，有过性经历的农村大龄未婚男性存在较高的性风险。回归分析显示，性观念和性知识是农村大龄未婚男性性风险的主要影响因素。此外，收入、年龄和曾经喝过酒均与农村大龄未婚男性的性风险显著相关。

关键词： 性风险；大龄未婚男性；农村；知识态度行为理论

一　研究背景

当代中国正进行着人口经济社会文化等方面的巨大变革，生育率持续下降，出生性别比持续上升，由此带来的一个重要现象是男性人口严重过剩。据估计，自 2000 年开始，中国每年将有 10% 以上的适婚男性无法在国内婚姻市场找到初婚对象，并呈现不断递增的趋势（李树茁等，2006）。由于"男高女低"的婚姻梯度模式和人口流动的作用，那些被婚姻挤压的男性通常都是社会经济地位最弱势的群体，具有身处边远地区的农村、年龄较大（一般超过 30 岁）、经济贫困、社会资本和社会资源相对匮乏等特征（陈友华，2004；石人炳，

2006）。

在当代中国，无法成婚意味着无法获得合乎传统道德规范而又合法稳定的性途径和性渠道。性是人的基本需求之一，作为性成熟的过剩男性，对性的需求如果无法得到稳定的解决途径，他们就有可能进行无计划和偶然性的性行为，如商业性行为、非婚性行为和同性性行为等。然而，处于社会经济的弱势地位和缺乏必要的卫生保健资源等各种不利因素会使他们面临很大的性风险，甚至可能成为色情行业和性交易市场的蓄水池和 HIV 传播的桥梁人群。

目前对中国过剩男性的研究多集中于对男性过剩人口的数量估计，或基于质性研究探究男性过剩可能产生的社会后果，如大量男性不得不保持单身，不能结婚的男性数量越大，他们展现的暴力和反社会行为就越多（Hudson and Den Boer，2004；刘中一，2005；李树茁等，2006）。也有部分学者发现光棍会对公共卫生健康产生影响，认为性别失衡产生的大量未婚成年男性，为了解决性需求问题会自发形成非法性需求市场；这部分未婚男性会使性交易泛滥，通过不安全的性行为，促进性病艾滋病的传播等（刘中一，2005；莫丽霞，2005；Tucker and Henderson，2005；Merli and Hertog，2006；庞皎明，2006；Ebenstein and Jennings，2009；South and Trent，2010）。例如，Merli 等（2006）使用宏观数据进行仿真后得出结论，当男性面临女性性伴侣缺失时，光棍们可能会与女性性工作者发生非保护性性行为而使 HIV 的传播变得严重。而 South 和 Trent（2010）最近的一项研究表明，当中国男性在本社区内面临年龄相当的女性缺失时，他们更有可能会与性工作者发生性行为，但不太可能发生婚前非商业性行为，感染性传播疾病的可能性也较小。这些研究或是对某个典型地区的光棍进行质性访谈的结果，或是用宏观数据进行仿真或推算，对受到婚姻挤压的大龄光棍的性风险行为现状的研究则几乎没有，我们仍然无法清楚了解受到婚姻挤压的农村大龄未婚男性的性行为或性风险。在性别失衡日益加剧、婚姻挤压日趋严重的情况下，农村大龄未婚男性的性风险现状是什么？这些性风险受哪些因素的影响？本文试图利用在中国中部农村进行的一次问卷调查回答上述问题，为政策制定者和健康促进者提供一些参考和借鉴。

二 研究设计

（一）性风险的界定

对性风险行为（或称之为高危性行为）的界定会因研究目的和研究内容的不同而有所不同，Amanda，Cohen（2009）通过文献梳理，把对性风险行为的研究归纳成五种。在医学模型（Medical Model）中，性风险常常被严格限定在性交行为和不使用安全套的行为上，通常是指可能会感染 STD、HIV/AIDS 或导致非意愿性怀孕的无保护性性交（包括阴道性交和/或口交）。酒精/药物模型（Alcohol/Drug Model）是指在酒精或药物的影响下发生性行为，在这种情况下，个人更有可能发生非保护性行为，尤其是青少年和男男性行为者。社会模型（Societal Model）在研究中纳入了性风险行为的影响后果，例如可能会怀孕以及由此可能产生的流产等会对个人职业生涯甚至是生活产生影响的事件。还有些研究认为情境和人群同样重要，应当区别对待不同情境和不同人群的性风险行为，因为不同人群即使发生了相似的性行为也可能会面临不同的性风险，这类研究被归入自我定义模型（Self-defined Model）。而文化模型（Cultural Model）则强调文化和宗教等在性风险行为中扮演的重要角色。但也正如作者指出的那样，没有哪项研究同时研究上述五种风险性行为。

国内的研究者通常把可能导致非意愿怀孕的行为排除在性风险行为之外。例如，蔺秀云等（2006）认为可能使个体感染性病艾滋病的性行为都属于高危性行为，包括：初始性行为发生的时间、性伙伴人数，商业性行为，性伙伴的性行为，安全套使用情况等。更多的研究者在研究性风险行为时并不对它进行明确定义，只是交代研究哪些性风险行为。

在艾滋病时代，考虑到农村大龄未婚男性"大龄和被迫失婚"的特点，本文将性风险行为限定在可能使个人感染性病艾滋病的行为上，而不考虑非意愿怀孕。因此，在本文中，农村大龄未婚男性的性风险行为包括多性伴侣行为、商业性行为、同性性行为、对性伴侣与他人发生过性关系的感知行为、过去三个月发生过无保护性行为。

（二）性风险的研究框架

研究表明，知识态度行为（Knowledge-Attitude-Belief-Practice，KABP 或 KAP）模型是用来解释健康相关行为的重要理论模型，该模型认为知识是行为改变的基础，正确的信念和积极的态度是行为改变的动力，行为改变是目标，也是知识和态度共同作用的结果。该模型一经提出就受到研究者的青睐，曾被广泛应用在不同文化背景下的健康行为促进等方面，尤其在艾滋病防治和安全性行为促进方面有大量应用（Sehgal et al.，1992；Garcia et al.，1993；Fishbein et al.，1995；Singh et al.，1998）。但是随着研究的进展，人们发现除了知识和态度之外，其他一些因素对性风险行为也有着重要影响。

研究发现喝酒、抽烟、上网和看色情品会促进多性伴侣行为的发生。Mohammad 等（2007）发现曾经饮过酒的青少年更有可能有过多性伴侣。Duong（2008）发现接触过色情材料的人群发生临时性行为的可能性是没有接触过色情材料的人的 6.4 倍，并且在临时性行为中不采取保护措施的可能性高出 5.0 倍。黄盈盈等（2011）发现调查前一年内看过色情品、接受过异性按摩、独自外出过的女性发生多性伴侣行为的可能性更高。Mohammadi 等（2006）研究发现曾经抽过烟的青少年发生婚前性行为的可能性是没有抽过烟的人的 2.2 倍，喝过酒的青少年发生婚前性行为的可能性是没有喝过酒的人的 4.8 倍。

另外，研究发现不同年龄、教育水平和收入水平的男性发生各种性风险行为的可能性存在很大差异。Catania（1992）研究发现，在一定的时期内，较年轻的成年人比年龄大的成年人有更多的性伴侣。Kelly（1995）发现年轻人更有可能发生性风险行为。许多研究也支持年龄越小，其多性伴行为、商业性行为和无保护性行为的可能性越大的结论。潘绥铭等（2004）发现在中国，收入高和文化程度高的人更有可能发生多性伴侣行为，收入高的男性更有可能进行非保护性商业性行为；高中文化水平的男人找过女性性工作者的比例最高。而 Cohen（2009）发现收入的增加能减少已婚人群的性风险行为，却能增加未婚人群的性风险行为。Jung（2009）认为受教育程度的提高能增加性风险行为的可能性。

农村大龄未婚男性的性风险行为与普通人群可能存在共性，而其自身所具有的"大龄"和"被迫失婚"的特点，让他们无法获得婚姻内稳定而合法的性渠道，他们可能面临更高的性风险，其影响因素也可能更具有特殊性。基于上述分析，本研究的分析框架如图 1 所示。

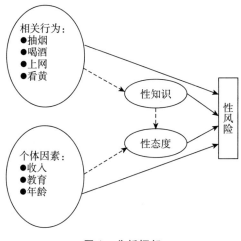

图 1　分析框架

三　数据和方法

（一）数据来源

数据来源于 2008 年 8 月至 9 月西安交通大学人口与发展研究所在安徽省 JC 区针对 28 岁及以上农村男性开展的"农村大龄男性生殖健康和家庭生活调查"。调查内容涉及婚姻生育观念、生殖健康知识、性态度和性行为等。调查时采用了多级抽样，按照地理位置和经济水平将 JC 区分成三个片区，每个片区分别抽取了 2 个乡镇，每个乡镇抽取 4 个行政村，每个行政村根据各乡镇提供的已婚和未婚男性名单进行了简单随机抽样。由于性相关问题非常敏感，为确保调查的信度和效度，本次调查采用了相对封闭空间里同性别一对一的笔记本辅助调查技术（Computer-assisted Personal-interviewing，CAPI）。

由于当地有相当一部分男性外出打工，首选的 6 个乡镇调查得到的未婚样本不足，于是将被访者的年龄降低到 27 岁，并在备选乡镇进行了补充调查，完成了数据收集。共有 665 人参加本次调查，其中 44 个样本（6.6%）出于各种原因被舍弃（如认为问卷太敏感、识字不多不理解题意但又不愿意接受调查员面对面的访问、有急事中途退出，或是属于先天残疾、计算机操作失误丢失了数据等），最终获得有效样本为 621 个，其中未婚 344 个（55.4%），已婚 277（44.6%）。调查数据显示接受调查的农村大龄男性平均年龄为 40.5 岁，其中 27 ~ 29 岁的占 15.8%，30 ~ 39 岁的占 36.9%，40 岁及以上的占 47.3%，未婚男性和已婚男性在年龄上并不存在显著差异，因此二者具有可比性。但是未婚男性在受教育水平和平均月收入上都显著弱于已婚男性，超过半数（50.3%）的未婚男性最高只接受了小学教育，而在已婚男性中，该比例仅为 1/5（14.1%）；约 3/4（74.4%）的未婚男性月收入低于 1000 元，而在已婚男性中该比例为 48.4%。这表明样本中的农村大龄未婚男性确实具有比较弱势的社会经济地位特征，符合本研究中对于"农村大龄未婚男性"的界定，这与人们对受到婚姻挤压的大龄男性的普遍认识也一致。

（二）变量测量

性风险。问卷中我们询问有过性经历的被调查者是否发生过下列几种性风险行为，包括一生中性伴侣人数（1 个，2 个及以上）、商业性行为（即为性付过钱或得到过钱的行为，0 = 没有，1 = 发生过）、同性性行为（0 = 性对象是女性，1 = 性对象中有男性），知觉到性伙伴与他人发生过性行为（0 = 没有，1 = 发生过或不知道、不确定），过去三个月里发生过无保护性行为（即发生性行为时从不或很少使用安全套，0 = 没有，1 发生过）。分析时，将这些问题合并成一个综合指数，取值范围为 0 ~ 5，得分越高表明面临的性风险越高。

性态度。包括"一生中可以与不同的人发生性关系""没有爱情也可以发生性关系""同性之间也可以发生性关系"。选项从 1"完全赞同"到 5"完全不赞同"。性态度三个题的 Alpha 值为 0.80。分析时，将这三个题进行逆向处理后，加总为一个综合指数，得分越高表明对性的态度越是多元化。

性知识。通过回答下列问题来测量被访者的性知识知晓情况："仅与一个并且没有感染 HIV 的性伙伴发生性行为，可以降低 HIV 传播危险吗？使用安全套可以降低 HIV 传播危险吗？一个看起来健康的人会携带 HIV 吗？蚊子叮咬会传播 HIV 吗？与 HIV 感染者共餐会感染 HIV 吗？"回答正确赋值为 1，回答错误或回答不知道赋值为 0。其取值范围为 0~5。

个体相关行为。个体相关行为包括四类：抽烟、喝酒、看黄和上网。对这四类行为的测量分别是：是否抽烟（0 = 否，1 = 是），是否喝酒（0 = 否，1 = 是），是否看过黄色录像（0 = 否，1 = 是），是否上网（0 = 否，1 = 是）。

个人统计特征。包括年龄、教育（0 = 小学及以下，1 = 初中及以上）、收入（0 = 1000 元以下，1 = 1000 元及以上）。

（三）分析策略

为了了解农村大龄未婚男性的性风险现状，本文采用列联表法，通过与已婚男性对比，估计农村大龄未婚男性的性风险行为发生率，对分类变量采用卡方检验，对定距变量采用 t 检验。

然后采用一般线性回归分析方法，根据测量变量的特征，在全部样本基础上分别构建 4 个模型。模型 1 以性风险为因变量，以 KABP 中的知识和态度为自变量。模型 2 在模型 1 的基础上，加入婚姻变量。模型 3 在模型 2 的基础上，加入个体相关行为，即抽烟、喝酒、上网和看黄。模型 4 在模型 3 的基础上，加入个人统计特征，即年龄、教育和收入变量。

基于纳入模型中的变量数量和调查样本的考虑，最后分别对农村大龄未婚男性和农村大龄已婚男性进行逐步回归分析，以 0.1 为保留概率，最终得到性风险的主要影响因素。

四　结果

（一）农村大龄未婚男性现状

从表 1 可以看出，接受调查的有过性经历的农村大龄男性平均年龄为 41.3 岁，其中未婚男性平均年龄为 42.0 岁，已婚男性为 40.9 岁。未婚男性在教育和月收入上显著弱于已婚男性，比如近一半的未婚男性的受教育程度是小学及以下（49.4%），而这在已婚男性中只有 13.8%；71.2% 的未婚男性月收入低于 1000 元，高出已婚男性 20 多个百分点。大部分农村男性抽过烟、喝过酒、看过黄色录像，但绝大部分人（75.4%）没有上过网。在以上四种行为中，只有喝酒行为存在显著婚姻差异。在性知识知晓程度上，已婚男性的性知识得分显著高于未婚男性。在性观念上，未婚男性比已婚男性更认同多元性观念。

表 1　有过性经历的农村大龄男性的描述性特征（30 岁及以上）

单位：%

变量	分类	未婚 N = 156	已婚 N = 239	合计 N = 395
年龄☆＋	均值	42.0（10.7）	40.9（7.6）	41.3（9.0）
教育***	小学及以下	49.4	13.8	27.9
	初中及以上	50.6	86.2	72.1
平均月收入（元）***	<1000	71.2	50.6	58.7
	1000 +	28.8	49.4	41.3
曾经抽过烟	没有	36.5	36.0	36.2
	抽过	63.5	64.0	63.8
曾经喝过酒*	没有	34.6	25.1	28.9
	喝过	65.4	74.9	71.1
曾经看过黄色录像	没有	41.7	39.8	40.5
	看过	58.3	60.2	59.4

变量	分类	未婚 N = 156	已婚 N = 239	合计 N = 395
曾经上过网	没有	73.7	76.6	75.4
	上过	26.3	23.4	24.6
性知识 ☆***		3.1 (1.9)	3.9 (1.5)	3.6 (1.7)
性观念☆**		2.8 (0.9)	2.6 (0.9)	2.7 (0.9)

注：[+] p < 0.1，[*] p < 0.05，[**] p < 0.01，[***] p < 0.001；"☆"该栏中数值为平均值，括号内的数值为标准差。

（二）大龄未婚男性的性风险现状

表 2 给出了接受调查的农村大龄男性的各种性风险行为的情况。从中可以看出，与农村已婚男性相比，农村大龄未婚男性性交易发生率高出 18 个百分点，同性行为发生率高出 5.3 个百分点，知觉性伴侣还有其他性伴侣的比例高于已婚男性 15.6 个百分点，过去三个月里发生过无保护性行为的比例高出 11.1 个百分点，多性伴侣行为发生率高于已婚男性 2.6 个百分点。

表 2　自报有过性行为的农村大龄男性的各种性风险行为

单位：%

	未婚	已婚	Total
一生中有过 2 个及以上性伴侣	23.1	20.5	21.5
性交易行为[***]	31.4	13.4	20.5
同性性行为[+]	14.1	8.8	10.9
知觉性伴侣还有其他性伙伴[***]	37.8	22.2	28.4
过去三个月无保护性行为[*]	80.1	69.0	73.4

注：[+] p < 0.1，[*] p < 0.05，[**] p < 0.01，[***] p < 0.001。

（三）农村大龄未婚男性性风险的影响因素分析

表 3 中，总模型 M1 的回归分析显示性观念是影响农村大龄男性性风险的显著因素，也就是农村大龄男性越认同多元化性观念，其发

生高风险性行为的可能性越大。而性知识的影响不显著。模型 M2 中，加入婚姻变量后，原来的影响关系不变，但婚姻对性风险有显著负影响，即农村大龄未婚男性发生高风险性行为的可能性比已婚男性大。模型 M3 中，加入个体相关行为后，原来的影响关系不变，但曾经看过黄色录像和曾经喝过酒的农村大龄未婚男性发生高风险性行为的可能性更大。在模型 M4 中，加入个体统计特征后，原来的影响关系不变，年龄、收入和教育对性风险的影响均不显著。

表 3 大龄男性性风险的影响因素分析

	M1	M2	M3	M4
性观念	0.325***	0.313***	0.288***	0.297***
性知识	−0.02	0.001	−0.076	−0.087
婚姻		−0.102*	−0.097*	−0.119*
抽烟			−0.010	−0.010
喝酒			0.0828+	0.089+
上网			0.0582	0.042
看黄			0.1687***	0.160**
年龄				−.018
教育				0.052
收入				0.018
_cons	0.158	0.274	0.142	0.165
R-squared	0.106	0.117	0.154	0.157
Adj. R-squared	0.102	0.110	0.138	0.135

注：+ $p < 0.1$，* $p < 0.05$，** $p < 0.01$，*** $p < 0.001$。

表 4 是农村大龄未婚男性和已婚男性的性风险影响因素的逐步回归分析结果。从表 4 中可以发现，性观念、性知识、喝酒、上网和收入是影响农村大龄未婚男性性风险的主要因素。其中，性观念的影响最显著，也就是说多元性观念越强烈的人发生性风险的可能性越大；艾滋病知识得分越低，发生性风险的可能性越高；喝过酒的人发生性风险的概率高于没喝过酒的；收入越高的人发生性风险的可能性也越高。

表 4　农村大龄未婚男性性风险的影响因素分析

变量名	系数	标准化系数	显著性（P）
性观念	0.127	0.335	0.000
性知识	-0.080	-0.132	0.090
收入	0.420	0.178	0.025
喝酒	0.309	0.137	0.067
上网	-0.014	-0.136	0.095
_cons	0.679		0.154

Adj. R-squared = 0.161

表 5 是农村大龄已婚男性性风险的逐步回归分析结果。对农村大龄已婚男性来说，越认同多元化性观念的人发生高风险性行为的可能性越大，曾经看过黄色录像的人比没有看过的人发生高风险性行为的可能性大。

表 5　农村大龄已婚男性性风险的影响因素分析

变量名	系数	标准化系数	显著性（P）
性观念	0.107	0.289	0.000
看黄	0.409	0.199	0.001
_cons	-0.109	0.000	0.578

Adj. R-squared = 0.121

五　讨论与结论

中国正处在人口、社会的转型时期，人口经济社会文化等各方面的变化都会引起人们生活态度和行为的巨大变化。在中国，发生第一次性行为的平均年龄相比而言仍然较晚，但对婚前性行为的双重标准（即要求女性守贞节而对男性不加要求）普遍存在，在 20 多岁和 30 多岁的成年人中，商业性行为、多性伴侣行为和 STIs 感染率较高已经是必须面对的现实（Parish et al.，2007）。婚龄人口中女性缺失和男性严重过剩以及中国巨大的人口流动加剧了这些观念和行为方式的变化。同样，由于受到婚龄人口中女性缺失的影响，农村大龄未婚男性的性行为也会受社会环境的影响。

首先，农村大龄未婚男性面临着较高的性风险。这些大龄未婚男性虽然没有符合传统社会道德规范和法律允许的性满足渠道，但有相当部分人通过各种非婚姻渠道发生过性行为，这包括多性伴侣行为、商业性行为以及同性性行为。并且，与农村已婚男性相比，大龄未婚男性发生多性伴、商业性行为的比例显著高出许多，同时他们的安全套使用率非常低。

与国内其他研究比较，可以发现农村大龄未婚男性性风险行为的发生率要高于全国平均水平，但低于城市未婚流动人口。在本研究中有过性经历的农村大龄未婚男性一生中多性伴侣的发生率高达23.1%，性交易行为的发生率高达 31.4%，远远高于 2000 年基于全国的调查结果，然而低于某些城市未婚流动人口的研究结果（蔺秀云等，2006；潘绥铭等，2004；楼超华等，2004；王瑞平等，2008）。例如，在王瑞平等（2008）对中国深圳流动人口性行为的调查研究中，未婚男性流动人口中有过性经历的比例高达 79.5%，多性伴侣的发生率高达 57.8%。可能的解释是，在农村，大龄未婚男性受到的社会约束和社会控制要远高于城市流动人口，这使他们对各种非婚性行为有所忌惮，或者即使发生了也不敢公开承认。另外，周围女性很少也可能是原因之一。我们的调查显示，有 27.2% 的未婚男性认为周围女人太少是自己不能成婚的原因。在中国巨大的人口流动背景下，大部分农村女性中学一毕业（有的甚至中学还没毕业）就外出到经济发展较好的东部或南方打工。大量流动到城市的农村年轻女性聚居在一起，也使到城市打工的农村未婚男性有更多的机会和条件能接触到未婚女性。并且，城市的观念和行为更开放，更有繁荣的性产业，人们受到的社会制约却更少，这都会促使各种非婚性行为的发生。

有过性经历的农村大龄未婚男性存在很高的性风险。比如本研究中超过 20% 的未婚男性报告与自己发生过性行为的既有性工作者也有非性工作者，37.8% 的未婚男性认为自己的性伴侣除了自己之外还有其他的性伴侣，但是，他们首次和最近一次性行为中安全套使用比例显著低于流动人口中安全套使用比例（谢立春，2005；郑真真、周云，2006）。这无形中就在高风险人群和普通人群中架起了一座桥梁，将高风险人群（如商业性伴侣）和普通人群（非商业性伴侣）连接在一起。如果 HIV/STIs 进入这个群体，就可能会很快传播开来。

本研究发现态度和知识是影响农村大龄未婚男性性风险的显著因素。KAP 模型中的性观念是影响农村大龄未婚男性性风险的最显著因素，持有的性观念越多元化，农村大龄男性面临的性风险就越高，这验证了人们常说的态度决定行为的观点。同时，艾滋病知识得分越高的农村大龄未婚男性发生性风险行为的可能性越低。人们对知识掌握后，会进行独立思考，逐步形成自己的信念，支配人们的行动。除此之外，对农村大龄未婚男性而言，另一个非常显著的因素是收入，收入越高，他们面临的性风险越高。这也许是因为在中国农村，经济条件越来越成为婚姻的前提条件（Johnson，1993；刘燕舞，2011）。而这些大龄未婚男性虽然有相对较高的收入，但是这些收入还没有高到能满足他们结婚的经济条件，却足以提供他们发生性行为的经济基础。另外，喝酒对农村大龄未婚男性的性风险也有显著影响，质性研究表明，农村大龄未婚男性的心理压力大（彭远春，2004），喝酒能在一定程度上释放或排解压力，但同时也会提高性风险发生概率。此外，上网对性风险存在负向影响，可能的解释是上网可以缓解部分压力，将多余的精力分散出去。对农村大龄已婚男性而言，KAP 模型中的性观念和曾经看过色情材料等对性风险具有显著影响，性知识的影响不显著。

尽管本研究采用了计算机辅助调查技术，但是，由于没有采用语音调查，遇到文盲或识字很少的调查对象时，只能让调查员念给他听，再由他自己做出选择。在这种情况下，调查对象可能会故意隐瞒一些诸如找女性性工作者等他认为社会不太接受的行为，而夸大他认为社会会接受的一些行为。这可能导致调查结果中，风险性行为的比例低于实际情况，而安全套的使用比例可能会高于实际情况。另一个局限性是由于调查时间在 8 月底 9 月初，相当部分未婚男性外出打工。这些经常外出的人可能会面临更高的性行为风险。因此，我们的结果可能低估了农村大龄男性的性风险程度。

尽管存在以上不足，本研究仍具有一定的学术价值和政策意义。本研究用数据说明了农村大龄未婚男性正面临着严峻的性风险，他们在高风险人群和普通人群中架起了一座桥梁，可能给 HIV/STIs 的传播和扩散带来便利。此外，随着步入婚龄期的过剩男性越来越多，婚姻挤压更加严重，通过婚姻解决性需要的可能性更低，他们更有可能寻求非婚姻渠道的性方式；而性产业的日益扩大和性工作者规模的日益增大以及低端性服务业的增加让寻求商业性行为更加成为可能。此外，人们对"光棍"普遍有种同情心理，随着性观念日益开放，人们可能更能接受"光棍"找"小姐"的现象，这减少了"光棍"进行商业性行为的社会道德规范的束缚，可能会成为鼓励他们进行商业性行为的因素之一。而由于经济的窘迫和卫生保健知识的缺乏，他们往往没有能力判定和选择没有性病的性伴侣，也很少采取安全措施。以上种种可能均表明农村大龄未婚男性中潜在的性风险很大，需要引起足够重视，并采取应对措施，减少性风险。鉴于此，相关部门可以通过让农村大龄未婚男性树立正确的性观念，提高性知识水平，减低他们发生性风险行为的可能性。另外，可以创造良好的活动环境，一方面要减少那些能增加性风险和减少性安全的主题活动，鼓励和引导他们多参加集体活动；另一方面要加强对黄色录像和网络信息等的管理，为他们营造一个良好的活动环境，引导其健康行为。

参考文献

［1］Banister, Judith. Shortage of girls in China today ［J］ *Journal of Population Research*, 2004, 21（1）：19-45.

［2］Cohen, A. Sexual risk behaviors：Who is vulnerable? An extensive literature review of sexual risk practices and the development of a pamphlet for an at-risk community ［D］ in Faculty of Antioch University Seattle, Antioch University Seattle：Seattle. 2009. 103.

［3］Duong, C., et al., Sexual risk and bridging behaviors among young people in Hai Phong, Vietnam ［J］ *AIDS and Behavior*, 2008. 12（4）：643-651.

［4］Ebenstein, A. Y. and E. Jennings, Bare Branches, Postitution and HIV in

China: A Demographic Analysis [A] J. Tucker, et al. , Editors. *Gender Policy and HIV in China: Catalyzing Policy Chang* [M] Springer: New York. 2009, 71 - 96.

[5] Fisher, J. D. and W. A. Fisher, Changing AIDS-risk behavior [J]. *Psychological Bulletin*, 1992. 111 (3): 455.

[6] Fishbein, M. , et al. , Using an AIDS KABP Survey to Identify Determinants of Condom Use Among Sexually Active Adults From St. Vincent and The Grenadines1 [J] *Journal of Applied Social Psychology*, 1995. 25 (1): 1 - 20.

[7] Hong, Y. and X. M. Li, Behavioral studies of female sex workers in China: A literature review and recommendation for future research [J] . *Aids and Behavior*, 2008. 12 (4): 623 - 636.

[8] Hudson, V. M. and A. M. Den Boer, *Bare branches: The security implications of Asia's surplus male population* [M] Cambridge, Mass: the MIT press, 2004.

[9] Klasen, S. and C. Wink, A turning point in gender bias in mortality? An update on the number of missing women [J] *Population and Development Review*, 2002. 28 (2): 285 - 312.

[10] Li, X. , et al. , Predictors of unprotected sex among men who have sex with men in Beijing, China [J] *Southeast Asian Journal*, 2008. 39 (1): 99 - 108.

[11] Li, X. , et al. , HIV/AIDS-related sexual risk behaviors among rural residents in China: potential role of rural-to-urban migration [J] *Aids Education and Prevention*, 2007. 19 (5): 396 - 407.

[12] Merli, M. G. and S. Hertog, Masculine sex ratios, population age structure and the potential spread of HIV in China [J] *Demographic Research*, 2010. 22 (3): 63 - 94.

[13] Merli, M. G. , et al. , Modelling the spread of HIV/AIDS in China: The role of sexual transmission [J] *Population Studies-a Journal of Demography*, 2006. 60 (1): 1 - 22.

[14] Mohammadi, M. R. , et al. , Reproductive knowledge, attitudes and behavior among adolescent males in Tehran, Iran [J] *International family planning perspectives*, 2006. 32 (1): 35 - 44.

[15] Mohammad, K. , et al. , Sexual risk-taking behaviors among boys aged 15 - 18 years in Tehran [J] *Journal of Adolescent Health*, 2007. 41 (4): 407 - 414.

［16］ Parish, W. L. , E. O. Laumann, and S. A. Mojola, Sexual behavior in China：Trends and comparisons ［J］ *Population and Development Review*. 2007. 33（4）：729 – 756.

［17］ Seacat, J. P. Predictors of high-risk sexual behavior in college males：a study on the effect of sexual orientation ［D］, in Department of Psychology, Eastern Michigan University：Ypsilanti, Michigan. 2002：97.

［18］ Shuzhuo, L. , et al. , Male Singlehood, Poverty and Sexuality in Rural China：An Exploratory Survey ［J］ *Population*（English edition）. 65（4）：679 – 693.

［19］ South, S. J. and K. Trent, Imbalanced Sex Ratios, Men's Sexual Behavior, and Risk of Sexually Transmitted Infection in China ［J］ *Journal of Health and Social Behavior*, 2010. 51（4）：376.

［20］ Tucker, J. D. , et al. , Surplus men, sex work, and the spread of HIV in China ［J］ *AIDS*, 2005. 19（6）：539 – 547.

［21］ Tuljapurkar, S. , N. Li, and M. W. Feldman, High sex ratios in China's future ［J］ *Science*, 1995. 267（5199）：874 – 876.

［22］ 黄盈盈，潘绥铭. 21 世纪我国女性的多伴侣性行为变迁之分析 ［J］ 中国青年研究，2011（3）：58 ~ 63.

［23］ 姜全保，李树茁，费尔德曼. 20 世纪中国"失踪女性"数量的估计 ［J］ 中国人口科学，2005（4）：2 ~ 11.

［24］ 李树茁，姜全保，费尔德曼. 性别歧视与人口发展 ［M］ 2006，北京：社会科学文献出版社.

［25］ 蔺秀云等. 北京市农村流动人口的 HIV/STD 高危性行为和知识分析 ［J］ 中国艾滋病性病，2006（5）：426 ~ 428.

［26］ 刘燕舞. 农村光棍的类型研究——一种人口社会学的分析 ［J］ 中国农业大学学报（社会科学版），2011. 28（3）：160 ~ 169.

［27］ 刘中一. 大龄未婚男性与农村社会稳定——出生性别比升高的社会后果预测性分析之一 ［J］ 青少年犯罪问题，2005（5）：17 ~ 22.

［28］ 莫丽霞. 出生人口性别比升高的后果研究 ［M］ 北京：中国人口出版社，2005.

［29］ 潘绥铭等. 当代中国人的性行为与性关系 ［M］ 北京：社会科学文献出版社，2004.

［30］ 彭远春. 贫困地区大龄青年婚姻失配现象探析 ［J］ 青年探索，2004

（06）：18～20.

［31］石人炳．青年人口迁出对农村婚姻的影响［J］人口学刊．2006.1：1.

［32］王瑞平等．深圳市流动人口性行为情况及影响因素分析［J］中国计划生育学杂志，2008.

［33］谢立春等．流动未婚男青年生殖健康现状研究［J］中国性科学，2005（11）.

［34］张群林，伊莎贝尔·阿塔尼，杨雪燕．中国农村大龄未婚男性的性行为调查和分析［J］西安交通大学学报（社会科学版），2009.29（006）：51～60.

［35］楼超华等．未婚流动人口中性相关行为［J］生殖与避孕，2004（1）.

［36］郑真真，周云，男性流动人口避孕套使用及影响因素分析［J］中国计划生育学杂志，2006.134（12）：730～732.

男性流动人口 HIV/AIDS 风险感知：
类型识别及其影响因素

杨　博　　李树茁　　伊莎贝尔·阿塔尼

摘　要：通过问卷调查数据，基于风险感知理论框架提出男性流动人口 HIV/AIDS 风险感知模型，运用列联表分析和序次回归分析解读不同风险行为的风险感知及其影响因素。研究发现，男性流动人口主要存在商业性行为和同性性行为两类风险，其中商业性行为参与频率越高，风险感知越强；而同性性行为参与频率越高，风险感知越弱。风险参与、保护措施、性伴侣数量以及受教育水平等是风险感知的主要影响因素。因此，建议公共卫生部门探索有针对性的风险防范与疾病防控措施，提高流动人口的风险感知能力和风险防范意识。

关键词：男性流动人口；HIV/AIDS 风险感知；风险识别

一　研究背景

中国的 HIV/AIDS 感染人数逐年递增，仅在 2008 年前九个月，全国即确认新增病例 44839 个，与此同时共计死亡病例 6890 个（BBC Monitoring Asia Pacific，2008）。HIV/AIDS 城市传播中的流动感染者日益增多（Meng X. J. et al.，2011），例如城市 HIV/AIDS 感染样本中超过 50% 有流动经历，而流动人口感染率更超出全国平均水平 3 倍（Zhang L. et al.，2013）。高传染率主要源于性传播途径，特别是商业性行为和同性性行为等高风险性行为传播率更高（Beijing Municipal

Health Bureau，2013）。流动人口是当前最明显的传播群体（Soskolne V. et al.，2002；Piche V. R. et al.，2003），主要源于他们较多的高风险性行为参与（Hu Z. et al.，2006；Li L. et al.，2006），而流动人口的公共卫生与健康服务尚未完善则进一步弱化了他们抵御风险的能力（Peng Y. et al.，2010）。当前，中国流动人口的 HIV/AIDS 风险趋势还面临人口性别结构失衡的影响。由于农村地区 28～30 岁及以上的贫穷男性逐渐沦为婚姻挤压对象（韦艳、张力，2011），这些大龄未婚男性逐渐融入人口流动，他们的风险行为倾向更为明显（姜全保、李波，2011），HIV/AIDS 传播形势更为严峻。城镇化推进与性别失衡的流动人口构成的现实，使城市公共决策者与卫生服务机构面临新的公共服务与疾病防控需求，对于公共管理部门的风险管理能力也将提出新的挑战。

由于目前只有不到 1% 的流动人口能够获取 HIV/AIDS 预防服务（Global Call to Action against Poverty China. Civil report on living conditions of rural migrant workers in China. Beijing, China, 2009），因而有必要从流动人口的主观视角讨论风险及其防范议题。风险感知是影响风险行为的重要认知因素，风险行为者往往具有较低的风险感知程度（Lalou R. et al.，2007）。如果无法感知到自身的脆弱感，行为高的风险行为将会显著增多（Baumgartner S. E. et al.，2010）。与城市人口相比，农村人口的 HIV/AIDS 风险感知程度很低（Li L. et al.，2010）。进入城市后，他们在 HIV/AIDS 传播中处于弱势地位（Lalou R. et al.，2007），可能会由于缺乏风险感知而更加被动。因此，在 HIV/AIDS 预防与服务体系尚未完善的情况下，有必要了解性别失衡背景下大龄流动人口的 HIV/AIDS 风险感知状况，识别出风险类型与影响因素，为完善流动人口 HIV/AIDS 防控策略提供策略依据。本研究将包括以下三个问题：（1）流动人口风险感知与风险性行为的关联分析，识别风险类型；（2）不同风险类型下的风险感知影响因素；（3）探讨风险感知的社会风险含义及健康政策启示。

二　研究设计

（一）理论模型

风险感知理论是从群体心理范式讨论公共安全与风险的研究方法（Slovic P. et al.，2005）。风险感知是个体判断自身风险的主观感觉（Loewenstein G. F.，2001；Slovic P. et al.，2005），能够对个体的行为和态度产生影响进而改变其行为倾向与实际参与（范春梅等，2012），是带有社会文化印记并反映不同文化思想背景的价值观与行为习惯（Weinstein N. D. et al.，2007）。在 HIV/AIDS 风险研究中，风险感知用于分析在缺乏预防措施的情况下个体对于自身感染 HIV/AIDS 可能性的主观判断（Conner M. et al.，2005），为健康政策干预提供参考与评价标准。HIV/AIDS 风险感知主要衡量个体在 HIV/AIDS 传播中主观认知到的脆弱性，因而风险感知理论模型能够反映风险参与者的风险认知，包含对于风险事件的熟悉性和可控性两个维度（Slovic P. et al.，2005）。风险行为者往往对于风险事件持有错误信息进而导致对熟悉性和可控性判断的失真，因而无法准确认知到自身的脆弱感（Baumgartner S. E. et al.，2010），直接表现为风险行为者往往伴随着较低的风险感知（程度）（Lalou R. et al.，2007）。但是随着社会风险事件的日益复杂和多发，风险行为者也会通过掌握更多风险信息而提高对风险的熟悉程度和可控程度，反而更倾向冒险行为。因此，风险感知理论模型需要结合风险类型和风险人群进行具体设计。

在疾病传播的风险感知模型中，加入特有的传播和防控信息后，风险行为与风险感知之间的关系得到了更好的解释（时勘、胡卫鹏，2004）。疾病传播风险感知首先表现为对于自身处于风险中程度的判断，也即个体对面临疾病传播风险的直观感知，反映了个体认知到的疾病传播的可怕（刘金平等，2006）；其次，当个体对于后果的严重性有了正确认知后，其风险驱动力将显著降低，因此后果的严重性是个体对于客观风险的直观感应，例如疾病感染后的危害程度等（谢科范、郭伟，2009）；再次，疾病传播风险能够通过预防达到风险控制的目的，因而"可控性"也是疾病传播风险感知模型的重要构成要素（Woloshin S. et al.，2000）；最后是对风险可能造成的后果的感知，即"严重性"（Gregory R. et al.，1993），能够反映社会人群对风险事件可能引起的社会和个人后果的判断。中国流动人口特别是婚姻挤压下的大龄未婚男性，其社会经济状况都较为劣势，因而其健康条件相对较差，加之受教育程度不高，因而在社会转型期内面临包含疾病传播风险在内的社会风险（靳小怡等，2010）。这部分人群由于无法顺利成婚，缺乏婚姻性伴侣（张群林等，2009），进入城市后很可能具有性风险行为趋势。由于信息资源较少，这些男性在 HIV/AIDS 传播中的风险应对能力相对较差，对于风险的程度和后果可能缺乏必要的认识，因而成为 HIV/AIDS 风险传播的重要人群，放大了社会风险（刘慧君、李树茁，2010）。

因此，包含大龄未婚男性在内的大龄流动男性很可能由于信息闭塞和认知欠缺，成为 HIV/AIDS 传播中的风险承担者。结合上述理论模型与当前大龄流动男性的群体特征，本文参考城市人群风险认知模型（刘金平、黄宏强、周广亚，2006），提出了针对流动人口 HIV/AIDS 传播的风险感知"HIV 风险感知五要素"模型，将 HIV/AIDS 风险感知细化为"可怕性"、"可控性"、"传播性"、"严重性"以及"可见性"五类要素。这五类风险感知的程度加总将反映人群对于 HIV/AIDS 传播风险的整体判断。其中，"可怕性"风险，即感知到的感染 HIV/AIDS 的可能性；"可控性"风险感知，即是否能够知晓 HIV/AIDS 预防措施；"传播性"风险感知，即是否知晓 HIV/AIDS 的传播途径；"严重性"风险感知，即是否知晓感染 HIV/AIDS 的伤害程度。由于 HIV/AIDS 感染病症并不直观可见，如果缺乏自我保护意识将大大提升自身感染概率。因而本文还引入"可见性"风险感知，即是否能够主观看出 HIV/AIDS 感染病症。

风险感知同时也会受到来自风险行为和个人因素的影响，因此本文的风险理论框架中，将风险行为、风险态度以及流动经历作为风险感知的影响因素。首先在风险决策中，一些表面上是高风险感知的群体有可能比其他人更容易选择冒险行为，因为风险行为者能够在风险行为中获得收益，进而在利益驱使下会强化风险参与（Johnson R. J. et al.，2002）。因此风险行为本身可能对风险感知存在影响。风险行为的发生往往也与风险态度相关联（Weinstein N. D. et al.，2007），因此对性风险行为的态度（倾向）以及实际参与很可能成为风险感知的重要影响因素。其次，由于安全套能够显著降低 HIV/AIDS 传播风险（Zhang L. et al.，2013），因而安全套使用情况也可能影响到个体对于风险程度的感知，保护措施的使用很可能影响个体对风险的判断。值得注意的是，由于 HIV/AIDS 性传播已经成为中国 HIV/AIDS 传播的最主要形式（BBC Monitoring Asia Pacific，2008），特别是中国目前同性性行为和多个性伴侣现象非常多（曾婧、余庆、许珊丹等，2007），因而性伴侣数量可能是风险感知的影响变量。由于大多数男性流动人口参与性风险行为都是因为离开配偶或伴侣独自流动（Meng X. J. et al.，2011），因而无论是否成婚，是否与配偶或伴侣共居成为影响性风险行为参与的重要因素（Zhang L. et al.，2013），可能对风险感知产生影响。

（二）数据来源

（1）问卷调查

本文的数据来源为"西安市男性流动人口生殖健康与家庭生活问卷调查"。为了适应性别失衡的社会背景，本文将样本界定为 28 岁及以上的男性流动人口，用于界定大龄未婚男性的群体特征（韦艳，张力，2011）。本次调查地点位于陕西西安市，调查完成于 2009 年 12 月至 2010 年 1 月。由于西安市流动人口登记信息尚未完善，研究团队无法随机抽取样本，因而选择了市区三个大型劳务市场，分别位于城东、城北和城南，能够代表西安市主要的流动人口聚集地。即使在劳务市场内部，行政管理部门也没有建立登记制度，因而各个市场内的随机抽样无法实现。研究团队最终选择了方便抽样原则，招募自愿参与调查者，完成调查者可以继续推荐身边工友参与调查。与此同时，研究团队还在调查时期内走访了三个建筑工地。由于建筑工地主管单位拒绝提供打工者名单，因而同样采用了方便抽样原则。由于性行为调查较敏感，采用计算机辅助调查即 Computer-assistance Personal Investigation（CAPI），有助于减少误差（Li L. et al.，2010）。调查过程中，研究人员将计算机带入调查地点，在劳务市场或建筑工地内隔离出封闭空间，避免外界对于答题者的干扰。在答题开始前，调查人员会对答题者解释调查数据的学术用途、电脑操作以及允许自由退出等信息。随后，调查人员将远离答题者，只在其要求电脑操作协助时进行指导。本次调查共计完成 979 个样本，其中 26 个样本由于问卷内容过于敏感而中途退出，因此最终的完成率为 97%；此外，14 个样本由于是西安本地户口，不符合流动人口特征而被剔除。最终，共收集样本数为 939 个。

（2）变量及测量

本研究的测量指标由 HIV/AIDS 风险相关问题组成，备选答案包括肯定回答和否定回答。由于风险感知调查中会有相当数量的样本选择"不知道"选项（Flschhoff B. et al.，1999），因而题项设置中加入"不知道"选项以降低答案偏差。最终将感知到风险或问题的正确回答定义为具有风险感知，相反则表示缺乏风险感知（例如不知道或者回答错误）。如果没有听说过 HIV/AIDS，则不必回答上述风险感知问题，其风险感知统一编码为 0。变量与测量信息如表 1 所示。

表 1 变量定义与测量

概念界定	变量测量	答项	均值/百分比
风险感知			N = 939
可怕性	自己可能存在感染 HIV/AIDS 的风险吗		26.7%
可控性	安全套可以有效预防 HIV/AIDS 传播风险吗	1 = 可能（感知到风险）0 = 不可能/不知道（无感知风险）	55.5%
传播性	多个性伴侣会增大 HIV/AIDS 传播风险吗		47.8%
可见性	一个看起来健康的人可能会携带 HIV/AIDS 吗		31.0%

续表

概念界定	变量测量	答项	均值/百分比
严重性	HIV/AIDS 目前可以治愈吗	1 = 不可以（感知到风险） 0 = 可以/不知道（无感知风险）	31.0%
性行为历史	目前为止是否有过性行为	0 = 没有	14.3%
		1 = 有过	85.7%
风险行为态度	是否能够接受商业性行为	0 = 不接受	62.3%
		1 = 接受	37.7%
	是否能够接受同性性行为	0 = 不接受	75.7%
		1 = 接受	24.3%
风险行为参与	是否发生过商业性行为	0 = 没有	80.6%
		1 = 有过	19.4%
	是否发生过同性性行为	0 = 没有	94.4%
		1 = 有过	5.6%
安全套使用	过去一年，性行为中使用安全套的频率	0 = 从未用过	34.2%
		1 = 偶尔使用	47.2%
		2 = 经常使用	18.6%
性伴侣数量	总共与多少位性伴侣发生过性行为（N = 805）	连续变量	2.3
流动居住	目前流动过程中，是否与配偶或伴侣共同居住	0 = 未共居	65.8%
		1 = 共居	34.2%
年龄	28 ~ 65 岁	连续变量	39
月收入（元）	—	0：< 1000	36.7%
		1：1000 ~ 1500	31.7%
		2：> 1500	31.6%
受教育程度	—	0：小学及以下	18.1%
		1：初中	58.6%
		2：高中及以上	23.3%

数据来源："西安市男性流动人口生殖健康与家庭生活问卷调查"。

本文首先从态度和实际参与 2 个角度，通过列联表分析和探讨

"商业性行为""同性性行为"这 2 类风险与五类 HIV/AIDS 风险感知的关联程度；由于性风险行为者的多个性伴侣现象较为普遍（曾婧，余庆，许珊丹等，2007），因而关联分析中还加入了"多个性伴侣"视角。其次，本文将五类风险感知指标加总获得 HIV/AIDS 风险感知总分（0~5 分），引入序次回归（Ologit）分析。

三　结果

（一）大龄男性流动人口的风险感知状况

表 1 首先给出了五类风险感知在流动人口中的信息概况。整体而言，半数以上流动人口能够识别出"可控性"风险感知，显示出安全套对于 HIV/AIDS 风险有预防作用已经在流动人口中得到一定的普及。其次，"传播性"风险感知也较理想，一部分人已经认可通过避免与多个性伴侣发生性行为可降低 HIV/AIDS 风险。其他类型的风险感知中，具有"可见性"风险感知和"严重性"风险感知的群体都只占三成，显示出多数人缺乏对于 HIV/AIDS 具体症状的了解。"可怕性"风险感知的比例最低，即流动人口中只有少数人群能够直接感知到自身在 HIV/AIDS 传播中的危险。因此，流动人口对 HIV/AIDS 的风险感知主要在预防层面，而对于感染症状、疾病治愈以及直接感染风险等层面均存在感知缺失。这种局面不利于流动人口在 HIV/AIDS 传播中形成自我保护能力；同时，流动人口较低的"严重性"感知和"可怕性"感知，很可能减弱他们的自我保护能力，特别是很可能使他们在面对性风险行为的时候，丧失自我警惕性，做不到理性决策。

（二）风险性行为与 HIV/AIDS 风险感知的关联分析

（1）风险性行为态度与 HIV/AIDS 风险感知的关联分析

表 2 中包括商业性行为、同性性行为相关态度与风险感知的关联分析。首先，整体而言，态度上认可商业性行为的人，各类 HIV/AIDS 风险感知均高于持否定态度的群体。认可商业性行为的群体在

"可控性"风险感知和"传播性"风险感知方面的感知比例最高，而对于"可怕性"风险的感知比例最低。不同态度群体在"可控性"风险感知与"严重性"风险感知中的差异最大，而在"可怕性"风险感知层面几乎没有差异。其次，态度上认可同性性行为的群体，对"可控性"风险和"传播性"风险的感知比例也最高，对于"可怕性"风险的感知比例最低。对于同性性行为持认可态度者和持不认可态度者，在"严重性"风险感知中的差异最为显著。总体而言，风险倾向较高者，风险感知水平也较高（Johnson R. J. et al.，2002）。

表 2　风险性行为态度与 HIV/AIDS 风险感知

行为类别	态度		可怕性	可控性	传播性	可见性	严重性
商业性行为	接受	N = 354	28.3%	62.7%	52.8%	35.9%	39.0%
	不接受	N = 585	25.8%	51.1%	44.8%	28.0%	26.2%
	χ^2		0.669	12.017***	5.711+	6.341*	16.973***
同性性行为	接受	N = 228	26.8%	61.0%	47.4%	35.1%	41.2%
	不接受	N = 711	26.7%	53.7%	48.0%	29.7%	27.7%
	χ^2		0.000	3.662+	0.024	2.364	14.757***

注：*** $p < 0.001$；** $p < 0.01$；* $p < 0.05$；+ $p < 0.1$。
数据来源："西安市男性流动人口生殖健康与家庭生活问卷调查"。

（2）风险性行为参与和 HIV/AIDS 风险感知关联分析

表 3 是风险性行为与 HIV/AIDS 风险感知的关联分析。有过"商业性行为"的群体，感受到各项 HIV/AIDS 风险的比例都较高，并且和没有过"商业性行为"的群体相比，差异显著。"同性性行为"层面，风险行为经历者的"可怕性"、"可控性"以及"传播性"等三类风险感知低于没有风险经历的人，反映了同性性行为参与者面临的严峻局面。在"性伴侣数量"层面，感受到 HIV/AIDS 风险的群体，性伴侣数量也较多。因此，商业性行为、多个性伴侣行为与风险感知之间均为正向关联，即风险行为者的风险感知更高（Johnson R. J. et al.，2002）。相反，由于"同性性行为"中的 HIV/AIDS 传播率非常高（史同新，张北川，李秀芳等，2008），因而具有较低风险感知的

"同性性行为"者面临更严峻的形势。

表 3 风险性行为与 HIV/AIDS 风险感知

行为	感知到风险		可怕性	可控性	传播性	可见性	严重性
商业性行为	有过	N = 182	34.6%	69.8%	55.5%	42.9%	42.3%
	没有过	N = 757	24.8%	52.1%	46.0%	28.1%	28.3%
	χ^2		7.166**	18.680***	5.333*	14.865***	13.520***
同性性行为	有过	N = 53	26.4%	54.7%	43.4%	31.4%	35.9%
	没有过	N = 886	26.8%	55.5%	48.1%	24.5%	30.7%
	χ^2		0.003	0.013	0.440	1.097	0.620%
性伴侣数量	感知到风险		2.3	2.3	2.2	2.3	2.4
	无感知风险		1.9	1.6	1.8	1.8	1.8

注: *** $p < 0.001$; ** $p < 0.01$; * $p < 0.05$; + $p < 0.1$。
数据来源:"西安市男性流动人口生殖健康与家庭生活问卷调查"。

(三) HIV/AIDS 风险感知的影响因素

表 4 是商业性行为层面 HIV/AIDS 风险感知的影响因素分析。

表 4 HIV/AIDS 风险感知分析:商业性行为因素

自变量	模型 1		模型 2		模型 3	
	Coef.	S. E.	Coef.	S. E.	Coef.	S. E.
商业性行为态度:接受	0.462***	0.122	0.227+	0.130	0.228+	0.130
参考项:不接受						
商业性行为经历:有过			0.446*	0.186	0.453*	0.186
参考项:没有						
偶尔使用安全套			0.616***	0.141	0.609***	0.142
经常使用安全套			0.808***	0.180	0.804***	0.180
参考项:从来不用安全套						
性伴侣数量			0.0617	0.039	0.062	0.039
目前与伴侣或者配偶住在一起					0.060	0.124

续表

	模型 1		模型 2		模型 3	
参考项：独自居住						
39 岁以上	− 0.255*	0.119	− 0.174	0.120	− 0.173	0.120
参考项：39 岁及以下						
收入：1000 ~ 1500 元	0.007	0.141	− 0.003	0.143	− 0.001	0.143
收入：1500 元以上	0.294*	0.144	0.308*	0.145	0.306*	0.145
参考项：1000 元以下						
教育：初中文化	0.675***	0.160	0.609***	0.162	0.610***	0.162
教育：高中文化及以上	1.044***	0.189	0.962***	0.191	0.958***	0.191
参考项：小学文化及以下						
Log likelihood	− 1522.878		− 1494.104		− 1493.988	
χ^2	62.12***		119.67***		119.90***	
df	6		10		11	
N	939		939		939	

注：*** $p < 0.001$；** $p < 0.01$；* $p < 0.05$；+ $p < 0.1$。
数据来源："西安市男性流动人口生殖健康与家庭生活问卷调查"。

模型 1 中，商业性行为态度对于 HIV/AIDS 风险感知具有显著的正向影响；而 39 岁以上群体的 HIV/AIDS 风险感知程度较年轻人要低。模型 2 中加入行为变量后，态度的影响减弱，年龄的影响不再突出，行为则具有显著的正向影响，有过商业性行为的人具有更高的风险感知程度；安全套使用频率同样具有显著正向作用，使用过的人比从未用过的人具有更高的风险感知程度；相反，性伴侣数量对于风险感知没有影响。模型 3 中，居住条件也没有显著影响力。模型 1 ~ 模型 3 中，与 1000 元以下低收入人群相比，较高收入群体始终显现出较高的风险感知程度；类似地，受教育水平越高，风险感知水平也越高，显示出教育对于风险感知的显著促进作用。

表 5 是同性性行为层面 HIV/AIDS 风险感知的影响因素分析。

表 5　HIV/AIDS 风险感知分析：同性性行为因素

自变量	模型 4		模型 5		模型 6	
	Coef.	S. E.	Coef.	S. E.	Coef.	S. E.
同性性行为态度：接受	0.245 +	0.137	0.129	0.140	0.129	0.140
参考项：不接受						
同性性行为经历：有过			0.000	0.272	0.000	0.272
参考项：没有						
偶尔使用安全套			0.608 ***	0.142	0.604 ***	0.143
经常使用安全套			0.855 ***	0.179	0.854 ***	0.179
参考项：从来不用安全套						
性伴侣数量			0.122 ***	0.034	0.122 ***	0.034
目前与伴侣或者配偶住在一起					0.034	0.123
参考项：独自居住						
39 岁以上	− 0.325 **	0.117	− 0.219 +	0.119	− 0.218 +	0.119
参考项：39 岁及以下						
收入：1000 ~ 1500 元	0.017	0.141	− 0.019	0.142	− 0.018	0.142
收入：1500 元以上	0.306 *	0.144	0.274 +	0.145	0.273 +	0.145
参考项：1000 元以下						
教育：初中文化	0.690 ***	0.16	0.611 ***	0.162	0.611 ***	0.162
教育：高中文化及以上	1.059 ***	0.189	0.971 ***	0.191	0.968 ***	0.192
参考项：小学文化及以下						
Log likelihood	− 1528.420		− 1498.719		− 1498.681	
χ^2	51.04 ***		110.44 ***		110.44 ***	
df	6		10		11	
N	939		939		939	

注：*** $p < 0.001$；** $p < 0.01$；* $p < 0.05$；+ $p < 0.1$。
数据来源："西安市男性流动人口生殖健康与家庭生活问卷调查"。

　　模型 4 中，即认可同性性行为的人具有略高的风险感知水平；39 岁以上群体表现出更低的风险感知程度，并且收入在 1000 元以上者具有更高的风险感知程度。加入行为变量的模型 5 中，同性性行为经历并没有对风险感知产生影响，并且态度的作用不再显著。目前，同性性行为发生率在本文样本中较低，因此风险行为本身并没有对风险感知产生影响。另外，加入行为变量后，态度的影响不再显著，反映出同性性行为倾向也较低，只有真正有过经历的人才会在态度上认可。模型 5 中，性伴侣数量越多，风险感知程度越高。同性性行为者的多个性伴侣现象很普遍，这也是该群体成为 HIV/AIDS 传播的高风险人群的重要原因（曾婧，余庆，许珊丹等，2007）。另外，年龄的影响力下降，因为同性性行为参与具有年龄差异，年轻人发生率较高（Yang X. Y. et al.，2012）；与此类似，收入的影响也在减弱，可能是由于同性性行为者一般具有较高收入（史同新，张北川，李秀芳等，2008）。模型 6 加入了居住条件变量，但是其并没有显著影响。与商业性行为一致，安全套使用频率对于风险感知产生了显著正向影响，受教育水平也始终对风险感知水平具有促进作用。

四 社会风险视野下流动人口 HIV/AIDS 风险感知及健康政策启示

国家城镇化的持续推进将伴随流动人口数量的持续增加，而流动人口风险性行为及 HIV/AIDS 传播已经成为公共健康风险的重要构成部分（Meng X. J. et al.，2011）。与此同时，农村的婚姻挤压使弱势男性成为大龄未婚男性，他们进入城市后的风险性行为趋势将加剧流动人口的风险性行为参与状况，HIV/AIDS 在流动人口中的传播将进一步加剧（Zhang L. et al.，2013）。因此，HIV/AIDS 风险将是人口流动和婚姻挤压背景下社会风险的重要构成。

本文识别出"商业性行为"与"同性性行为"这两类影响流动人口 HIV/AIDS 风险感知的风险。商业性行为参与者比未参与者具有更高的风险感知程度；同时，他们对商业性行为的认可态度证明了风险行为倾向于对风险感知产生促进作用。高风险感知并没有减少流动人口的商业性行为。他们由于对自身直接感染疾病的风险感知（可怕性）程度普遍较低，因而即使具备其他 HIV/AIDS 风险感知，也并不能减少其商业性行为参与。目前，针对 HIV/AIDS 风险的政策与服务主要针对感染者展开，针对商业性行为的干预主要是打击色情而不是关注风险群体的风险认知，因而无法提供有效的倡导策略从而降低风险群体的风险参与率。大部分男性流动人口与配偶一起居住（Meng X. J. et al.，2011），但是本文中已婚独自流动者和未婚男性居多数，他们成为性风险行为尤其是商业性行为的主要参与者，特别是婚姻挤压下的大龄未婚男性，商业性行为是他们在婚姻性行为之外获得性伴侣的方便途径。如果不能准确提升流动人口的 HIV/AIDS 风险感知水平，社会风险防范在该领域将持续处于"扫黄"层面，无法从根本上杜绝流动人口的商业性行为，因而无法有效降低 HIV/AIDS 的传播风险。

同性性行为是影响风险感知的第二类风险。同性性行为已经成为 HIV/AIDS 传播率最高的途径，而本文同性性行为参与者明显缺乏 HIV/AIDS 风险感知，对自身脆弱性的错误认知将低估自身发生风险的概率（Johnson R. J. et al.，2002）。这种错误认知也会促使参与者增加风险行为，加大感染风险。同性性行为的 HIV/AIDS 感染率非常高（史同新，张北川，李秀芳等，2008），加之同性性行为中多个性伴侣现象非常普遍（曾婧等，2007），因而同性性行为者不仅成为风险受害者，更成为风险传播者。当前，男男性行为者等性少数群体开始进入社会风险防范的主流视野，但是人们尚未关注他们的风险感知，无法解释他们为何在知晓同性性行为已经成为 HIV/AIDS 感染的主要途径后，依然存在较高的风险参与率。同性性行为人群对于两性关系的认知和对于婚姻家庭的认知与主流人群存在根本差别（魏伟，2007），因此独自流动处境或者未婚地位等，不足以解释社会中日益增多的同性性行为现象。缺乏对该类人群的风险感知的关注，将使社会风险防范工作缺失一部分主体，同性性行为中的 HIV/AIDS 预防也将处于应对后果的被动局面。

明确风险群体的风险感知，有助于掌握风险群体的风险倾向和参与倾向，将为社会风险应对机构出台预案提供信息参考。本文中流动人口的 HIV/AIDS 风险感知反映出公共卫生和健康教育平台的公共服务依然存在薄弱环节，因此需要借助社区健康机构等服务平台向流动人口传播 HIV/AIDS 知识以及危害，帮助流动人口特别是婚姻挤压下处于性压抑的大龄未婚男性获得准确的风险感知，提高其风险预防能力。本文还发现安全套使用是风险感知的重要影响因素，因此安全套推广有助于提高风险预防能力。鉴于风险感知水平较高的群体有较高的风险倾向与实际参与程度，针对特定人群的行为约束教育与健康理念宣传势在必行，特别是要倡导流动人群减少商业性行为参与；对同性性行为风险群体（性少数群体），可以针对人群特点推行社区干预和健康教育，通过交流和倡导提高他们的风险感知水平，加强他们的自我保护能力。

参考文献

［1］ BBC Monitoring Asia Pacific, 2008 Beijing Municipal Health Bureau, 2013：http：//www. bjhb. gov. cn/wsxw/201311/t20131129_68382. htm.

［2］ Meng X. J. , Wang L. , Chan S. , Kathleen Heather Reilly, Peng Z. H. , Guo W. , Ding G. W. , Ding Z. W. , and Qin Q. Q. Estimation and Projection of the HIV Epidemic Trend among the Migrant Population in China ［J］ *Biomed Environ Sci*, 2011, 24 (4)：343 – 348.

［3］ Zhang L. , Eric P. F. , Chow H. J. , Jahn A. K. and David P. W. High HIV Prevalence and Risk of Infection among Rural-to-Urban Migrants in Various Migration Stages in China：A Systematic Review and Meta-Analysis ［J］ *Sexually Transmitted Diseases*, 2013, 2 (40)：136 – 147.

［4］ Soskolne V. , Shtarkshall R. A. Migration and HIV Prevention Programs：Linking Structural Factors, Culture, and Individual Behavior：An Israeli Experience ［J］ *Social Science & Medicine*, 2002 (55)：1297 – 1307.

［5］ Li L. , Morrowc M. , Kermode M. Rural to Urban Male Migrant Workers' Vulnerability to HIV Infection in Chengdu, China：Qualitative Findings from A Mixed Method Study ［J］ *Work*, 2010 (37)：375 – 386.

［6］ Yang X. Y. , Attane I. , LI S. Z. , Yang B. Same-Sex Sexual Behaviors Among Male Migrants in a Context of Male "Marriage Squeeze"：Results from An Exploratory Survey in Urban Xián, China ［J］ *American Journal of Men's Health*, 2012, 6 (6)：485 – 496.

[7] Peng Y. , Chang W. , Zhou H. et al. Factors Associated with Health-seeking Behavior among Migrant Workers in Beijing, China [J] *BMC Health Serv Res*, 2010 (10): 69.

[8] 韦艳, 张力. 农村大龄未婚男性的婚姻困境: 基于性别不平等视角的认识 [J] 人口研究, 2011 (9): 58~69.

[9] 姜全保, 李波. 性别失衡对犯罪率的影响研究 [J] 公共管理学报, 2011 (1): 71~80.

[10] Global Call to Action against Poverty China. Civil report on living conditions of rural migrant workers in China. Beijing, China, 2009.

[11] Lalou R. , Plche V. , Tzenegger F. W. , Migration, HIV/AIDS Knowledge, Perception of Risk and Condom Use in the Senegal River Valley [J] *International Studies in Population*, 2007 (6): 171 – 194.

[12] Baumgartner S. E. , Valkenburg P. M. , Peter J. Assessing Causality in the Relationship Between Adolescents' Risky Sexual Online Behavior and Their Perceptions of this Behavior [J] *J. Youth Adolescence* (2010) 39: 1226 – 1239.

[13] Slovic, Peters E. , Finucane M. L. , Macgregor D. G. Affect, Risk, and Decision Making [J] *Health Psychology*, 2005 (24): 35 – 40.

[14] Loewenstein, G. F. , Weber E. U. , Hsee C. K. , Welch N. Risk as Feelings [J] *Psychological Bulletin*, 2001 (127): 267 – 286.

[15] 范春梅, 贾建民, 李华强. 重大灾害情境下感知风险对消费者信心的影响研究 [J] 管理学报, 2012, 9 (6): 900~907.

[16] Weinstein N. D. , Kwitel A. , Mccaul K. D. , Magnan R. E. , Gerrard M et al. Risk Perceptions: Assessment and Relationship to Influenza Vaccination [J] *Health Psychol*, 2007 (26): 146 – 151.

[17] Conner M. , Norman P. *Predicting Health Behavior: Research and Practice with Social Cognition Models* [M] Buckingham, England, Open University Press, 2005.

[18] 时勘, 胡卫鹏. 北京民众在SARs疫情中风险认知与心理行为的比较研究 [J] 中国临床心理学杂志, 2004, 12 (3): 293~298.

[19] Woloshin S. , Schwartz L. M. , Byram S. , Fischhoff B. , Welch H. G. A New Scale for Assessing Perceptions of Chance [J] *Medical Decision Making*, 2000 (20): 298 – 307.

[20] 刘金平，黄宏强，周广亚．城市居民风险认知结构研究 [J] 心理科学，2006，29（6）：1439～1441.

[21] 谢科范，郭伟．创业团队成员风险感知机理与计量方法 [J] 统计与决策，2009（14）：56～57.

[22] Gregory R. , Mendelsohn R. Perceived Risk, Dread and Benefits [J] *Risk Analysis*, 1993（13）：259 – 262.

[23] 靳小怡，郭秋菊，刘利鸽，李树苗．中国的性别失衡与公共安全：百村调查及主要发现 [J] 青年研究，2010（5）：21～30.

[24] 张群林，Isabelle Attane，杨雪燕．中国农村大龄未婚男性的性行为调查和分析 [J] 西安交通大学学报（社会科学版），2009（6）：51～60.

[25] 刘慧君，李树苗．性别失衡背景下的社会风险放大及其治理——基于群体性事件的案例分析 [J] 中国软科学，2010（5）：152～160.

[26] Johnson R. J. , Mccaul K. D. , Klein W. M. P. Risk Involvement and Risk Perception among Adolescents and Young Adults [J] *Journal of Behavioral Medicine*, 2002（25）：67 – 82.

[27] 曾婧，余庆，许珊丹，戴红，吴炽煦．男男性接触者艾滋病相关态度及行为调查 [J] 中国公共卫生，2007（12）：1422～1423.

[28] Li L. , Rotheram-Borus M. J. , Batterham P. , Lin Y. Y. , Wu Z. Y. , Detels R. , Guan J. H. Measuring Sexual Risk Using Audio Computer-Assisted Self-Interviewing（ACASI）versus Computer-Assisted Personal Interview（CAPI）in China [J] *International Journal of Sexual Health*, 2007, 19（1）：25 – 30.

[29] Flschhoff B. , De Bruin W. B. Fifty-fifty = 50%？ [J] *Journal of Behavioral Decision Making*, 1999（12）：149 – 163.

[30] 史同新，张北川，李秀芳等．经济收入对男男性接触者艾滋病高危性行为的影响研究 [J] 中华流行病学杂志，2008，29（5）：426～429.

[31] 魏伟．城里的飘飘：成都本地同性恋身份的形成和变迁 [J] 社会，2007（1）：67～97.

中国女性遭受亲密伴侣躯体暴力的
实证研究

——基于四次全国抽样调查数据的有限解释

杜　鹃　潘绥铭　黄盈盈　魏怡真

摘　要：本研究根据 2000 年、2006 年、2010 年、2015 年四次全国随机抽样调查数据，对中国女性遭受亲密伴侣暴力的现状和趋势提供了历时性的实证依据。研究发现：20% 左右的中国女性表示曾遭受过来自丈夫、男友等亲密伴侣施加的暴力，且十年间没有显著变化；有 9.4% 的女性经受过比较严重的暴力，对其身心造成了严重的伤害。年龄在 30～49 岁的青年女性和婚姻状况处于未婚同居的女性更可能遭受来自伴侣的暴力；而社会经济地位对女性遭受亲密伴侣暴力的影响是需要质疑的，其构成指标如教育、收入、职业地位对于亲密伴侣暴力的发生有不同的作用机制。

关键词：亲密伴侣暴力；躯体暴力；随机抽样调查；性别

一　问题的提出：关注
“亲密伴侣暴力”

亲密伴侣暴力是在世界范围内广泛存在，且是备受关注的公共卫生问题。尽管男性同样有可能遭受来自亲密伴侣的暴力，在同性关系中亲密伴侣暴力也是时有发生的，但女性依旧是亲密伴侣暴力的主要受害者。世界卫生组织对 48 个国家所做的关于妇女健康和家庭暴力的研究显示，有 10% ~69% 的妇女报告曾经在人生中的某个阶段遭受过来自男性伴侣的肢体暴力和侵犯。[①] 亲密伴侣暴力不仅破坏亲密关系中的信任和尊重，严重时还会对女性的身体和精神带来短期或长期的负面影响。在现有的对不同地区和族群针对女性的暴力的研究中，经济、心理、社会关系、社区、文化、社会习俗等因素都被用于解释这一现象。学界也逐渐形成一种共识，即个人、社会关系、情境、社会文化等因素会交互作用引发针对妇女的暴力。这些研究结论都有助于帮助我们理解和认识这一现象，但是由于它们大多形成于西方国家的社会文化和政策环境，因此，对于解释中国社会的亲密伴侣暴力是否适用仍然有待大规模的、有代表性的数据的检验。

根据 WHO 的定义，针对女性的亲密伴侣暴力是指亲密伴侣或前伴侣实施的导致身体、性或心理伤害的行为，包括身体侵犯、强迫性行为、心理虐待和控制行为。[②] William Parish 和王天夫等人利用 2000 年美国国家儿童健康和人类发展研究所的"中国人卫生和家庭生活"数据，第一次引入两性视角阐释了中国的亲密伴侣暴力的问题。[③] 除了这项英文发表的研究以外，国内学界对于亲密伴侣暴力的关注，远远少于对家庭暴力、婚内暴力、性暴力等其他针对女性的暴力研究。除了个别研究以外，[④][⑤] 关于亲密伴侣暴力的研究主要由有医学背景

① Claudia García-Moreno Henrica A. F. M. Jansen et al. WHO Multi-country Study on Women's Health and Domestic Violence against Women, WHO NLM classification: WA 309, 2005: 89.

② Krug E. G. et al., eds. World report on violence and health. Geneva, World Health Organization, 2002: 89.

③ Parish W. L., Wang T., Laumann E. O., et al. Intimate partner violence in China: national prevalence, risk factors and associated health problems. [J] *International Perspectives on Sexual & Reproductive Health*, 2004, 30 (4): 174 – 181.

④ 陈高凌，刘婷婷，罗凤仪，等. 中国怀孕妇女的亲密伴侣暴力问题——对中国内地和香港有关研究的回顾 [J] 妇女研究论丛，2011: 87 ~94.

⑤ 柳娜，张亚林，邹韶红，等. 亲密伴侣暴力施暴者心理干预的发展（综述）[J] 中国心理卫生杂志，2010, 24 (6): 416 ~419.

的学者开展，并发表在公共卫生或者预防医学类刊物上。①②③④ 从测量工具上讲，此类研究普遍使用国际上通用的冲突策略量表（the Conflict Tactics Scale，CTS）中文版，但是直到最近，才有研究者在流动人口育龄妇女中对其信度和效度进行了检验，证明了冲突策略量表中文简版在所研究人群中的适用性。⑤

与亲密伴侣暴力的研究现状形成对比的是家庭暴力等其他关注女性受虐情况的研究。在中国，丈夫或者其他亲密伴侣发起的暴力往往被宽泛地称为家庭暴力；少数研究将其具体称为婚内暴力⑥⑦⑧或夫妻间暴力。⑨⑩ 由于亲密伴侣暴力这一概念的不普及，多数研究在抽样过程中就将非婚状态的女性排除出去，而是以已婚妇女或夫妻为抽样单位；⑪⑫⑬

① 邹韶红，张亚林，张勇，等. 儿童期虐待与亲密伴侣暴力关系 [J] 中国公共卫生，2007, 23：181~182.
② 苏普玉，郝加虎，黄朝辉，等. 2575 名在校大学生亲密伴侣暴力现况研究 [J] 中华流行病学杂志，2011, 32：346~351.
③ 麻超，赵霞，毋嫘，等. 亲密伴侣暴力中女性躯体受暴者抑郁状况 [J] 现代预防医学，2013, 40.
④ 张玮，洪炜，崔轶，等. 亲密伴侣暴力中的性别差异研究 [J] 中国性科学，2014：96~99.
⑤ Pan T., Ling L., Song X.. The Reliability and Validity of the Chinese Version of Short Form of the Conflict Tactics Scale in Migrant Women of Childbearing age [J] *China Journal of Health Psychology*, 2014.
⑥ 徐安琪. 婚姻暴力的概念和现状 [J] 社会，2001, (2)：24~27.
⑦ 徐安琪. 婚姻暴力：一般家庭的实证分析 [J] 上海社会科学院学术季刊，2001, (3).
⑧ 王天夫. 城市夫妻间的婚内暴力冲突及其对健康的影响 [J] 社会，2006, 26 (1)：36~60.
⑨ 马春华. 性别、权力、资源和夫妻间暴力——丈夫受虐和妻子受虐的影响因素分析比较 [J] 学术研究，2013 (9)：31~44.
⑩ 马春华. 中国夫妻间暴力的"性别对称性" [J] 河北学刊，2013, 33 (5)：104~108.
⑪ 陶春芳. 中国妇女社会地位概观 [M] 中国妇女出版社，1993.
⑫ 李兆晖，程怡民，王献蜜. 农村地区家庭暴力调查分析. 中华行为医学与脑科学杂志，2003, 12 (2)：228~230.
⑬ 郭素芳，赵凤敏，吴久玲，等. 农村地区家庭暴力发生情况及影响因素分析 [J] 中国公共卫生，2007, 23 (1)：4~6.

还有一部分研究的抽样单位是家庭而非个人。①②③ 国内研究目前对亲密伴侣暴力在定义上和操作上的混淆，明显忽视了处于同居或其他非婚状态的女性遭受亲密伴侣暴力的危险因素。因此，本文将不限于婚姻和家庭的藩篱，讨论女性面对的来自亲密伴侣的暴力问题。这也是本文的主要贡献之一。当然暴力的存在形式是多样的，包括躯体暴力、心理虐待、控制行为等，本文的数据来源只能提供躯体暴力相关变量，这同时也是本研究的局限之处。

故此，本研究试图了解和解释中国大陆 18～61 岁（2000 年为 20～64 岁）的异性恋女性，这一有代表性的样本能有力说明我国女性所遭受的来自亲密伴侣的躯体暴力及其部分影响因素。

二　文献综述和现有理论框架

亲密伴侣暴力——这一包裹在亲密关系中的罪恶，究竟为什么会发生？有哪些因素会促进或阻止这种行为的发生呢？现有跨文化的研究将男性虐待伴侣的风险归结为四大类：个人因素、社群因素、社会文化因素和社会结构因素。

（一）个人因素主要包括：酗酒、抑郁、人格障碍、童年经历。其中童年经历或者目睹过自己母亲被伴侣殴打，是这些因素中最强的促进因素。④⑤ 同时酗酒或者过量饮酒也会显著增加男性对伴侣施暴的可能性。⑥ 抑郁、人格障碍等心理问题在美国、加拿大等发达国家被广泛关注，研究证明一些情感上孤立、不安或者缺乏自尊的男性往

① 沈崇麟. 当代中国城市家庭研究［M］中国社会科学出版社，1995.

② 徐安琪. 中国女性的家庭地位和生活质量——来自实证研究的报告［J］妇女研究论丛，2000：29～30.

③ 张亚林，曹玉萍，杨世昌，等. 湖南省家庭暴力的流行病学调查——研究方法与初步结果［J］中国心理卫生杂志，2004，18（5）：326～328.

④ Ellsberg M. , Heise L. , Shrader E. Researching violence against women: a practical guide for researchers and advocates. Washington, D. C. , Center for Health and Gender Equity, 1999.

⑤ Black D. A. et al. Partner, child abuse risk factors literature review. National Network of Family Resiliency, National Network for Health, 1999.

⑥ Rodgers K. Wife assault: the findings of a national survey. *Juristat*, 1994, 14.

往往难以控制自己的愤怒和冲动情绪而对伴侣施暴。[1]

（二）社区因素：社区对待伴侣暴力做何反应也会影响该社区的暴力发生水平。Counts 等人在 16 个有着不同水平的亲密伴侣暴力的社区中发现，在那些为女性提供暴力庇护所或者其他救助途径和支持的社区中，伴侣间暴力发生率最低。[2]

WHO 在 8 个地区和国家收集的关于伴侣间暴力的数据还包括如下几个社区层面的因素：其他暴力犯罪发生率；社会资本；与家庭隐私相关的社会习俗及社区层面对男性权威的态度。

（三）社会文化因素：Counts 等人的研究还在一定程度上验证了这样一个结论：亲密伴侣暴力发生率最高的地方往往是妇女地位和妇女角色正在发生快速转型的地区。一方面，在那些妇女地位很低的社会，不需要用暴力来强化男性的权威；另一方面，在妇女地位较高的地区，女性则已经积累了足够的能力和资源以转变传统的性别角色；恰恰是在那些女性开始进入工作场所，尝试非传统性别角色的社会里，亲密伴侣暴力发生率往往最高。在这个框架中，暴力通常被解释为维护男性权威和尊严的工具。正如 Dobash 所说，家庭暴力是男性在家庭中控制女性的一种手段。[3]

（四）社会结构视角：以往从社会结构视角研究家庭暴力的成果表明，家庭暴力在社会上的分布是不均匀的。暴力行为更多地发生在社会经济地位低的人群中；[4][5][6] 年轻、受教育水平低以及低收入的家

① Davies M., ed. *Women and Violence： Realities and Responses Worldwide.* London, Zed Books, 1994： 32 – 43.

② Counts D. A., Brown J., Campbell J. *Sanctions and Sanctuary： Cultural Perspectives on the Beating of Wives.* Boulder, C. O., Westview Press, 1992.

③ Dobash R. P., Daly M. The Myth of Sexual Symmetry in Marital Violence. *Social Problems*, 1992, 39 （1）： 71 – 91.

④ Donato K. M., Bowker L. H. Understanding tht Helpseeking Behavior of Battered Women-A Comparison of Traditional Service Agencies and Womens Groups ［J］ *International Journal of Womens Studies*, 1984, 7 （2）： 99 – 109.

⑤ Gelles R. J., Cornell C. P. *Intimate Violence in Families* ［M］ // Sage Publications, 1985： 295 – 299.

⑥ Straus M., Gelles R., Steinmetz S. Behind Closed Doors： Violence in the American Family ［J］ *Contemporary Sociology*, 1980.

庭更容易为家庭暴力所困扰。① 不同研究地区的数据显示，尽管在所有社会经济地位的阶层中都存在亲密伴侣暴力，但是那些生活在贫穷中的妇女更容易受到攻击。②③ 目前为止我们并不清楚为什么贫困会增加暴力的风险，学者往往将其与相关的住房拥挤和缺少希望等心理状态联系起来进行理解。他们认为生活贫困会加剧男性的压力和无法满足文化期望的男性角色带来的沮丧情绪，进而导致他们对伴侣施暴。④

Levinson 对 90 个社会的民族志材料进行编码，发现在男性在家庭中拥有经济和决策权，且女性不容易离婚的社会里，成年人经常诉诸暴力来解决他们之间的冲突；除此之外，第二强的预测因子是女性没有工作。因此，莱文森进一步提出了假设，工作为妇女提供了一个稳定的社会支持来源，同时也为她们的丈夫和家庭提供了经济上独立的基础。⑤

然而较低的社会经济地位和低阶层家庭易发生暴力这一现象，在中国的家庭暴力研究中却并未得到验证。徐安琪综合上海、哈尔滨的城市样本和甘肃、广东的农村样本得出结论，个人教育、收入的绝对和相对资源以及是否拥有家庭实权与夫妻动手无显著相关关系。李兆晖等人发现有独立经济收入的妇女遭受家庭暴力的比例比没有经济收入的妇女要高。也就是说，经济独立并没有成为中国女性免遭伴侣暴力的保护因素。对此，王天夫的研究有创造力地引入了夫妻相对资源的概念和测量，他也发现在中国城市中，收入比丈夫高的妻子受到侵害的可能性更高。

---

① Straus M. A. , Gelles R. J. How Violent are American Families? Estimates from the National Family Violence Resurvey and other Studies. ［J］ *Bureau of Justice Statistics*, 1988：14 – 36.

② Nelson E. , Zimmerman C. Household Survey on Domestic Violence in Cambodia. ［J］ *Phnom Penh Cambodia Ministry of Womens Affairs* Aug, 1996.

③ Hoffman K. L. , Demo D. H. , Edwards J. N. . Physical Wife Abuse in a Non-Western Society：an Integrated Theoretical Approach. *Journal of Marriage and the Family*, 1994, 56：131 – 146.

④ Heise L. , Pitanguy J. , Germain A. *Violence against Women：the Hidden Health Burden*. Washington, D. C. , World Bank, 1994 (Discussion Paper No. 255).

⑤ Levinson D. *Family Violence in Cross-Cultural Perspective*. Thousand Oaks, C. A. , Sage, 1989.

综合现有研究，我们发现，对于亲密伴侣暴力，这个现实存在，且不同于传统的家庭暴力、婚内暴力的现象和概念，我们知之甚少。目前在中国能够描述亲密伴侣暴力的全国范围的、有代表性数据是不多的。这首先是一个值得关注和重视的问题。

其次，在我们梳理文献的过程中，解释不同社会中针对女性的亲密伴侣暴力时出现的一系列悖论让笔者感到非常好奇，西方研究中的低收入女性更容易遭受亲密伴侣暴力这一假设，为什么在中国的研究中并未得到验证？社会经济地位这一指标中的构成成分，诸如教育水平、收入和职业地位等对于亲密伴侣暴力的发生作用是否一致？如果在别的社会发现的影响因素在中国社会没有显著作用，那么又是哪些因素发挥了作用？这些将是本文希望凭借有限的数据回答的问题。

三 数据和分析方法

(一) 数据来源

本文采用中国人民大学性社会学研究所在 2000 年、2006 年和 2010 年、2015 年所做的四次全国范围内的抽样调查。四次调查均采用 PPS 抽样方法，详情见表 1。

表 1 2000 年、2006 年、2010 年、2015 年四次全国抽样调查基本情况

项目	2000 年	2006 年	2010 年	2015 年
调查对象的年龄段	20 ~ 64 岁	18 ~ 61 岁		
抽样的分层标准	城乡、人口规模、工业总产值	城乡、人口规模、离婚率		
初级抽样单位	60	120	103	103
分布在省（直辖市）	22	24	25	25
终端调查点个数	60	195	159	103
其中城市居委会	50	150	123	67
其中农村行政村	10	45	36	36
抽样人数总计	5000	6788	9992	7725

续表

项目	2000 年	2006 年	2010 年	2015 年
到场人数总计	3962	5688	7786	5601
有效完成调查人数	3812	5404	7202	5136
其中男性的比例	49.8%	50.4%	47.7%	48.1%
现场有效应答率	96.2%	95.0%	92.5%	91.7%
抽样有效应答率	76.4%	71.5%	72.1%	66.5%

很多因素都可能影响亲密伴侣暴力、性暴力等敏感问题数据的质量，诸如样本的选择标准、题目的表述方式、被调查者在调查过程中是否感到安全和舒适等。① 由于涉及问题的敏感性，四次调查均遵守如下原则。

第一，抽样单位是个人而非家庭，所有被调查者被邀请到居委会或其家庭以外的封闭空间接受调查。第二，约访员与访问员严格分离，访问员不了解被访者的姓名、住址等个人信息。第三，知情同意，在问卷初始和多个敏感问题前都会告知被调查者其内容的敏感性，被调查者可随时退出调查。第四，调查过程中采用同性别面对面访谈的方式，避免异性调查员进行访问。第五，采用电脑问卷进行调查以排除调查过程中的人为影响。计算机问卷调查逐渐因其良好的数据质量和信度被广泛接受，②③④ 特别是在主观性和情感性较强的测量

① Smith P. H., Smith J. B., Earp J. A. L. Beyond the Measurement Trap: a Reconstructed Conceptualization and Measurement of Battering. *Psychology of Women Quarterly*, 1999, 23: 177 - 193.

② G. Velikova, et al. Automated Collection of Quality-of-Life Data: A Comparison of Paper and Computer Touch-Screen Questionnaires, *American Society of Clinical Oncology* vol. 17no. 3 998.

③ Michael Russell, Amie Goldberg & Kathleen, O'connora. Computer-based Testing and Validity: a Look Back Into the Future, *Assessment in Education: Principles, Policy & Practice*, Volume 10, Issue 3, 2003: 279 - 293.

④ Richman, Wendy L.; Kiesler, Sara et al., A Meta-analytic Study of Social Desirability Distortion in Computer-administered Questionnaires, Traditional Questionnaires, and Interviews. *Journal of Applied Psychology*, Vol. 84 (5), Oct. 1999, 754 - 775.

方面，计算机问卷调查较之纸笔填答问卷更有优势。[①] 因此，本调查在问卷开始部分由调查员辅助被调查者使用鼠标和键盘填答，其余部分均由被调查者自行填答。

（二）变量设置

1. 因变量

在调查中，我们通过如下两个问题来确定是否存在躯体暴力，以及躯体暴力的程度。提问 1：不论什么原因，您的爱人[②]曾经动手打过您吗？（开玩笑不算）在什么时候？（最近 12 个月，12 个月以前？）被访者可按暴力是否发生和暴力发生的时间作答。关于严重的肢体暴力，调查中通过提问 2 进行定义：（在回答被打过的女性当中）无论哪一次，您的爱人打您，曾经打得很重吗？（青了，肿了，流血了，受伤了）。

总体而言，本研究的因变量有：（1）最近 12 个月以前遭受过躯体暴力；（2）最近 12 个月以内遭受过躯体暴力；（3）没有遭受过躯体暴力。

2. 自变量。（1）年龄。（2）受教育水平。（3）职业。职业分为：无工作、农村劳动者、产业工人、商业服务业/娱乐业劳动者、各种白领、老板/领导六类。（4）收入等级。具体做法是将收入进行排序，"最高"为实际收入最高的 10% 的人口，"中高"为其次 20% 人口，"中低"为再次的 30% 人口，最低为收入最低的 40% 人口。（5）居住地。分为农村，镇、县城、县级市，地级市和省会直辖市四级。（6）是否为流动人口。（7）婚姻状态。由于研究问题是亲密伴侣暴力，此处将所有在婚的情况分为一组，所有其他形式的同居情况分为

---

① Jane Webster, Deborah Compeau, Computer-assisted versus Paper-and-pencil Administration of Questionnaires, *Behavior Research Methods*, *Instruments & Computers*, December 1996, Volume 28, Issue 4, pp 567 – 576.

② 此处 "爱人" 一词会根据问卷前面相关问题的答案进行替换，指代的是当前或曾经和被调查者有性关系的人。例如，如果前面问题被访者选择丈夫，则此处显示为 "丈夫"；如被访者选择 "男朋友"，则此处显示为 "男朋友"。下同。

一组（包括未婚同居，婚外同居，离异或丧偶后的非婚同居）。

（三） 研究假设和分析方法

由于本调查不是关于亲密伴侣暴力的专项调查，所以纳入的相关变量有限。结合文献回顾和现有的理论解释，本研究试图从社会结构的视角，分析 15 年来中国女性遭受亲密伴侣肢体暴力的影响因素。首先根据现有理论框架，在控制了四次调查的差异之后，提出如下假设。

假设 1，低年龄组的女性，更容易遭受来自伴侣的暴力。

假设 2，低社会经济地位的女性，遭受暴力的可能性大于高社会经济地位女性。

假设 2a，现有研究普遍证明，低受教育水平是暴力的危险因素。受教育水平低的女性遭受暴力的可能性更大。

假设 2b，职业地位较低的女性，遭遇伴侣暴力的可能性更大；职业地位更高的女性，遭受伴侣暴力可能性更小。

假设 2c，低收入女性更容易遭受伴侣暴力，收入越高暴力风险越小。

假设 3，现有研究表明农村地区暴力发生率高，故农村地区女性暴力风险高于各类城市。

假设 4，流动人口女性遭受伴侣暴力的风险高。

假设 5，已婚女性遭受伴侣暴力的可能性高，处于未婚状态的女性遭受暴力的可能性小。

根据如上自变量的设计和研究假设，我们试图检验社会结构因素对女性遭受亲密伴侣暴力的影响。由于未婚同居状态往往存在时间不长，为了尽量完整地保留数据的信息，我们没有按照以往研究将是否遭受暴力生成为一个简单的二分变量，而是将因变量分解为定序变量，即"年内①遭受过暴力"和"年前遭受过暴力"以及"没有遭受过暴力"三个取值。并通过 SPSS18.0 统计软件，进行 Ordinal Logistic

---

① 由于数据来自四次调查，所以这里的"年内"指调查当时以前的 12 个月内，"年前"指调查之时的 12 个月以前。

回归分析。

四　亲密伴侣暴力的描述性分析

四次全国抽样调查的历时性数据，可以为我们描述中国女性面临的亲密伴侣躯体暴力的基本情况和变化趋势。调查显示，2000～2015年，针对女性的亲密伴侣躯体暴力水平基本上是持平的，没有出现统计学意义上的显著变化。在被调查的中国妇女中，一直有1/5左右的人曾经被自己的丈夫或者同居男友殴打，而在调查之前的12个月里，被打的已婚已同居女性则超过5%。其发生率见表2。

表2　在亲密伴侣中躯体暴力发生率

单位：%

情况	2000年	2006年	2010年	2015年	合计
被打过，在最近12个月之内	5.8	5.9	6.9	7.6	6.6
被打过，在12个月以前	18.3	12.3	13.1	13.1	14.0
被打过合计	24.1	18.2	20.0	20.7	20.5

与同类研究进行比照，1990年第一轮中国妇女社会地位调查中，29.2%的18～64岁女性承认自己曾经遭受过不同程度的暴力；2010年第三轮中国妇女社会地位调查数据显示，在整个婚姻生活中曾遭受过配偶侮辱谩骂、殴打、限制人身自由、经济控制、强迫性生活等不同形式家庭暴力的女性占24.7%，其中，明确表示遭受过配偶殴打的比例为5.5%，农村和城镇分别为7.8%和3.1%。William Parish和王天夫对中国城市夫妻间的婚内肢体暴力进行了研究。其结果显示，27%的女性曾经卷入过婚内暴力，其中有10%的女人曾经因配偶间暴力冲突而被严重伤害过，在过去的一年中有10%的女性有遭受家庭暴力的经历。

虽然定义不尽相同，而且现有有代表性的样本都因为统计口径不同而无法进行简单比较；但是如果把本次调查的结果与其他跨区域的调查结论进行比较则可以看出，有大约20%的中国妇女曾经遭受过亲密伴侣暴力，特别是躯体暴力。

在亲密伴侣暴力中，严重肢体暴力往往会对女性的健康状况造成显著的负面影响，在我们的调查中，严重的躯体暴力发生率从 2000 年的 13.7% 下降到 2015 年的 8.0%，其发生率在逐步降低；在所有被打的女性中，有一半左右的人会遭受严重暴力，但这个比例也在显著下降。这说明，虽然亲密伴侣之间的躯体暴力发生率没有显著变化，但是其严重程度明显下降了（见表 3）。

表 3　四次调查中严重躯体暴力的发生率

单位：%

情况	2000 年	2006 年	2010 年	2015 年	合计
已婚/同居女性中占比	13.7	8.8	8.4	8.0	9.4
所有被打女性中占比	63.7	60.8	60.6	43.1	56.7

总的来说，在传统中国社会"打老婆"的现象普遍存在。佟新认为这种家庭暴力的存在和延续植根于父权统治、男强女弱这一两性关系的基本格局。[①] 在农村地区，"打老婆"已是人们日常生活的一部分，甚至成为一种被普遍认可的夫妻互动方式，被接受和容忍。

20 世纪中国的精英阶层和女性主义者坚决反对针对女性的家庭暴力，《中华人民共和国妇女权益保障法》《中华人民共和国反家庭暴力法（草案）》的出台也从法律层面上保障了女性免遭暴力，越来越多的机构都在为处于暴力中的女性提供支持和援助，这些努力从客观上降低了亲密伴侣暴力的发生率和严重程度。但是从我们的数据上看，仍然有 20% 以上的妇女遭受暴力，且其中一半程度较重。可见，反对和制止针对女性在亲密关系中被侵害的工作仍然任重而道远。

---

① 佟新. 不平等性别关系的生产与再生产——对中国家庭暴力的分析 [J] 社会学研究, 2000,（1）: 102 ~ 111.

五 针对女性的亲密伴侣暴力影响因素
——社会结构视角的检验

究竟社会结构因素对亲密伴侣暴力的发生是否有影响呢？哪些因素在发生影响？是否真如西方主流研究中发现的社会经济地位与暴力发生相关，还是如很多国内研究所见，其相关性并不显著？或者仍有哪些并没有被我们关注的因素在影响着这一行为的发生？为了回答以上问题，检验研究假设，本文通过序数回归模型来检验在诸多社会结构因素中，哪些对亲密伴侣暴力的发生具有解释力。

表4 针对女性的亲密伴侣暴力影响因素（序数回归模型）

影响因素	分类	暴力发生率		模型（sig.）		OR	95% CI	
		年内	以前	初始	最小		下限	上限
年龄	18~29岁（对照）	8.2%	11.5%					
	30~39岁	6.9%	15.5%	0.063	0.029	1.276**	1.026	1.588
	40~49岁	6.0%	14.4%	0.049	0.029	1.252**	1.023	1.532
	50~61岁	5.3%	13.9%	0.587				
教育水平	大专及以上（对照）	6.0%	11.3%					
	小学及以下	7.8%	17.4%	0.004	0.000	1.362***	1.174	1.580
	初中	6.3%	13.0%	0.215				
	高中及以上	5.8%	12.7%	0.525				
流动	不流动（对照）	6.5%	14.3%					
	流动人口[a]	7.1%	11.6%	0.215				
居住地	农村（对照）	7.1%	15.3%					
	镇/县城/县级市	6.1%	12.3%	0.604				
	地级市	6.6%	12.6%	0.344				
	省会及以上	4.6%	12.6%	0.986				

影响因素	分类	暴力发生率		模型（sig.）		OR	95% CI	
		年内	以前	初始	最小		下限	上限
职业	各种白领（对照）	6.2%	13.4%					
	无工作	5.7%	11.5%	0.000	0.001	0.511***	0.341	0.767
	农村劳动者	6.9%	13.2%	0.015	0.036	0.745***	0.565	0.981
	产业工人	7.6%	17.2%	0.341	0.005	1.383***	1.104	1.732
	商业服务业/娱乐业劳动者	6.2%	13.1%	0.774				
	老板/领导	5.5%	11.8%	0.236				
收入等级	最低（对照）	6.6%	15.3%					
	中低	6.6%	12.7%	0.163				
	中高	5.9%	12.2%	0.458				
	最高	7.3%	13.0%	0.245				
性关系	正式结婚（对照）	6.1%	14.1%					
	未婚同居	11.5%	12.6%	0.006	0.010	1.540**	1.112	2.133

注：N＝8421，女性；控制变量＝四次调查的差异；** P＜0.010，*** P＜0.005；

a 根据问卷，流动人口指的是在当地居住不足 4 年的人。

表 4 表明，年龄在 30～39 岁、40～49 岁会显著增加女性遭受暴力的可能性。以往研究已经揭示出，年龄和婚姻状况与女性遭受暴力具有相关性。Black 等人在梳理北美地区关于男性实施伴侣间暴力的研究中，发现低龄和低收入是两个反复出现的影响因素。但是在我们的研究中发现年纪最轻的 18～29 岁年龄组并不是暴力发生最多的组别，30～39 岁年龄组的女性遭受伴侣暴力的可能性较 18～29 岁组高出 27.6%，40～49 岁组女性遭受伴侣暴力的可能性较 18～29 岁组高出 25.2%。故此，假设 1 被拒绝，并非低年龄组的女性就一定面临着高风险。在中国 30～49 岁女性遭受暴力的可能性高于低龄组。这可能与 30～49 岁年龄段的各种压力高出其他年龄组有关，而压力是导致亲密伴侣暴力的一个常见的心理因素。由于此变量未被纳入问卷，故仍需专门研究，进一步解释。

除此之外，假设 2 提出的社会经济地位变量对于亲密伴侣暴力存在复杂的影响，其主要构成因素，如教育、职业地位和收入对于暴力发生的影响并不是一致的。"低社会经济地位女性遭受伴侣暴力可能性更大"是一个需要检验的假设，而不是一个固定存在的前提。

首先，教育。随着受教育水平的提升，无论是年内还是所有曾经的暴力发生率都在下降。低受教育水平的确是遭受伴侣暴力的危险因素，小学及以下文化程度的女性要比大专及以上文化程度的女性遭受暴力可能性高出 36.2%。假设 2a 成立。

其次，职业地位。假设 2b 所陈述的职业地位与暴力发生之间的单向关系并不存在。具体而言，无工作和农村劳动者是伴侣暴力的保护因素，其发生可能性分别比参照变量各种白领低 49.9% 和 25.5%；但是产业工人较白领的亲密伴侣暴力发生可能性低 38.3%。蓝领工人中亲密伴侣暴力发生率高的情况，在欧洲和美国一些研究中得到过证实，[1][2][3] 但是并未被作为高危因素在中国的语境中被揭示出来。假设 2b 只能得到部分证明，即低职业地位不一定带来高伴侣暴力风险，但是从事生产、运输等生产行业的工作，是亲密伴侣暴力的危险因素。

再次，收入。暴力发生率的确随收入的升高相应降低，但是这一变化并不具有统计上的显著性，这一点与徐安琪等人的研究结果一致，同时也说明低收入促进亲密伴侣暴力发生这一假设（假设 2c）在我国不具有适用性。

假设 3 和假设 4 都未得到验证，无论女性是否居住在农村或是否为流动人口对于亲密伴侣暴力的发生都没有显著影响。

最后要说的是本文的重要发现之一：在所有影响因素中，处于未婚同居状态是影响亲密伴侣暴力发生最大的危险因素。11.5% 的未婚

---

[1] Costa D., Hatzidimitriadou E., Ioannidikapolou E., et al. Physical Intimate Partner Violence in Europe：Results from a Population-Based Multi-Center Study in Six Countries. [J] 2014.

[2] Cunradi C. B., Bersamin M., Ames G. Agreement on intimate partner violence among a sample of blue-collar couples. [J] *Journal of Interpersonal Violence*, 2009, 24 (4)：551 – 568.

[3] Cunradi C. B., Ames G. M., Duke M. The relationship of alcohol problems to the risk for unidirectional and bidirectional intimate partner violence among a sample of blue-collar couples. [J] *Violence & Victims*, 2011, 26 (2)：147 – 158 (12).

同居状态的女性在年内遭受过伴侣暴力。不仅暴力的发生率高，就暴力风险程度而言，同居关系中的女性遭受亲密伴侣暴力的可能性是所有在婚女性的 1.54 倍。假设 5 被拒绝。这是国内已有研究都没有发现的危险因素，国外研究也甚少关注婚姻状态对伴侣暴力的影响。Mercy 等人在埃及的研究曾经提出，社会文化对非婚关系中女性遭受暴力持漠视态度，[①] 但是这仅有的解释似乎并不适用于中国社会。近年来，中国大陆的婚前性行为现象日益增多，2010 年全国 18~61 岁总人口中有 49.1% 的人有过婚前的性交行为，而未婚同居的人在2000~2010 年一直维持在 20% 左右。[②] 所以我国对未婚同居并没有一些宗教社会中的严重负面评价，因此不足以解释同居关系中的女性遭受暴力更多的情况。

现在的问题在于，为什么在婚前性行为和未婚同居都在显著增加而且已经达到相当高比例的情况下，未婚同居却仍然会显著增加女性遭受亲密伴侣暴力的风险呢？也就是说，非婚同居与在婚状态之间，究竟在哪些方面存在哪些显著的差异，会使女性遭受暴力的情况出现明显的不同呢？抑或是仅仅因为非婚的同居关系不稳定，双方关系缺少磨合才会出现更多的暴力冲突？显然这已经超出本文的研究范围，还有待进一步探讨，但是这个问题的提出，本身就具有重要的社会意义与实践意义。

在我国，同居关系存续期间的暴力一直处于法律的灰色地带。2015 年 7 月 28 日，向社会公开征求意见的《中华人民共和国反家庭暴力法（草案）》中也未将恋爱、同居、前配偶等关系人员之间发生的暴力行为纳入家暴范畴。2015 年 12 月 21 日，提请全国人大常委会审议的《反家庭暴力法（草案）》二审稿才首次在附则中增加规定：家庭成员以外、共同生活的人之间实施的暴力行为，也参照本法执行。这就将有同居关系的人之间发生的暴力也纳入了家庭暴力的范围之内。这

---

① Mercy J. A. et al. Intentional Injuries. In：Mashaly AY，Graitcer PL，Youssef ZM，eds. *Injury in Egypt：an Analysis of Injuries as a Health Problem*. Cairo，RoseEl Youssef New Presses，1993.

② 潘绥铭. 性之变［M］中国人民大学出版社，2013：188.

项尚在审议过程中的法案，是我国首次在立法层面上关注亲密伴侣暴力的问题。当然，法律空白这一解释对于非婚同居状态中女性面临的暴力风险显然是不充分的，至于其他原因还有待进一步研究提出。

六　结论和讨论

本文通过数据分析，为中国女性遭受的亲密伴侣暴力的现状和趋势提供了全新的实证依据。根据对四次全国范围内有代表性的抽样调查数据的研究，我们发现：20%左右的中国女性遭受过来自丈夫、男友等亲密伴侣施加的暴力，且十五年间没有显著变化；在所有女性中，有9.4%的女性经受过比较严重的暴力，对其身心造成了严重的伤害。

这一实证数据揭示了一个严峻而被忽视的现实，我国女性面临着来自家庭内部和其他非婚关系中的暴力。当前一些西方国家的研究或规定已将家庭暴力的概念延伸到非婚同居、前夫妻及前伴侣的暴力行为，如新西兰 1995 年通过的《家庭暴力法案》的第 3 条、第 4 条规定，将家庭暴力解释为伴侣、家庭成员、日常共居一室的人际关系密切的人实施的身体、性和心理伤害的行为。英国妇女援助联盟的界定则认为，家庭暴力应包括一系列形式的虐待，如身体、性、精神以及情感或心理的暴力，暴力实施者会是丈夫、男朋友、性伴侣、情人、同居者、前性伴侣或前夫、朋友、儿子、父亲、兄弟、叔伯或其他亲密的家庭成员。美国律师协会全国家庭暴力委员会在定义家庭暴力时使用了"亲密伴侣"一词。我国台湾地区的《家庭暴力防治法》总则中规定，家庭成员包括配偶及前配偶、现有或曾有事实上之夫妻关系、家长家属或家属间关系者。我国香港特别行政区《2008 年家庭暴力（修订）条例》也将 1986 年制定的《家庭暴力条例》中的适用范围扩大，即将前配偶和异性关系中的伴侣间的暴力视为家庭暴力。可见，将家庭暴力的概念延伸到非婚同居、前夫妻及前伴侣的暴力行为是一种发展趋势。① 而我国的《中华人民共和国反家庭暴力法》

① 李明琪，王跃华. 家庭暴力的法律干预体系构想［J］人民司法：应用，2009（07）：53～56.

2016 年 3 月 1 日才开始正式实施，这部法案第一次将有同居关系的人之间发生的暴力纳入家庭暴力的范围之内。这一立法上的进步还需要更多的时间和司法实践去实现其立法目的。

在分析亲密伴侣暴力的相关因素的过程中我们发现，年龄在 30 ~ 49 岁女性遭受暴力的可能性更大；而社会经济地位并不是一个很有解释力的变量，其构成指标如教育、收入、职业地位对于亲密伴侣暴力的发生有不同的作用机制。具体而言，低受教育水平、在生产性行业从业的女性面临的暴力风险更高；而无工作和从事纯农村生产劳动的女性则比城市白领女性面临更低的暴力风险；收入等级这一被反复检验的变量在中国对于亲密伴侣暴力的发生没有显著影响。在所有影响因素中，同居关系这一危险因素是本研究中最值得关注的发现之一，在被纳入的变量中，非婚同居在最大程度上提高了亲密伴侣暴力发生的可能性，但是这一因素究竟因何发生作用尚待进一步的定性研究去解释。

作为一个大规模的抽样调查，我们的问卷容量很难容纳分析亲密伴侣暴力的所有变量，比如我们对心理因素、社区因素、社会文化传统对亲密伴侣暴力影响的因素就缺乏设计。因此，现有研究结论只是对我国的亲密伴侣暴力进行了非常有限的、社会结构视角的解释，区分了社会经济地位中教育、收入等指标对于亲密伴侣暴力发生的不同影响。研究还提出了几个之前并不为人重视的变量，如处于未婚同居状态的女性，其受伴侣侵害的概率远远高于其他婚姻状态的女性。这也正是我们将亲密伴侣暴力，而非婚内暴力、家庭暴力等广为人知的议题作为研究对象的原因。同时，未婚同居的女性究竟为什么会有更高的暴力风险，值得我们在进一步的学术研究和政策研究中给予足够重视。

第五篇

健康保障与健康状况

医疗保险制度是指一个国家或地区按照保险原则为解决居民防病治病问题而筹集、分配和使用医疗保险基金的制度。它是居民医疗保健事业的有效筹资机制，是构成社会保险制度的一种比较进步的制度。医疗保障的引入可以说为健康的价值提供了一个量化的体系，是否享有医疗保障及医疗保障的数目与个人的健康状况息息相关。研究健康保障的基本现状及其利用状况对我国公共卫生服务均等化有良好的推动作用。

城镇老年人长期医疗护理模式
优化选择与政策仿真

米　红　杨明旭

近年来，为应对失能老人长期医疗护理风险，我国各地区公共政策体系大多根据现有的政务分工特征和区域特性等展开，且差异较大，主要体现在公共养老服务和公共医疗卫生保健两方面。截至2014年年中，在公共养老服务方面，有19个省（区、市）建立了高龄津贴制度，22个省（区、市）出台了经济困难老年人养老服务补贴政策，北京、天津、上海、黑龙江等地建立了失能老年人护理补贴制度；海南、重庆等地在落实养老保险、社会救助、住房保障、殡葬救助等制度时，给予老年人适度倾斜与照顾。在公共医疗卫生保健方面，老年病医院、护理院、老年康复医院、综合医院老年病科等建设步伐加快；老年人疾病预防、健康管理和健康指导普遍施行，浙江等大部分省（区、市）坚持每年定期为60岁以上老年人进行免费体检并建立健康档案，全国超过88.8%的65岁以上老年人被纳入健康管理体系；此外，31个省（区、市）均对老年人实行普通挂号费减免，很多地方为老年人就医开通了绿色通道、家庭病床等特色服务。

众多的老年优待服务模式为应对人口老龄化起到了积极作用，但也呈现出碎片化的特点和较大的差异性，且多数模式还属于养老服务与医疗服务相分离的状态，难以达到"医—养"资源整合后帕累托改进的效果。据相关调研，目前，作为老年护理需求方的许多城镇失能老人为了能够减轻医疗负担，获得医保报销，会选择长期滞留在医院。但这样一是老人自己需要忍受过度的治疗，二是给医院"添堵"，是医疗资源的一种浪费。同时，作为老年福利提供方之一的许多社会养老机构尤其是民营养老机构由于没有实在的政策扶植和稳定的收入来源，运营困难，供需之间出现大规模结构失衡。

2013年《国务院关于促进健康服务业发展的若干意见》（国发〔2013〕40号）提出了"在养老服务中充分融入健康理念，加强医疗卫生服务支撑"的工作任务。推动医养融合发展，就是要探索医疗机构与养老机构合作新模式，促进医疗卫生资源进入养老机构、社区和居民家庭。医疗机构要积极支持和发展养老服务，开设老年病科，增加老年病床数量。青岛市早在2012年7月就率先探索试行了"长期医疗护理保险制度"，两年多来取得了较好的效果。其最大创新在于：医疗和养老护理相结合，通过调整基本医疗保险的统筹基金和个人账户基金结构的方式筹集资金，用人单位和个人不再另行缴费。

本文以青岛长期医疗护理保险模式为样本，基于人口精算模型，测算若将此模式推广到全国城镇，总的长期医疗护理需求与长期医疗护理保险基金供给有何种关系，从保险基金可持续性的视角讨论在全国城镇范围内推广此模式的可行性。

青岛模式

青岛市"长期医疗护理保险制度"规定，凡参加城镇基本医疗保险的青岛市在职职工及退休人员、老年居民、重度残疾人、城镇非从业人员，均应同时参加长期医疗护理保险。试点期间，每月月底，暂以当月职工医保个人账户记入比例划转0.2个百分点的资金量的2倍为标准，从医保统筹基金中划转，列入城镇职工护理保险基金（在职职工以当月缴费工资为基数，退休职工以养老金为基数）；居民医保以上一年度城镇居民人均可支配收入为基数，按0.2个百分点从城镇居民（不含学生、儿童）医保统筹基金划转护理保险基金，财政从福彩公益金每年划入2000万元予以补助。

与全国一致，青岛市提供医疗护理服务的机构目前有三类。

（1）居家护理，简称"家护"。即由具备相应资质的社区定点机构，定期或不定期派出医护人员登门实施医疗护理。

（2）老年机构护理，简称"老护"。即入住老年护理院（或医养结合的养老机构）接受医疗和护理。

（3）医院老年病房专业护理，简称"专护"。部分病情危重或特殊，一般护理机构因设备或技术条件难以收住的失能患者，可以入住社保定点的医院老年专护病房接受长期医疗护理。

医药和医疗护理费用实行按床日包干管理。"家护"和"老护"日包干标准为60元，统筹支付96%，个人负担4%；二、三级医院专护病房，即"专护"的床日包干标准分别为170元、200元，统筹支付90%，个人负担10%。上述标准为护理机构与社保机构结算的包干标准。护理机构应在包干总额内，根据不同患者的病情实施治疗和护理，不得将该标准分解包干给每个患者。

青岛模式的最大特点是从城镇基本医疗保险基金中划拨出基金，个人无须缴费，单独设立长期医疗护理保险。这种模式一方面可以减轻老人的负担；另一方面可以提高医保基金的使用效率；也促进了医养结合服务体系的建设。

政策仿真

本文以青岛长期医疗护理保险的模式为样本，以青岛市目前各类经济指标为参考依据，测算若将此种模式在全国城镇范围内推广开去，到2050年总的长期医疗护理需求量与长期医疗护理保险基金供给量的关系。

1. 测算步骤：

（1）全国城镇人口预测

影响要素：出生率、死亡率、城市化率。

（2）城镇失能老人预测

影响要素：总失能率、年龄别失能率、失能下降率。

（3）依照青岛的筹资模式，经济水平，测算出总的供给量与需求量

影响要素：城镇职工平均工资、社会人均可支配收入、医保筹资比率、职工与居民人数比、退休人员养老金、失能老人照护费用等。

2. 相关参数及假设：

（1）全国城镇人口及失能老人人口预测

城市化率：根据联合国的估测，我国的城市率将从现在的50%左右上升到2050年的77.3%。出生、死亡、出生性别比：本文设定的总和生育率为1.5，出生性别比为112，男性期望寿命从目前的74岁上升到2050年的92岁，女性期望寿命从目前的79岁上升到2050年的95岁。

失能率、失能下降率：根据第六次人口普查，我国当时的60岁以上完全失能人口占老人的比重为2.95%。依据曾毅等学者的研究，随着医疗卫生水平的提高，老人失能率会逐年缓慢下降，我国每年的失能下降率为1.5%左右，本文采用这一标准。

（2）养老护理费用筹资与需求部分

每床位花费占社会平均工资的比例：根据对2013年青岛市接受居家护理及在二、三级医院接受医护的人数和花费的加权统计，我们得到目前青岛市长期医疗护理的人均花费为65.55元/日。2013年青岛全市的社会平均工资（ASW）为3557元，则每月长期护理花费占社会平均工资的比率（Rcare）为55.3%。

城镇职工医疗保险缴费与划拨比率：医保筹资划入统筹基金的部分为工资的8.5%，划拨入长期医疗护理保险基金的比率（Wpay）为0.4%；城镇居民医疗保险缴费与划拨比率：划入医保统筹基金的费用约为社会人均可支配收入的3%，划拨比率（Wpay）为0.2%。

城镇职工与城镇居民人口数量比例：通过对近5年来参加城镇职工与城镇居民医疗保险的人数的统计，这里设定职工与居民的人口数量比为3:4。

社会平均工资与人均可支配收入（PCDI）比例：为了度量方便，测算结果单位将统一由社会平均工资表示，故这里需要将人均可支配收入折算成社会平均工资，青岛目前人均可支配收入约占社会平均工资的60%。

失能老人每年接受长期医疗护理的时间比率（tp）：失能老人实际上并没有一年365天都在接受长期医疗护理，通过对青岛2013年的数据分析，估算全年平均每位失能老人接受医疗护理的时间约为20%，即每年约有75天在接受服务并需要支付医疗和护理费用。

3. 具体算法：

Costs 为总的需求费用，Funds 为总的供给即筹资总额；Ps 为失能人口，Pr 为城镇居民，Pw 为城镇职工，ARW 为退休人员平均养老金。本文没有再分性别考虑，统一假设城镇职工男女都在 60 岁退休。

仿真结果

全国城镇失能老人将从 2010 年的约 230 万人上升到 2030 年的540 万人，2050 年的 1002 万人，平均每年的增量为近 20 万人。随着失能老人数量的增长，长期医疗护理支出会近似线性增加，但是基于目前的筹资模式，及目前每年 20% 的护理时间占比，总筹资是完全能覆盖总支出的。而且这里的筹资部分还没有考虑从福利彩票划拨及其他财政补贴的部分。

但是，有两个因素会对支出费用影响较大，一个是人均照护费用，目前青岛有三种床位包干标准，对 2013 年的统计数据按权重算出来的每床位每天的成本是 65.5 元/日，也就是说即使老人每天都接受长期医疗护理服务，月花费也只占社会平均工资的 55.3%。但是依据发达国家的经验来看，这个比率是偏低的，以后随着人力成本的上升，及更加完善和昂贵的医疗服务的引入，可以预计这个比率会呈上升趋势，目前这个比率在发达国家是高于 100% 的。

图 1 描述了护理费用与现在一致及护理费用上升到与社会平均工资一样的两种情形下，总需求的变化情况，若护理费用不变，则筹资完全能满足需求。若上升，则目前的筹资模式到 2035 年会出现当期亏空。

另一个影响因素是每年的护理时间占比，目前青岛的失能老人据统计每年有约 20% 的时间接受医疗护理，这个比例今后会呈现怎样的变化趋势，值得研究，本文限于篇幅没有继续对其深入分析。

在考虑到人均护理成本增加，即每月的人均照护费用等于社平工资的情况下，从城镇总的长期医疗护理需求与总的城镇基本医保统筹

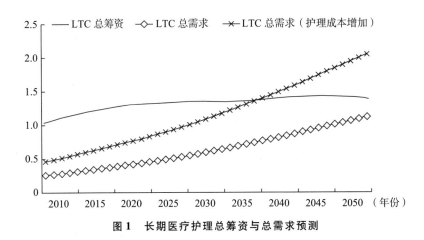

图1 长期医疗护理总筹资与总需求预测

基金的关系来看，目前总的需求费用约占总医保统筹基金的2.3%，未来呈现缓慢的增长趋势，到2050年达到7.8%（见图2）。

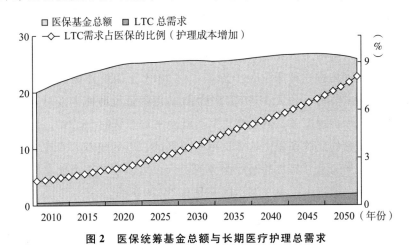

图2 医保统筹基金总额与长期医疗护理总需求

另外，若年护理时间占比从现在的20%上升到30%，则2050年长期医疗护理总费用需求会接近总医保基金的12%，这是一个估算上限。所以，可以认为，未来的总需求占总医保统筹基金的比例是介于2.3%和12%之间的。按照发达国家的经验，若要保证效率性和公平性，医保结余率一般要控制在10%以下。我国目前的医保结余比例是这个限度的2倍甚至3倍多，被一些专家和从业者称为"畸高"。我们认为，推广青岛模式到全国可以更好地利用好医保结余资金，并且在未来 30 年之内长期护理医疗保险的花费不会超过医保统筹基金的 10%，40 年之内也不会超过 12%。

结　论

青岛模式经过 2 年多的实践已经取得了显著的成效，山东省也决定 2015 年 1 月在另外四个城市启动这种长期医疗护理保险模式。本文假设将此种"医养"结合的长期医疗护理保险模式直接在全国的城镇推开，分析在现行的筹资模式和消费支出水平下，总的需求和供给是否能持续稳定地发展。

仿真结果显示，按照现行的筹资模式、消费水平和医保统筹基金划拨比率及模式，长期医疗护理保险基金到 2050 年都是能够满足需求的。若失能老人照护成本上升到接近发达国家目前的水平，则到 2035 年现有筹资模式下的基金会出现当期缺口。可以通过当期的财政补助和福利彩票基金补足其缺口，这与世界其他国家长期护理保险的发展趋势是一致的，限于篇幅，本文没有测算补贴额度。

如果选择仅调整医保统筹基金划拨比率的方式去应对需求变化，在仅考虑老人照护成本上升的情况下，未来约 40 年之内，医保统筹基金的总开销不会超过 8%；在同时考虑照护成本和照护时间上升的情况下，到 2050 年医保统筹基金的总开销也不会超过 12%。

综上所述，在人口快速老龄化和高龄化与高位城镇化的背景下，本文认为，青岛的这种利用医疗保险基金结余进行"医养"结合的长期医疗护理保险筹资的政策创新，既是可持续的，也是可推广的。

参考文献

［1］乔晓春．健康寿命研究的介绍与评述［J］人口与发展，2009（2）：53～66.

［2］丁建定．居家养老服务：认识误区、理性原则及完善对策［J］中国人民大学学报，2013（2）：20～26.

［3］潘金洪等．中国老年人口失能率及失能规模分析［J］南京人口管理干

部学院学报，2012（4）：3～6.

［4］顾大男，曾毅．1992～2002 年中国老年人生活自理能力变化研究［J］
人口与经济，2006（4）：9～13.

［5］Crimmins E. M., Saito Y., Reynolds S. L. Further Evidence on Recent Trends
in the Prevalence and Incidence of Disability among Older Americans from
Two Sources：the LSOA and the NHIS ［J］ *Gerontol A Biol Sci Med Sci*，
1997（52）：59－71.

［6］中国老龄科学研究中心课题组．全国城乡失能老年人状况研究［J］残
疾人研究，2011（2）：11～16.

［7］戴卫东．长期护理保险势在必行［J］中国社会保障，2014（4）：
72～73.

［8］胡乃军．欧洲医疗保健和护理的公共支出与个人负担［J］中国社会保
障，2014（2）：40～41.

计划生育政策对农村儿童健康状况的影响评估

李巍巍

摘　要： 计划生育是新中国历史上关乎国计民生的重大事件，经过几十年的发展，我国的计划生育工作已经积累了相当丰富而行之有效的经验，自实施以来也为中国人口总量控制做出了不可磨灭的贡献。直到现在，它作为我国的一项基本国策，不仅从宏观上依旧影响着我国人口的规模、结构等众多方面，在微观层面，对于每个家庭来讲都有着巨大的影响。本文通过倾向值匹配方法，利用2010年中国家庭动态跟踪调查（CFPS）数据，对于计划生育政策对儿童健康状况的平均影响效果进行评估，发现农村计划生育家庭由于孩子数量减少，给予孩子健康的关注与投入，在总体趋势上要比农村非计划生育家庭更多。

关键字： 农村计划生育家庭；儿童健康状况；倾向值匹配

一　引言

我国计划生育政策自1957年7月被马寅初在第一届全国人民大表大会上提出，到20世纪60年代出台以来，可被区分为广义计划生育政策和独生子女政策[1]两类。计划生育政策作为一项引发颇多争议与关注的基本国策，一直受到政府、老百姓、以人口学家为主的各界学者的广泛关注与争论。从20世纪六七十年代“晚、稀、少”的广义生育政策，到产生于 80 年代初并延续至今的独生子女政策，计划生育政策经历了 50 多年的改革与完善，在对控制人口数量起到重要作用的同时，也引发了各领域内的诸多问题，如已经出现的人口老龄化、人口逆淘汰、出生性别比失衡，以及未来的劳动力资源短缺等。

目前，对于计划生育政策的评价，主要分为两类：一类以主管部门和大多数人口学家为主，认为计划生育政策极为正确且执行效果好，取得了极大的成效。中国计划生育效益课题组 1999 年发布的报告显示，[2] 中国自 1971 年到 1998 年，共计少出生人口 6.38 亿人，其中因计划生育减少的出生人口数达到 3.38 亿人，为家庭节省抚养费大概 6.4 万亿元，为国家节省抚养费 1 万亿元，与此同时，我国对计划生育的总投入约 905 亿元，产出比达到了 1∶82，在经济效益显著的同时，对保护资源和改善环境具有明显的促进作用。蔡昉[3] 等人也认为计划生育政策的成功实施，大大缩短了人口转变过程，用不到 30 年的时间走完了发达国家经过上百年才能完成的现代人口增长模式的转变过程。

另一部分人口学家则针对未来计划生育政策所导致的一些后果，持相反观点，认为"一孩"政策过紧，尤其是对于农村地区，政策在未取得应有成效的同时也造成了一系列的负面影响。马瀛通[4] 认为，20 世纪 70 年代的"晚、稀、少"政策创造了生育率下降的契机，因急于求成，紧缩政策，几乎耗费了近 20 年的代价，再度使 1980 年的低生育水平继续下降，这是我国计划生育政策的一大憾事。此外，全国城市 95% 的育龄妇女生一个孩子，农村 90% 的育龄妇女只生一个孩子，超出了一半群众能忍耐的最大承受力，在农村的推行遇到了极大的困难（翟振武，2001）。[6] 生育政策的执行也带来了其他人口问题，如"城市紧，农村松"的"二元"政策，导致人口素质出现逆淘汰现象（陈剑，2003）；目前中国农村的性别比例严重失调，"一孩半"政策是直接原因（王卓华，2008）。[7]

通过文献的整理不难发现，对于计划生育政策的评估，之前的研究多集中在对政策实施及实施效果的评估上，较多出现在计划生育政策开始实施的二三十年中，而对于计划生育政策效果的评估，也多集中在宏观层面对生育率、出生性别比等的影响上。刘越、李建良[5]基于我国各级计划生育部门工作不同的客观状况，运用系统目标评价思想，运用相关分析和层次分析等手段进行了指标的优选并确定了一定的主次，提供了一个较为全面的、灵活的实用评估方法，通过在生育水平、工作水平、人口增长等方面进行评估，给出了一个综合评估计划生育工作质量的实用方法。李致信[8]比较了出生人数、出生率、人口自然增长率、计划生育率、孩次率、节育率、人流率、独生子女率、总和生育率等计划生育效果评估常用的指标的利弊，建议坚持正确的做法，改进不可取的做法，将各项指标进行综合对比，相互联系，辩证地看问题，最终得出正确、公平的结论。

综上，可以看到，对于计划生育政策影响的评估，多集中在宏观政策层面，对于计划生育政策对家庭影响的评估少之又少，而针对农村计划生育家庭子女健康的研究，更是凤毛麟角；且运用的评价指标和方法也较单一而传统。在参考以往文献资料的基础上，本文以农村计划生育家庭与农村非计划生育家庭子女健康有明显差异为研究前提，运用倾向值匹配法（PSM）定量评估了计划生育政策对农村家庭子女健康的净影响作用，希望能填补这方面的研究空白。

此外，文中对研究对象—农村计划生育家庭—的界定不以是否违反计划生育政策作为标准，而是根据农村普遍实行"一孩半"政策的实际情况，将无子女、只有一女、只有一子、两女、一女一子的农户家庭都视为计划生育家庭，这五类之外的家庭均视为非计划生育家庭。

二　数据、变量与研究方法

（一）数据来源及样本特征

本研究采用的是中国家庭动态跟踪调查（CFPS）2010 年的基线调查数据。CFPS 是一项全国性的综合社会跟踪调查项目，旨在通过跟踪收集个体、家庭、社区三个层次的数据，反映中国社会、经济、人口、教育和健康的变迁，为全国的学术研究和公共政策分析提供数据基础。CFPS 由北京大学研究团队设计，由北京大学"985"项目资助，北京大学中国社会科学调查中心（ISSS）负责实施，并在（原）国家人口和计划生育委员会的大力支持下完成，[9]数据具有较高的完整性和权威性。CFPS 的目标样本规模为 16000 户，调查对象为中国（不含香港、澳门、台湾以及新疆维吾尔自治区、西藏自治区、青海省、内蒙古自治区、宁夏回族自治区、海南省）25 个省、自治区、直辖市中满足项目访问条件的家庭和样本家庭中满足项目访问条件的家庭成员。[9]

本研究进一步将 25 个被调查省份划分为东部地区、中部地区、西部地区，其中：东部地区包括北京、天津、河北、辽宁、上海、江苏、浙江、福建、山东、广东 10 个省（市）；中部地区分别是山西、吉林、黑龙江、安徽、江西、河南、湖北、湖南；西部地区包括四川、重庆、贵州、云南、陕西、甘肃、广西。通过表 1 可以看到东中西各地区样本所占比例较为均衡，这就说明对于 CFPS 数据的分析对我国总体情况的表述还是有一定稳定性和可信性的。

表 1　样本数据特征

地区	频数	百分比	累积频数	累计百分比
东部地区	3963	39.30	3963	39.30
中部地区	2844	28.21	6807	67.51
西部地区	3276	32.49	10083	100.00

（二）变量选取及描述统计

除去已经确定的代表农村家庭是否参与了计划生育政策情况的示性变量（h11）外，本研究还遵循条件独立性假设，选取了一组可能导致样本选择偏差的控制变量，即那些可能影响农村家庭选择"是否参加计划生育政策项目"的因素，在借鉴了以往研究成果的基础上，最终选定了家庭房产面积（house）、家庭成员平均受教育年限（meaeduy）、家庭总收入对数值（lfamic）以及家庭人均纯收入对数值（lindinc）四个指标作为匹配变量。这是因为家庭房产面积较小的家庭，有可能因为住房紧张，选择少生育子女。家庭成员如果普遍接受了较高的教育，可能会在理解国家政策，或是追求个人及家庭发展上考虑更多，从而愿意响应国家号召，实行计划生育政策。而家庭收入的差异之所以会影响计划生育的选择，有两种可能出现的情况，一是收入高的家庭有可能不在乎计划生育罚款，也能够养育更多的孩子，因此会选择多生育子女；二是收入高的家庭由于生活水平较高，对未来充满信心，也有可能从观念上不会再需要依靠更多的孩子来养老，从而选择少生育子女。

此外，进一步将这四个变量分别与示性变量进行差异性检验，结果如表 2 所示。可以看到的是四个变量的 T 值都较大，而 P 值都小于 0.05，即在 95% 的显著性水平上，农村计划生育家庭和非计划生育家庭在家庭拥有房产面积、家庭成员平均受教育年限、家庭总收入对数值、家庭人均纯收入对数值上均存在显著差异，进一步说明选取的匹配变量较为适当。

表 2　匹配变量与示性变量差异检验

变量	含义	T 检验 T 值	P 值
house	家庭拥有房产面积	2.86	0.0042
meaeduy	家庭成员平均受教育年限	−15.28	<0.0000
lfamic	家庭总收入对数值	−4.51	<0.0000
lindinc	家庭人均纯收入对数值	−13.14	<0.0000

除了示性变量与匹配变量外，本文依据 CFPS 数据特点，选取了三个人们较为关注的结果变量，即家庭中平均每个孩子出生时的体重（meawa）、上年度每个孩子平均去医院次数（meawcd）及上年度每个孩子平均因病花费（meawcg）三个变量来反映农村计生家庭与非计生家庭儿童的健康状况（见表 3）。

表 3　变量含义与描述统计

名称	含义	属性	均值	标准差	最小值	最大值
h11	是否农村计生家庭 （1＝是，0＝否）	示性变量	0.62	0.48	0	1
house	家庭拥有房产面积	匹配变量	142.22	117.79	0	1996
meaeduy	家庭成员平均受教育年限		4.97	3.49	0	19
lfamic	家庭总收入		9.86	0.96	2.77	14.53
lindinc	家庭人均纯收入		8.31	0.97	1.79	12.73
meawa	家庭中每个孩子平均出生体重	结果变量	5.37	2.49	0	12
meawcd	上年每个孩子平均去医院次数		1.78	2.87	0	44
meawcg	上年每个孩子因病花费		619.71	3749.02	0	200000

（三）研究方法

倾向值匹配是研究者基于对横截面数据和非随机数据的分析要求，逐渐开发并受到重视的统计分析方法。随机化控制的实验通常被视为进行科学推论、找寻变量间因果关系的最佳方式。随机化程序的存在，使干预组和控制组之间的协变量不存在系统偏差，因此样本本身存在的选择偏差可忽略不计。但在现实研究中，由于现实条件、研究主题以及伦理道德等因素的限制，真正做到随机实验总是不可行的。而在如今诸多社会科学领域，研究者往往需要依赖观测数据做出因果推论，且面板数据的获得也是较为不易的，会因为时间的推移，损失越来越多的研究对象，而我们又无法得知这部分研究对象是否会对我们的研究产生重要的影响。倾向值匹配方法恰恰解决了这两类问题。

本研究关于计划生育政策的影响评估中，由于个人或家庭对于是否参与到计划生育政策中来，在相当多的情况下受到了地方政府的执行力度以及家庭偏好的严重影响，即研究对象是非随机地进入控制组与干预组的，因此存在严重的样本选择偏差，不能通过以往简单模型去判断政策影响的效果。

倾向值匹配的提出正可用于消除混杂因素所造成的选择性偏误，

属于一种个体配比的方法，其核心思想即利用倾向值得分为处理组每个个体从对照组中挑选 N（N＝1，2，3…）个特征条件相似甚或相同的个体与之匹配，其最终目标是使两组的协变量趋于均衡可比。[10] 具有相同或相近倾向值的两个个体有着相同或相近的概率接受某种干预；然后再以一定算法，匹配具有相同倾向值的干预组和控制组成员，匹配后的数据就好像在"事后"被进行了随机分组一样，可视为一种准随机分组。

具体做法为，首先利用四个匹配变量与一个示性变量，分别作为自变量与因变量，构造常规的 Logistic 或 Probit 回归模型，计算倾向值，然后再利用倾向值匹配的方法，如贪婪匹配、最优匹配、核匹配等计算项目处理效应 ATT，并检验评估是否有效。

为检验估计效果的稳健性，本文采取了最近邻匹配法（Nearest Neighbor Matching Method）、分层匹配法（Stratification Method）、半径匹配法（Radius Matching Method）和核匹配法（Kernel Matching Method）四种不同类型匹配法对计划生育政策下的计生农户与非计生农户孩子健康指标的倾向值得分进行匹配。最近邻匹配是指干预组从第一个个体开始，在控制组中寻找倾向值得分与其最接近的个体，直到处理组所有个体都有匹配的个体。分层匹配是将干预组与控制组的共同支持域划分为数个区间，然后计算各区间内项目的平均影响概率，并以各区间内干预组的数量为权重对各区间的影响进行加权平均，最后得到项目的总体影响概率。半径匹配则是在最近邻匹配的基础上加上一个限定条件，只有干预组的倾向值与控制组的倾向值的差值在事先设定的某范围内，才能匹配。核匹配则是用所有控制组的平均权重为每个干预组成员建立匹配的对照组。

三　结果分析

（一）预测倾向值

利用 stata 软件中的 Pscore 命令、利用已知的判断是否为计划生育家庭的示性变量和四个匹配变量，即家庭房产面积（house）、家庭成员平均受教育年限（meaeduy）、家庭总收入对数值（lfamic）以及家庭人均纯收入对数值（lindinc）四个指标构建 Logistic 模型来预测选择计划生育的概率，得到的结果如表 4 所示。

我们可以看到，这 4 个匹配变量加在一起对于是否参与计划生育政策还是有比较强的解释力的，这一点可以从虚拟 R^2（Pseudo R^2）的数值（超过 14%）看出来。对于社会学领域研究而言，这一 R^2 值并不低，由此可以看出该模型中的匹配变量能够比较显著地预测个体是否选择计划生育。

表 4　预测倾向值的 Logistic 回归结果

h11	回归系数	标准误	Z 值	P > ∣ Z ∣
house	− 0.0002	0.0002	− 1.08	0.279
meaeduy	− 1.6675	0.0718	− 23.09	< 0.00
lfamic	1.8029	0.0729	24.7	< 0.00
lindinc	0.0534	0.0615	8.69	< 0.00
截距	1.5052	0.2184	6.89	< 0.00

Log likelihood = − 2710.49

Pseudo R^2 = 0.144

（二）匹配结果分析

首先，stata 根据分析的共同支持区域 [0.06145355, 0.99554041]，识别出最优的区域划分数量，最终将共同支持区域划分为 9 个部分，这一区域数量将保证农村计生家庭与非计生家庭在每一个区域中的倾向值的平均得分都是相同的。

接下来，stata 进一步对产生的倾向值进行了平衡性检验，而此模型通过了检验，说明匹配效果很好。

表 5 反映了计算机对于数据的共同支持区域的划分情况，显示了每一个被划分区域的倾向值下限、农村非计划生育家庭（h11 = 0）数量、农村计划生育家庭（h11 = 1）数量等信息。

表5　共同支持区域划分情况

block	每个 block 倾向值下限	h11		合计
		0	1	
1	0.06145355	98	26	124
2	0.2	178	47	220
3	0.3	289	151	390
4	0.4	316	251	567
5	0.5	334	374	708
6	0.6	291	579	870
7	0.7	203	630	833
8	0.8	120	515	635
9	0.9	16	420	436
合计		1790	2993	4783

　　表6是反映农村计生家庭与非计生家庭儿童的健康状况的结果变量，即家庭中平均每个孩子出生时的体重（meawa）、上年度每个孩子平均去医院次数（meawcd）及上年度每个孩子平均因病花费（meawcg）三个变量通过最近邻匹配、分层匹配、半径匹配及核匹配后的平均处理效果，为了评估效果的稳健性，将各类匹配方法的ATT值再取平均值。可以看到相比于非计生家庭，农村计生家庭生育的孩子平均每个重0.39斤左右，而上年每个孩子去医院次数要降低0.046次，但上年每个孩子去医院的花费较非计划生育家庭高158元左右。

　　虽然只有孩子平均体重这一指标能够达到5%或1%以上显著性水平的差异，但也在一定程度上反映了一些问题。农村计划生育家庭由于孩子数量减少，给予孩子健康的关注与投入在总体趋势上看要比农村非计划生育家庭更多。但这也同时反映出，农村计划生育家庭处于家庭风险抵御的劣势境遇，一旦子女的健康受到威胁，发生子女伤残或死亡的不幸时，农村计划生育家庭将陷入更大的经济及心理危机。

表 6　四种倾向值匹配法得到的平均干预效应

输出变量	最近邻匹配（ATT1）	分层匹配（ATT2）	半径匹配（ATT3）	核匹配（ATT4）	ATT 均值
meawa	0.328	0.472	0.402	0.344	0.387
	（-2.803）	（-3.707）	（-4.498）	-	-
meawcd	0.02	-0.068	-0.026	-0.111	-0.046
	（-0.117）	（-0.624）	（-0.255）	-	-
meawcg	145.979	163.132	152.622	171.036	158.192
	（-0.769）	（-1.615）	（-1.332）	-	-

四　讨论

计划生育家庭为我国计划生育、人口控制工作做出了巨大的贡献，但近年来，无论是从我们身边，还是通过媒体，失独家庭这类特殊的群体正渐渐走入人们的视野，他们当中有很多已经丧失生育能力，经历"白发人送黑发人"的人生大悲之后，也无法通过再次生育的方式从生活的阴影中走出来。因此，计划生育家庭儿童的健康状况应引起社会更广泛的关注。

本文虽然利用倾向值匹配方法，对于农村计划生育家庭子女的健康状况进行了评估，也消除了一定的选择性偏差，但由于问卷问题的设置局限，并未选取到更为合适的指标对计划生育家庭儿童健康进行更为全面而系统的评价，也并未得出更多的结论。后续的研究可以从建立更为全面而权威的儿童健康评价指标角度入手，并利用面板数据及其他高级的评估方法，对于农村计划生育家庭儿童的健康进行更为权威而科学的评价，以促进其家庭健康发展。

参考文献

［1］包蕾萍．中国计划生育政策 50 年评估及未来方向［J］社会科学，2009（6）：67．

［2］唐应天．我国计划生育政策评估——以江苏省为例［D］中国农业大学硕士学位论文，2005．

［3］蔡昉．中国人口问题报告［M］社会科学文献出版社，2001．

［4］马瀛通．人口控制与人口政策中的若干问题．中国计划生育全书．中国人口出版社，1997，575～576．

［5］刘越、李建良．计划生育工作质量的一个实用评估方法［J］南京人口管理干部学院学报，1995（2）：45～49．

［6］翟振武．当代中国人口发展战略的回顾与思考［J］人口学刊，2001（3）：10～14．

［7］王卓华．从"一孩半"政策看农村的性别比例失调——基于现行农村计划生育政策的视角［J］西安社会科学，2008（6）：48～50．

［8］李致信．计划生育效果评估分析［J］人口学刊，1998（3）：59～63．

［9］中国家庭动态跟踪调查（2010）用户手册，2012，5～6．

［10］郭君平，吴国宝．"母亲水窖"项目对农户非农就业的影响评估——基于倾向值匹配法（PSM）评估［J］农业技术经济，2014（4）：89～97．

［11］吕如敏．城市老年人居住安排对代际经济流动的影响研究——基于倾向值匹配方法［J］荆楚　学刊，2013，14（6）：48～52．

［12］胡安宁．倾向值匹配与因果推论：方法论述评［J］社会学研究，2012（1）：221～246．

［13］吕小康．非随机数据的倾向值匹配：逻辑、方法与局限［J］统计与决策，2013（21）：79～81．

［14］都阳．新型农村合作医疗与农户消费行为［J］中国劳动经济学，2009（11）：1～29．

21 世纪以来婴儿死亡率变化趋势分析

高 华

摘 要：婴儿死亡率是国际公认的反映人民健康水平的重要指标。婴儿死亡率（IMR）的高低，不仅与医学卫生条件、妇幼保健等因素直接相关，还间接地与社会发展水平、生活环境、公民文化水平相关联。本文利用世界卫生组织发布的 194 个国家的婴儿死亡率数据，分析了进入 21 世纪以来世界婴儿死亡率的变化趋势。结果显示，世界各国的婴儿死亡率水平都有明显下降，早期婴儿死亡率高的国家下降速度最为明显。此外，婴儿死亡率的高低及下降模式有着明显的区域特征，各国社会经济发展水平的高低也决定着婴儿死亡率的高低。

关键词：婴儿死亡率；世界；社会经济发展水平；区域

婴儿死亡率是反映一个国家和民族居民健康水平和社会经济发展程度的重要指标。婴儿死亡率的高低直接受各国医疗条件的制约，也折射出一个国家或地区社会经济条件、人口身体素质和社会保健及医疗卫生事业的好坏。联合国千年发展目标 4：从 1990 年到 2015 年，将五岁以下儿童死亡率降低 2/3。据世界卫生组织统计，每年 5 岁以下儿童死亡中近 40% 为新生儿，绝大多数（75%）新生儿死亡发生在生命第一周，25% ~ 45% 发生在生命最初的 24 小时内（WHO，2012）。因此，如果要实现联合国的千年发展目标，首要工作便是进一步降低婴儿死亡率。了解进入 21 世纪以来世界婴儿死亡率的变化模式，既可以看到联合国、世界卫生组织以往的工作成效，也可为未来工作的进一步开展奠定基础，因此是十分有必要的。

平均预期寿命现在是各国关注的重要人口指标，而在预期寿命的计算中，婴儿死亡率是影响各国平均预期寿命的重要因素。然而，就目前国内和国外的研究状况来看，探讨如何修正婴儿死亡率计算方法的研究较多，描述婴儿死亡率状况以及变化趋势的大多是学者基于本国的考察。总体上来说，缺乏世界范围的婴儿死亡率分析。

一 资料来源与方法

本文所用数据来源于世界卫生组织（World Health Organization，简称 WHO）在线数据库。自 1948 年成立以来，该组织便致力于提高世界人民的健康水平。截至 2009 年 5 月，世界卫生组织共有 194 个会员国，而世界卫生组织的数据库也提供了 194 个国家最新的死亡和健康、公共卫生和环境以及相关疾病的统计数据，这为分析和比较不同国家或地区的卫生、疾病和健康状况提供了很好的资料。在世界卫生组织的数据库中，可以检索到 194 个国家 1990～2013 年的婴儿死亡率数据，我们从中截取 2000 年以来的数据，导入 Stata 进行描述统计分析，探讨进入 21 世纪以来世界婴儿死亡率的状况及变化趋势。

二 结果

（一）世界婴儿死亡率的总体概况

资料分析显示（见表 1），2000 年时婴儿死亡率的最小值为 3‰，分别出现在冰岛、日本、新加坡和瑞典，到 2013 年，婴儿死亡率的最小值降至 2‰，除以上四个国家外，还包括卢森堡、安道尔、芬兰、挪威、塞尔维亚。2000 年，塞拉利昂的婴儿死亡率最高，达到 141‰，到 2013 年，降到 107‰，下降了 34 个千分点，每年的下降速度约为 24‰。研究期内，婴儿死亡率的最小值没有很大变化，但最高值下降明显。

表1　2000～2013年世界婴儿死亡率统计数值

单位：‰

年份	最小值	最大值	极差	中位值	均值	标准差
2013	2	107	105	15	25.59	23.80
2012	2	110	108	16	26.34	24.35
2011	2	112	110	16	27.14	25.02
2010	2	114	112	17	28.22	25.84
2009	2	117	115	17	29.08	26.49
2008	2	120	118	18	30.09	27.33
2007	2	122	120	19	31.10	28.08
2006	2	125	123	20	32.20	28.94
2005	2	128	126	20.5	33.30	29.83
2004	2	130	128	22	34.51	30.73
2003	3	133	130	24	35.79	31.70
2002	3	136	133	25	37.01	32.72
2001	3	139	136	25.5	38.28	33.68
2000	3	141	138	27	39.55	34.58

资料来源：WHO数据库，http://www.who.int/research/en/。

2000年，194个国家中，有23.2%的国家婴儿死亡率在10‰以下，这部分国家主要位于欧洲以及西太平洋区域。大部分亚洲、美洲、东南亚、东地中海国家婴儿死亡率为10‰～50‰，这部分国家的比例为44.33%。婴儿死亡率在50‰～100‰的国家占比为22.47%。2013年，婴儿死亡率在10‰以下的国家从45个增加到68个，比例增加到35.05%。有93个国家的婴儿死亡率在10‰以上、50‰以下，比2000年增加7个，比例升高到47.94%。婴儿死亡率在50‰～100‰的国家，降低到29个，占比约为14.95%。就全球范围看，各国婴儿死亡率都有不同程度的下降，并且，婴儿死亡率的两极差距也在不断缩小，而这主要归功于婴儿死亡率高的国家其婴儿死亡率下降速度非常快。

（二）婴儿死亡率的区域差异

世界各国由于历史和自然条件、资源的原因，社会经济发展水平一直不平衡，在全球经济发展多元化的背景下带有明显的区域特征，在婴儿死亡率上也表现出这些特点。世界卫生组织在全球设有 6 个办事处，主要是非洲、美洲、东南亚、欧洲、东地中海、西太平洋办事处。非洲区域包括非洲大部分国家，共 46 个国家。欧洲区域包括欧洲的大部分以及以色列，共 53 个成员国。东南亚区域包含 11 个国家，东地中海地区包括中东地区所有国家及未被包括在非洲地区的非洲国家，总共 22 个国家。西太平洋区域包括亚洲在东南亚及东地中海以外的所有国家，以及大洋洲所有国家，共 27 个。美洲区域共有国家 35 个。在本小节中，我们也按这六大区域进行对比分析。

各大区域的婴儿死亡率在 2000～2013 年都有明显的下降，但下降的速度各不相同（见图 1）。非洲地区婴儿死亡率的下降幅度最为明显，从 2000 年的 82.57‰下降到 2013 年的 54.5‰，下降幅度在 34% 左右。但非洲国家内部的婴儿死亡率差异非常显著，2000～2013 年，塞舌尔、毛里求斯的婴儿死亡率一直在 15‰以下，下降幅度非常不明显。在 2000 年，婴儿死亡率超过 100‰的国家有 17 个，非洲国

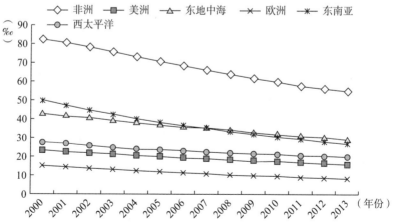

图 1　2000～2013 年 WHO 六大区域婴儿死亡率状况

资料来源：WHO 数据库，http://www.who.int/research/en/。

家就占了 15 个（赞比亚、科特迪瓦、尼日尔、马拉维、几内亚、索马里、乍得、卢旺达、几内亚比绍共和国、尼日利亚、塞拉利昂等），但是到 2013 年，婴儿死亡率超过 100‰的国家只有 2 个（安哥拉、塞拉利昂），这些国家婴儿死亡率的下降幅度为 24% ~ 66%。

婴儿死亡率在各年份最低，下降幅度也是最低的是欧洲地区，其婴儿死亡率自 2000 年以来就一直维持在 20‰以下，研究期间只下降了不到 10 个千分点。在欧洲国家间，婴儿死亡率的分布也比较均匀，2000 年，大部分国家在 20‰以下，到 2013 年大部分国家都降到 10‰以下，西欧部分国家，如德国、法国、荷兰等 33 个国家的婴儿死亡率更是在 5‰以下。值得注意的是，中亚的塔吉克斯坦、吉尔吉斯斯坦等国家的婴儿死亡率数据归世界卫生组织的欧洲办事处统计，但是，由于这些国家具有较高的婴儿死亡率水平，因而在总体上也提高了欧洲的婴儿死亡率，欧洲实际的婴儿死亡率水平应该还要低一些，下降速度也应该比图 1 中显示的更为缓慢。

东地中海、东南亚地区的婴儿死亡率也有非常明显的下降，相对来讲，东南亚地区婴儿死亡率的下降幅度要大于东地中海地区，从 2000 年的 49.73‰下降到 2013 年的 26.91‰，下降幅度在 46% 左右，而东地中海地区的婴儿死亡率下降幅度相对低一点，在 32% 左右。西太平洋和美洲地区的婴儿死亡率水平也比较低，从 2000 年到 2013 年，婴儿死亡率一直在 30‰以下。研究期间，这两个地区的婴儿死亡率下降幅度为 29% ~ 33%。

可见，各区域由于自然条件和社会经济发展水平不同，婴儿死亡率水平及变化幅度都有比较大的差异，表现出明显的区域特征。

（三）不同经济发展水平国家的婴儿死亡率情况

世界卫生组织 194 个成员国中，有 51 个国家属于高等收入国家，占比为 26.29%，中高等收入国家有 45 个，比例为 23.2%，中低等收入国家有 53 个，占比为 27.32%，低等收入国家有 45 个。收入水平在很大程度上反映着国家的社会经济发展程度，而经济发展程度关系着国家的公共设施、卫生资源和医疗条件，也在一定程度上影响着人口的健康水平和婴儿死亡率状况。

从社会经济发展水平来看，国家收入越高，婴儿死亡率越低，国家收入水平与婴儿死亡率呈反向相关关系（见图 2）。高等收入国家的婴儿死亡率在 2000 年、2006 年、2013 年均在 10‰以下，而低等收入国家的婴儿死亡率水平均在 50‰以上。2000 年，低等收入国家的婴儿死亡率是高等收入国家婴儿死亡率的 8 倍多，到 2013 年，低等收入国家的婴儿死亡率是高等收入国家婴儿死亡率的 5 倍多。在世界银行最近发布的人均国民收入分组标准中，低等收入国家在 1005 美元及以下，高等收入国家在 12276 美元及以上，高等收入国家的人均国民收入是低等收入国家的 12 倍多。人均国民收入的分化导致不同收入国家的人口健康水平存在差别。即使这样，进入 21 世纪以来，虽然人均国民收入水平的差距格局没有很大的变化，但婴儿死亡率在不同收入国家间的差别已经有了很大程度的缩小。

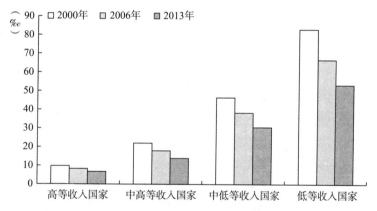

图 2　2000 年、2006 年、2013 年不同收入国家婴儿死亡率状况

资料来源：WHO 数据库 http://www.who.int/research/en/。

此外，婴儿死亡率的下降速度在不同收入国家间也有很大的区别。高等收入国家的婴儿死亡率在 2000～2013 年下降了不到 5 个千分点，中高等收入国家的婴儿死亡率在此期间下降了近 10 个千分点，但总体上来说这两类国家的婴儿死亡率下降速度较缓慢。婴儿死亡率下降速度比较快的是中低等收入国家，婴儿死亡率从 2000 年的 46‰左右下降到 2013 年的 30‰以下。婴儿死亡率下降速度最快的是低等收入国家，从 2000 年到 2013 年下降了近 30 个千分点。

三 婴儿死因结构分析

据世界卫生组织统计，3/4 的新生儿死亡发生在出生后一周内，25%～45% 发生在出生后 24 小时内，而大多数孕产妇死亡也发生在这一阶段。新生儿死亡的主要原因是早产和低出生体重、感染、窒息（出生时缺氧）以及产伤，新生儿的死亡约 80% 是由这些原因导致的。死亡原因的分布与婴儿死亡率水平有很大的相关性，新生儿死因的分布在各国也是不同的。

在婴儿死亡率超过 45‰ 的国家中，50% 的新生儿死亡是由于重症感染、破伤风、腹泻，而在婴儿死亡率低于 15‰ 的国家中，急性肺炎导致的新生儿死亡不到 20%，破伤风和腹泻导致新生儿死亡的现象几乎不存在。高婴儿死亡率国家由感染、窒息、早产造成的婴儿死亡比例要远远高于低婴儿死亡率国家（Lawn J. E.，2005）。

低出生体重的新生儿虽然仅占新生儿的 14%，但 60%～68% 的新生儿死亡是由于低出生体重（Bang A.，2002）。低出生体重发生的原因主要是妊娠期短、在宫内生长受限，此外，母亲怀孕时营养不良或疾病等因素也是造成新生儿体重低的主要原因。低出生体重的婴儿由于体重过低，免疫力较差，与正常体重的婴儿比起来，更容易感染疾病，从而有更高的死亡率。

尽管各国有不同的新生儿死因结构，但导致新生儿死亡的根本原因还是医疗卫生条件的不完备，致使新生儿及孕妇得不到及时、有效的救治。

四 降低婴儿死亡率的策略

（一）加大医疗卫生总支出，完善医疗设施

全球 99% 的新生儿死亡发生在低等收入和中等收入国家，婴儿死亡数量最多的国家多分布在中亚和南亚，而婴儿死亡率最高的国家则

主要分布在撒哈拉以南的非洲（Lawn J. E., 2005）。发展中国家要降低婴儿死亡率，根本性的措施是调整卫生资源的分布，改善医疗条件。医疗卫生支出是调整医疗卫生资源、实现社会公平、保障公民健康的重要经济手段。医疗卫生总支出为公共医疗卫生支出与私人医疗卫生支出之和，涵盖医疗卫生服务（预防和治疗）、计划生育、营养项目、紧急医疗救助。从不同收入国家 2000～2012 年医疗卫生支出占 GDP 的百分比来看（见图 3），大部分国家的医疗卫生总支出所占比例较低。高收入国家医疗卫生支出占 GDP 的比例不仅高，而且从 2000 年到 2012 年的增长速度也要快于其他地区，而这种高比例、高增长带来的福音便是这些国家长期以来非常低的婴儿死亡率。中高等、中等、低等收入国家的医疗卫生支出占 GDP 的比例要远远低于世界平均水平，而这带来的后果便是高于世界平均水平的婴儿死亡率。因此，在提高卫生总支出所占比例、降低婴儿死亡率方面，发展中国家做得明显不足，仅医疗卫生总支出所占比例这一项，发展中国家就有很大的提升空间。

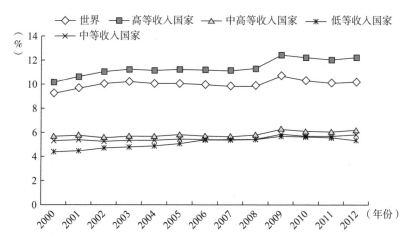

图 3　2000～2012 年不同收入国家医疗支出占 GDP 的百分比

资料来源：世界银行统计数据库 http://data.worldbank.org.cn/。

（二）提高育龄期妇女的文化水平

母亲的文化程度与婴儿的死亡水平有很密切的关系。据世界卫生

组织统计，在 2013 年，每天约有 800 名妇女死于孕期和生产并发症
（WHO，2013），而绝大部分的死亡是可以避免的。死亡的 800 名孕
产妇中，有 500 多人属于撒哈拉以南的非洲，190 人左右属于东亚，
只有不到 10 人属于发达国家，发展中国家孕产妇死亡的概率是发达
国家的 23 倍还要多。世界银行统计数据显示，在欧美等发达国家，
99% 的女性具有不同程度的文化水平，文盲与半文盲率极低，而在非
洲，绝大部分的妇女是文盲或是半文盲。母亲的文化程度不仅关系着
自身的健康，也在很大程度上影响着新生儿的存活状况。相关研究显
示，母亲的文化程度与婴儿死亡率呈显著的负相关（Singh G. K.，
1996），母亲受教育程度越低，婴儿死亡率越高。因此，提高母亲的
文化素质，为育龄期妇女提供必要的保健知识和生育培训是降低婴儿
死亡率的关键措施。

（三） 为孕妇及新生儿提供连续性的保健服务

在发展中国家，47% 的孕产妇及新生儿未在分娩过程中获得熟练
的保健服务（联合国儿童基金会，2008），而在医院外分娩的婴儿更
是难以获得任何产后保健服务。世界卫生组织和联合国儿童基金会建
议，无论在何处分娩，都应由技术熟练的人员在分娩时和产后尽早提
供保健服务。应对住院分娩的产妇及新生儿的有关问题进行评估，即
使一切正常也应约定产后保健的复诊日期。据统计，新生儿家庭保健
措施可使高死亡率地区 30% ~60% 的新生儿死亡得到避免（Bang A.，
2002）。因此，对于婴儿死亡率高的发展中国家而言，进行必要的产
前、产中和产后保健服务，改善新生儿的保健措施，无疑会有效地提
高新生儿的存活率，降低婴儿死亡率。

五 结论与讨论

通过以上分析我们发现：进入 21 世纪后，由于和平与发展的良
好氛围，世界进入相对稳定时期，各国社会经济的发展有了良好的外
部环境，人类的生活条件有了明显的改善，医疗卫生技术也取得了较

快的发展，婴儿死亡率有非常明显的下降趋势，婴儿死亡率差值在各国家也不断缩小，但各国表现出了各不相同的婴儿死亡率下降模式。2000 年时，婴儿死亡率较高的地区主要是非洲、东南亚、东地中海地区，这些区域中大部分国家的婴儿死亡率为 50‰～100‰，非洲部分国家超过 100‰。但是，到 2013 年，这些国家的婴儿死亡率有了大幅度的下降。由于社会经济发展水平的差距，不同收入国家间的婴儿死亡率也有很大的差别，高等收入国家的婴儿死亡率一直比较低，并且在 2000～2013 年下降速度非常缓慢，中、低等收入国家的婴儿死亡率虽然有很大程度的下降，但由于医疗设施缺乏、医护人员不足等种种原因，依然有远远高于其他地区的婴儿死亡率。

导致新生儿死亡的原因主要是早产和低出生体重、感染、窒息（出生时缺氧）以及产伤，新生儿的死亡约 80% 是由这些原因导致的。但实际上，绝大部分的新生儿死亡是可以避免的。新生儿死亡主要发生在卫生保健服务获取率低下的发展中国家，这些新生儿中多数因得不到熟练照护死在家中。如果能在分娩时以及生命第一周中获得已知有效的卫生措施，应可避免近 2/3 的新生儿死亡。但在很多国家，所有母亲和儿童都有资格享受医疗卫生保健服务仍然是一个遥远的梦。

为了保证所有的母亲从怀孕期到分娩期、所有的新生儿在婴儿期和孩童时期，都有机会享用医疗保健服务，卫生系统必须能够对母亲和婴幼儿的需求做出及时的反应，政府要加快建立与完善综合、有效的健康保健体制，加大对医疗卫生系统和医护卫生人员的投资。儿童是社会的未来，而母亲则是这个未来的保护伞，全面提升育龄期妇女的文化素质也是保证母亲和新生儿健康的重要举措，因为仅仅保障新生儿或是母亲一方的措施是远远不够的。

参考文献

［1］ 世界卫生组织 . 2013 年世界卫生报告——全面健康覆盖研究，http：//www. who. int.

［2］ 联合国儿童基金. 儿童死亡率水平及趋势——2014 年报告, http://www. unicef. cn/cn/.

［3］ 世界卫生组织. 2005 年世界健康报告——重视每个母亲和儿童的健康. http://www. who. int/publications/list/whr2005_overview/zh/.

［4］ 世界卫生组织新生儿家庭访视: 改善生存的策略, http://www. who. int/maternal_child_adolescent/documents/who_fch_cah_09_02/zh/.

［5］ Joy E. Lawn, Simon Cousens. 4 Million Neonatal Deaths: When? Where? Why? *The Lancet*, Volume 365, Issue 9462, Pages 891 – 900, 5 March 2005.

［6］ Singh G. K. et al. Am J Public Health, 1996: 86 (4): 505 – 512.

［7］ Bang A. , Reddy M. H. , Deshmukh M. D. Child Mortality in Mahararshtra. *Economic Political Weekly* 2002; 37: 4947 – 65.

［8］ Countdown to 2015, Tracking Progress in Maternal, Newborn & Child Survival: the 2008 Report. New York, United Nations Children's Fund, 2008 (http://www. countdown2015mnch. org/).

中国生育方式状况

——自然产与剖宫产的比较

杜声红

摘　要：本文通过文献回顾的方式，分析了选择自然产的前提条件以及选择剖宫产的临床指征和非临床指征、降低非临床指征剖宫产的措施、剖宫产的优缺点和剖宫产在我国的发展情况。结果表明：在有临床指征的情况下选择剖宫产可以降低风险，但在不具有临床指征的情况下并不建议进行剖宫产；我国剖宫产率的增加主要是因为非临床指征剖宫产的增加；剖宫产受到有无剖宫产指征、产妇的年龄和文化程度、城乡、婴儿出生体重等多因素的影响。

关键词：生育方式；自然产；剖宫产

生殖是一切生物的重要特性。生殖的结果，是生物种族得以延续和繁衍。人是一种高等动物，人口生育规律中不可避免地包含生物学的因素。人口过程虽也是一种生物的延续，但它主要包含劳动力的生产和再生产，通过劳动力的生产和再生产使人类社会得到维持和发展。人类生育既是一种延续过程，又是受制于一定生产方式下的经济、政治、婚姻家庭、文化、宗教信仰、道德、医疗卫生、政策法令等因素的社会历史过程（康就升，1988）。具体而言，生育方式包括性行为方式、孕行为方式、生行为方式和育行为方式，是性、孕、生、育过程中的生理、心理状态与行为（兴达，2001）。本文研究的生育方式主要是生行为方式（即分娩方式），通过回顾以往文献，比较分析了生行为方式中自然产与剖宫产的区别与联系，以及近年来剖宫产的发展情况。

一 自然产

自然产，即自然阴道分娩，是指在胎儿发育正常，孕妇骨盆发育也正常，孕妇身体状况良好，同时有安全保障的前提下，通常不加以人工干预手段，让胎儿经阴道娩出的分娩方式。自然阴道分娩是最为理想的分娩方式，对产妇和胎儿没有多大的损伤。对产妇而言，有利于产后恶露排出，子宫复原，并发症少。对宝宝来说，从产道出来时肺功能得到锻炼，可以排出积存在肺间质里的羊水，避免新生儿患"湿肺"症等；皮肤神经末梢经刺激得到按摩，其神经、感觉系统发育较好；宝宝经过产道时头部受到挤压也有利于新生儿出生后迅速建立正常呼吸。尽管如此，自然产也有一定缺陷，如对阴道有一定的损伤；宫缩疼痛比较严重；遇到难产的话，可能需要转成剖宫产，从而会造成双重伤害等。

自然产的条件

孕妇在决定自然分娩时，应先了解生产的全过程以及产前的身体状况、胎儿状况。总体来讲，以下情况适合采取自然顺产的分娩方式。

首先产妇的年龄适合自然生产。一般情况下，在 25～29 岁生育，顺产的可能较大。年龄越大，发生高血压、糖尿病、心脏病等并发症的概率越高，因此剖宫产的概率也增高。魏秀菊、李润平等（2010）通过研究证实了产妇生育年龄与剖宫产的关系。从其资料来看，产妇的生育年龄与剖宫产的关系非常密切。因为高龄产妇的软产道组织弹性差，产力相对不足，产程也相应延长，容易导致难产，发生胎儿宫内窘迫，甚至胎死宫内，使分娩风险增高。

但并非高龄产妇都不适宜自然产。李思会、李永芳（2008）认为无其他分娩禁忌症的高龄初产妇阴道试产有较高的成功率，不提倡以高龄初产为单一因素选择剖宫产。因为剖宫产的母亲病率，如感染、出血、栓塞性疾病、盆腔炎、月经不调、异位妊娠等，及新生儿病率，如肺透明膜病等，均比阴道分娩者高。

其次就是产妇的营养合理，体重合格。一般情况下，最理想的怀孕体重是怀孕后共增加 12 千克左右为宜。如果整个孕期增加 20 千克以上，就有可能使宝宝长得过大，而不宜选择顺产。从金子环、马树祥（2009）的研究来看，产前体重指数与分娩方式确实存在显著关系。一方面产前体重指数过高，发生胎位异常的可能性就较大，产前肥胖孕妇巨大儿概率大，巨大儿会导致产程进展缓慢，宫缩乏力，易造成相对头盆不称，不利于自然产；另一方面肥胖孕妇盆腔脂肪堆积，可利用的空间缩小，胎头入盆晚或发生头盆不称等妊娠期并发症的概率会提高，不利于自然产。

除此之外，以下情况有助于选择自然产。产妇具备分娩力量，一般产程在 14 个小时左右，需要有足够的体力才能完成，系统的锻炼对保证分娩时的体力会有很大帮助。另外，以坐、蹲、站为主的分娩方式能有效矫正胎儿方位，缩短产程，减少产后出血量，减少胎儿窘迫和新生儿窒息的发生，促进自然分娩（万筱婷，邹小平等，2009）。

而对于丈夫陪伴可以提高阴道分娩率这一观点，存在争议。郑莉彦、杨宏等（2012）通过实验探讨了不同角色陪伴分娩对产妇心理、产程和分娩方式的影响。结果表明同对照组相比，丈夫陪伴分娩可有效减少产妇恐惧感及焦虑感，缩短产程，提高阴道分娩率。然而不容忽视的是丈夫在陪伴分娩中的负面影响，因丈夫对分娩知识了解很少，面对妻子的疼痛会产生焦虑与无助感，甚至产生负疚感及自责感，而又束手无策。随着分娩阵痛的加剧，有些丈夫会比产妇表现得更加焦虑、恐惧，无形之中将自己的紧张情绪传递给产妇，反而会加重产妇的紧张心理，影响分娩。

最后也是最重要的一点是，产妇必须具有承受分娩疼痛的心理准备，没有足够的心理准备对顺产不利。

二 剖宫产

剖宫产，常被称为剖腹产，就是剖开腹壁及子宫，取出胎儿。是骨盆狭小、胎盘异常、产道异常或破水过早、胎儿出现异常的孕妇，需要尽快结束分娩时常采取的分娩方式。剖宫产可以免去母亲遭受阵痛之苦，如果腹腔内有其他疾病，也可一并处理，不过剖宫产手术对产妇的损伤较大，产后恢复得比较慢，而且还可能会有手术后遗症发生。因此，学界认为只有在一定医学指征下才建议剖宫产。

剖宫产条件

医学指征

羊水过少。羊水量是由羊水产生和吸收的平衡来调节的。胎儿吞咽及尿排出是羊水循环的重要因素，羊水和胎儿间的代谢途径及羊水与母体间的膜转移途径如失去平衡可引起羊水量过多或过少。目前认为妊娠晚期羊水过少可能与胎盘功能不全、胎儿泌尿系统畸形有关（陈顺美、杨丹红，1999）。羊水过少者的羊水缓冲作用减弱，会使胎儿耐受宫缩的能力减弱，宫内压力直接作用于胎儿，可使胎儿脐带受压，影响胎儿胎盘循环，导致胎儿宫内窘迫。同时宫内紧缩的环境可导致胎儿肺发育不良或出生后肺扩张受限，因此胎儿娩出后更易窒息。

武军、张桂欣（2007）采用回顾分析法对2003年1月到2005年12月的100例羊水过少病例进行了分析。发现在分娩方式中，阴道试产中转剖宫产组及阴道分娩组的羊水粪染、新生儿窒息、吸入性肺炎发生率明显高于计划剖宫产组。因此，羊水过少患者中有条件阴道分娩者应严密监测胎心、羊水及产程进展情况，及时剖宫产是处理羊水过少的安全而重要的措施。

胎位不正。李芳、单莉（2000）通过研究发现持续性枕横（后）位在所有剖宫产资料中居首位，占剖宫产总数的16.6%。可能是由于对产程的观察不严谨，部分案例是在产程无进展或宫缩乏力时，经阴道检查发现的，此时再处理往往得不到预期效果。其中一部分因合并其他并发症实施了剖宫产手术。因此若能严密观察产程，及时发现并处理问题，可使部分持续性枕横（后）位经阴道分娩而降低剖宫产率。臀位在所有剖宫产资料中居第二位，占13.0%，臀位也多数以剖宫产终止妊娠。

非临床指征

正常孕妇住院待产时间。郦彩芳（2009）通过回顾性分析研究了210例产妇的资料，探讨了分娩方式与待产原因、住院待产时间的关系。结果发现待产原因对分娩方式无影响，剖宫产产妇住院待产时间与阴道分娩产妇住院待产时间比较，差异有统计学意义。孕妇在医院待产时间越长，越容易引起无医学原因剖宫产的发生。可能原因有如下几点。

1. 心理因素。由于产妇对待产过程、住院病房及产房环境不熟悉，普遍存在恐惧、紧张心理，住院待产时间越长，担忧的问题越多，恐惧、紧张心理越突出。尤其是看到同病房的产妇一批批地分娩、出院，对自己分娩过程的担忧会越来越强烈。在这种压力下，产妇往往会选择以剖宫产的方式来释放这种压力，解除这种恐惧心理。

2. 不良事件的影响。住院时间越长，遇到的不良事件越多。在住院待产期间，待产产妇会遇到许多外来影响，如其他产妇分娩时痛苦的叫喊声，阴道试产失败而转送剖宫产的产妇，产妇分娩出血的抢救，新生儿的抢救等均会增加待产产妇的恐惧心理。恐惧自然分娩的疼痛、担心婴儿的安危等，会使一些长时间住院待产无剖宫产指征的产妇选择剖宫产的方式结束分娩。

3. 住院费用。待产过程中还有一些没有临产症状的孕妇，特别是有妊娠合并症的孕妇，住院时间一长，其相应的医疗费用也自然增加，为节省费用，尽快结束妊娠，她们也选择了剖宫产。

4. 医疗干预。随着医学科学的发展，各种检测工具也越来越先进，如三维B超、胎心监护仪得到广泛使用。它们虽然为临床医生提供了重要依据，但对胎儿宫内窘迫诊断的假阳性率也随之提升，为了保护胎儿，很多医院放宽了剖宫产的指征。同时医务人员对医疗风险的防范意识不断增强，对医疗纠纷顾虑较多，认为剖宫产相对"安全"，因此更多地让患者选择分娩方式，也造成了择期剖宫产的增加。

其他社会因素。叶国兰（2009）认为非临床指征剖宫产增加的原因主要是为优生考虑、舆论误导、人们法律和维权意识的提高、满足产妇及家属需要等。

为优生考虑。由于独生子女政策的实施，很多产妇及家属不仅要求存活的新生儿，还要求保证其今后正常发育。产妇及家属常担心在分娩中胎儿出现异常，有可能使用产钳、胎头吸引器而影响孩子的智力，不愿让胎儿有丝毫围产期缺氧及产伤的风险。

舆论的误导。受错误舆论的影响，一些产妇及家属错误地认为"剖宫产儿聪明"，担心胎头经阴道受到挤压而影响智力发育。而事实上，阴道分娩过程中胎儿胸腔受到产道挤压，可大大减少新生儿湿肺及吸入性肺炎的发生，而剖宫产时由于人为娩生胎儿受大气压刺激促使胎儿呼吸，容易发生羊水或胎粪吸入，出现特发性呼吸窘迫综合征。

人们法律和维权意识的提高。产妇及家属的法律意识和维权意识逐步提高，而产妇及家属对分娩的高风险却认识不足，导致医疗纠纷不断增加。产科医师的工作缺乏有力的法律保护，人身安全常得不到保障，常常处于被指责的地位。产科医师所承担的压力和风险比其他职业要大，所以从保护自身安全着想，他们会尽量减少试产的风险。

满足产妇怕疼心理。有些产妇不愿忍受分娩的疼痛，特别是一些高学历、高收入的产妇，不愿接受医务人员的正确指导，听信媒体和亲朋好友的宣传，对阴道分娩缺乏信心，担心阴道试产不能保证顺利分娩，担心阴道试产失败还要进行剖宫手术。事实上剖宫产毕竟是手术，可能导致许多并发症和后遗症，如仰卧位低血压综合征、术后盆腔粘连、邻近器官损伤（包括膀胱、输尿管等）等，且产后失血率比阴道分娩高 8～9 倍，产褥感染高 10～20 倍。

产妇及家属的特殊需要。随着物质生活水平的提高，人们都在追求较高的生活质量，部分产妇认为阴道分娩会影响体型，担心产道分娩会造成阴道肌肉松弛，影响日后性生活和谐。个别产妇及家属受迷信影响，追求所谓"吉日、吉时"，也有产妇及家属为逃避计划生育追查，要求尽快结束分娩。

其他。B 超、胎儿监护仪的普及使用，造成了比例较高的假阳性结果，进一步增加了剖宫产率。高龄初产妇的增多也导致要求剖宫产的人数增多。年轻妇女妇科炎症日益增多，不孕症患者增多，求助于试管婴儿、珍贵儿而进行剖宫产的比例随之增高。随着生活水平的提高，一些孕妇盲目增加营养，造成巨大儿增多，也是剖宫产数量增加的一个原因。另外，年轻产科医师处理难产经验不足，阴道助产能力下降，同时他们的剖宫产技术越来越熟练，相比之下观察产程的机会越来越少，势必造成产程中发现及处理难产的机会越来越少。个别机构为追求经济效益，也可能倾向于让孕妇选择剖宫产手术。

降低非临床指征剖宫产率的措施

从以上文献来看，降低非临床指征剖宫产率的主要措施是宣传健康教育，改善孕妇产前心理。分娩前个体化的健康教育可以促进阴道分娩率，降低剖宫产率，特别是社会因素造成的剖宫产（杨孟央、于丽青，2013；李一美、方晓红，2008）。另需对晚期妊娠孕妇提供心理支持，缓解其焦虑情绪，使其处于正常的心理状态，促进阴道自然分娩（王苏梅、陈玉芬，2009）。还应做好产妇及其家属的思想工作，使其与医务人员配合，可以尽量减少不愿忍受阴道分娩的疼痛等导致的人为剖宫产数，降低剖宫产率（李芳、单莉，2000）。

剖宫产的优点和缺点

随着剖宫产手术技术的提高，风险率的降低，我国的剖宫产率呈明显上升趋势。剖宫产作为人类自然生育的一种补充，为解决难产及高危产妇的分娩问题起到了积极作用；但作为一种手术，与自然分娩相比，其对产妇及婴儿的健康都存在很多不利因素（魏秀菊、李润平，2010）。

产妇剖宫产术后并发症方面。扈聪、张利群对吉林大学第一医院2006～2010年产妇分娩情况及产后并发症情况进行回顾性分析发现，剖宫产组术后近期并发症的发生率明显高于自然分娩组。剖宫产术后近期并发症主要有产后出血、产褥期感染、手术损伤及羊水栓塞等。无论剖宫产还是自然分娩，产后近期并发症均以产后出血及产褥感染为主要表现，但由于剖宫产手术的特殊性，其比自然分娩更有可能发生手术损伤或羊水栓塞。

剖宫产对产妇的泌乳启动方面。不同分娩方式会对产妇的泌乳启动产生一定的影响（王有礼，陶芳标，2010）。黄大雁、郝加虎（2009）通过研究发现剖宫产组产妇的开奶时间比自然分娩组的延迟，但消除产次混杂效应后，剖宫产组与自然分娩组的开奶率差异无统计学意义。

胎儿健康方面。付凌婕、张惠丹等（2005）发现：（1）选择性剖宫产新生儿湿肺、肺透明膜病等的发生率上升；（2）选择性剖宫产儿对感染的抵抗力较自然产儿更为低下，易患感染性疾病；（3）选择性剖宫产与自然产均会使子宫内膜受损，黏膜局部保护性抗体均发挥重要的作用。

王洪建、邱兆兰（2008）对2004年3月至2006年3月在某医院产科出生的新生儿进行病例对照研究，结果表明助产组新生儿高胆红素血症发生率为47.12%，与自然产组比较二者差异有显著性；剖宫产组高胆红素血症发生率为42.15%，与自然产组比较二者差异有显著性。这也说明助产和剖宫产可能是引起新生儿高胆红素血症的原因。

孔令斌、杨志寅（2009）通过查阅2000年1~12月济宁、日照两市部分医院病案室的病历资料，采用回顾性队列研究方法，比较了剖宫产和自然产两组儿童的行为、感觉统合失调征及儿童的身体状况。结果发现剖宫产组感觉统合失调征发病率（43.0%）、行为异常发病率（26.4%）明显高于顺产组儿童（分别为26.0%和17.6%）；而剖宫产儿童的身高、体重均小于顺产组。这说明剖宫产严重影响儿童的身心健康，因此医生在诊疗过程中，除非有明确的剖宫产适应征，否则不应对产妇采取剖宫产。

剖宫产的优点主要表现在可减少HBV的母婴垂直传播。范祎、肖小敏（2007）综合评价了不同分娩方式对阻断乙肝病毒母婴垂直传播作用的影响，发现剖宫产可以降低乙肝病毒的母婴垂直传播率。

乙型肝炎是严重危害人类健康的传染病，全球大约有20亿人感染 HBV，其中 3.5 亿人是 HBsAg 慢性携带者，我国是高发区，乙肝表面抗原携带者高达 10% ~15% 。母婴垂直传播是 HBV 感染的重要途径，我国的慢性 HBV 感染者有 30% ~50% 是通过母婴传播形成的。母婴垂直传播包括产前、产时、产后 3 条传播途径。目前我国在产前产后两条途径上采取了一系列防范措施并取得了一定的效果，但临床在分娩方式的不同是否影响乙肝病毒的母婴垂直传播这一问题上存在分歧。为此，范祎、肖小敏（2007）通过文献检索，采用 ReviewManager 4.2 软件，对国内外有关研究结果进行了 Meta 分析，探讨不同分娩方式对于乙肝病毒母婴垂直传播的影响。研究结果表明 HBV 的母婴垂直传播与分娩方式有关。可能的原因有：分娩过程中每 1 次宫缩都增加 HBV 母婴传播率；婴儿通过产道时可吞入有传染性的母亲血液、羊水或阴道分泌物；婴儿在经过产道过程中由于产道挤压，母亲产道及婴儿皮肤表面容易产生破损，则带有感染性物质的羊水、血液及分泌物均可污染新生儿。因为 HBsAg 阳性母血渗入胎儿血循环的概率和产妇的产程长短密切相关，而剖宫产不经过产道，可避免或减少婴儿与母亲体液的接触，从而减少感染机会。

通过以上分析，我们发现随着剖宫产率不断上升，其优缺点也受到了广泛讨论，但在以下几方面仍存在争议。

剖宫产是否可以降低产后压力性尿失禁的发生率。郑亚群、杨永彬（2005）随机抽取 2002 年 1 月至 2004 年 4 月在其所在医院分娩的 996 名产妇，分为阴道分娩组（326 名）和剖宫产组（670 名），对两组产妇的年龄、孕期、产后压力性尿失禁的发生、分娩方式、新生儿体重等进行回顾性分析。发现阴道分娩组发生产后压力性尿失禁的比例明显高于剖宫产组。因此认为与阴道分娩相比，剖宫产可以降低产后压力性尿失禁的发生率。

但林丽莎、黄吴健（2012）通过研究发现，与自然产相比，剖宫产可以降低子宫阴道脱垂的发生，但并不会减少产后尿失禁的发生，盆底肌力的受损与分娩方式及产科因素无关，妊娠过程中长期的重力和激素的影响可能是受损的主要原因。他们还认为产后早期分娩方式与盆底肌力损伤程度无明显相关性，但与远期的盆底肌力损伤、尿失禁、粪失禁、排尿不净、便秘、慢性盆腔痛、性功能障碍等是否相关，尚需长期的大样本前瞻性研究。

提高剖宫产率是否可降低围产死亡率。李芳、单莉（2000）通过回顾1990～1997年所在医院数据发现，剖宫产率上升了近1倍，围产儿病死率呈下降趋势但未成正比例下降。剖宫产术是高危妊娠处理的重要手段，研究期内以妊高征（7.75%）、产前出血（4.42%）、胆汁淤积综合征（1.91%）、妊娠合并心脏病（0.08%）等为指征的剖宫产数明显上升，而这往往使早产儿及低体重儿的比例明显上升。这些新生儿易发生窒息、肺出血等。1997年比1990年剖宫产率明显上升，但剖宫产儿的窒息率并未明显下降。因此，他们认为剖宫产率的升高并不能作为判断围产儿病死率及新生儿窒息率是否降低的唯一手段。

剖宫产发展情况

城乡剖宫产率存在明显差别。近年来，城市剖宫产率明显升高，不仅改变了城市产妇的分娩方式，也成为产科医生和社会共同关注的问题。有研究称，我国城市20世纪70年代剖宫产率为5%～11%（郑平、黄醒华，1996），但近年城市剖宫产率升至40%～50%，甚至达60%～80%（底建敏、刘福虹，2006）。根据WHO要求，剖宫产率应小于15%，而根据底建敏、刘福虹（2006）的研究，城市剖宫产率已接近50%，农村剖宫产率不到10%。杨菊华（2012）的数据显示城乡的剖宫产率2003～2011年从15.8%持续增加至36.2%，城市地区以2008年为最高，达50.8%，2011年下降至46.8%，农村地区从9.9%持续增加至33.2%，城乡差距在缩小。2011年中部地区已超过东部地区，达44.2%，西部地区相对较低，为25.2%，而西部农村只有前者的一半，为20.9%

东、中、西部地区剖宫产率均有所提高。杨菊华（2012）通过对联合国人口基金30个项目县1971～2003年以人群为基础的剖宫产率变化趋势及社会人口学影响进行研究，发现剖宫产率从1971～1980年的0.9%升至2001～2003年的20.2%。妇女主动要求剖宫产的比例在 1971～1985 年为 19.3%，2001～2002 年增至 49.7%。对同样人群的另一个研究也显示，1993～2002 年，东、中、西部地区平均剖宫产率增加 3 倍，中部地区尤为明显。

非临床指征剖宫产率较高。2009 年，在（原）卫生部的领导下，我国北京、云南和浙江随机选取 21 家医疗机构参加了 WHO 孕期和围产保健全球调查（2007～2008）旨在研究分娩方式（重点是剖宫产）与分娩结局的关系。调查结果于 2010 年 2 月发表。参加此调查的亚洲、拉丁美洲和非洲的平均剖宫产率为 25.7%，亚洲为 27.3%，而中国则为 46.5%，为参加调查的 24 个国家之首。从调查结果看，我国不但剖宫产率最高，且无医疗指征剖宫产率也最高，是多数国家的 20～50 倍，甚至 100 倍。

影响剖宫产的因素众多。沈艳辉、李竹（2004）对北京大学生育健康研究所的围产保健监测资料进行整理和分析，研究了江苏、浙江、河北 3 省 27 个县（市）1993～2000 年孕 28 周以上、有完整分娩记录的 1093526 个案例。结果发现，研究地区的剖宫产率从 1993 年的 15.9% 上升至 2000 年的 44.4%，平均每年的环比增长速度为 15.9%；南北方、城乡的剖宫产率均呈上升趋势，且南方比北方增长快；城市剖宫产率高于农村，南方高于北方；医院级别越高，剖宫产率越高；产妇年龄越高剖宫产率越高；干部和经商人员的剖宫产率比工人和农民高；文化程度越高剖宫产率越高；婴儿出生体重越大剖宫产率越高。其 Logistic 回归分析结果表明，有无剖宫产指征、分娩医院的级别、南北方、产妇的年龄和文化程度、城乡、婴儿出生体重、孕周、年度均是剖宫产的影响因素。

参考文献

［1］兴达. 生育方式现代化小议. 人口与计划生育，2001（4）.

［2］康就升. 人类生育方式的演变形态及其文明度评价. 人口与经济，1988（4）.

［3］魏秀菊，李润平. 1997～2006 年孕妇剖宫产率与生育年龄及婴儿出生体

重的关系.中国妇幼保健,2010,25(1).

[4] 金子环,马树祥.孕妇产前体重指数与分娩方式!新生儿体重的关系.现代预防医学,2009,36(6).

[5] 万筱婷,邹小平等.不同分娩体位对分娩结局的影响.中国妇幼保健,2009,24(32).

[6] 郑莉彦,杨宏等.不同角色陪伴分娩对产妇心理、产程和分娩方式的影响.中国医科大学学报,2012,41(5).

[7] 陈顺美,杨丹红.羊水过少对围产儿的影响.实用妇产科杂志,1999,15(1).

[8] 武军,张桂欣等.羊水过少分娩方式的探讨.中国妇幼保健,2007,22(30).

[9] 李芳,单莉.8年剖宫产率的变化.陕西医学杂志,2000,29(5).

[10] 郦彩芳.待产时间对分娩方式的影响.中国妇幼保健,2009,24(1).

[11] 叶国兰.剖宫产非临床指征因素分析.中国妇幼保健,2009,23(19).

[12] 洪金兰,陈志诚等.社会因素对剖宫产上升的影响浅析.中国妇幼保健,2005,20(24).

[13] 温开群.剖宫产率及产科质量.中国实用妇科与产科杂志,1994,10(2).

[14] 李巨.产科理论与手术(M).沈阳:辽宁科学技术出版社,1998:714~726.

[15] 杨孟央,于丽青.分娩方式健康教育与降低剖宫产率相关性研究.中国妇幼保健,2013,28(3).

[16] 李一美,方晓红.产前开展个体化的健康教育对分娩方式的影响.中国妇幼保健,2008,23(24).

[17] 王苏梅,陈玉芬.晚期妊娠孕妇心理状况与分娩方式的关系初探.中国妇幼保健,2009,24(18).

[18] 扈聪,张利群.剖宫产术后并发症83例临床分析.中国妇幼保健,2012,27(1).

[19] 付凌婕,张惠丹等.选择性剖宫产对新生儿脐血纤溶酶活性及免疫因子的影响.中国实用妇科与产科杂志,2005,21(10).

[20] 王洪建,邱兆兰等.不同分娩方式与新生儿高胆红素血症关系分析.中国妇幼保健,2008(23).

［21］孔令斌，杨志寅．分娩方式对儿童身心健康的远期影响．中国妇幼保健，2009，24（15）．

［22］黄大雁，郝加虎．不同分娩方式对泌乳启动的影响．中国妇幼保健，2009，24（36）．

［23］王有礼，陶芳标．不同分娩方式产妇产后血清催乳素水平、自评泌乳量及初乳中生长因子浓度．中国妇幼保健，2010，25（10）．

［24］李思会，李永芳．148 例高龄初产妇阴道试产结局分析．中国妇幼保，2008，23（26）．

［25］郑亚群，杨永彬．不同分娩方式对产后压力性尿失禁的影响．上海医学，2005，28（9）．

［26］林丽莎，黄吴健．分娩方式对产妇早期盆底功能障碍的影响分析．实用妇产科杂志，2012，28（9）．

［27］范祎，肖小敏．分娩方式对乙肝病毒母婴垂直传播影响的 Meta 分析．中国妇幼保健，2007，24（27）．

［28］郑平，黄醒华，王淑珍．35 年剖宫产率及适应征的变化．中华妇产科杂志，1996，31（3）：142.

［29］底建敏，刘福虹，阎晓娟．城乡剖宫产率及剖宫产指征的临床分析．中国妇幼保健，2006，21（13）：1769.

［30］沈艳辉，李竹．3 省 27 个县（市）剖宫产流行趋势及影响因素研究．中国妇幼保健．2004，19（12）．

［31］杨菊华．畸高的中国剖宫产率：问题与对策．人口与发展，2012（5）．

图书在版编目（CIP）数据

中国人口健康问题 / 和红主编. -- 北京：社会科
学文献出版社，2020.3
（中国流动人口健康研究丛书）
ISBN 978 - 7 - 5201 - 5285 - 3

Ⅰ.①中… Ⅱ.①和… Ⅲ.①流动人口 - 健康状况 -
研究 - 中国 Ⅳ.①R197.1

中国版本图书馆 CIP 数据核字（2019）第 164551 号

中国流动人口健康研究丛书

中国人口健康问题

主　　编 / 和　红
副 主 编 / 宋月萍

出 版 人 / 谢寿光
责任编辑 / 赵慧英

出　　版 / 社会科学文献出版社·政法传媒分社（010）59367156
　　　　　　地址：北京市北三环中路甲 29 号院华龙大厦　邮编：100029
　　　　　　网址：www. ssap. com. cn
发　　行 / 市场营销中心（010）59367081　59367083
印　　装 / 三河市尚艺印装有限公司

规　　格 / 开　本：787mm × 1092mm　1/16
　　　　　　印　张：23.5　字　数：347 千字
版　　次 / 2020 年 3 月第 1 版　2020 年 3 月第 1 次印刷
书　　号 / ISBN 978 - 7 - 5201 - 5285 - 3
定　　价 / 108.00 元